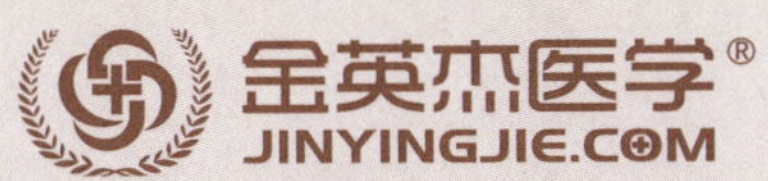

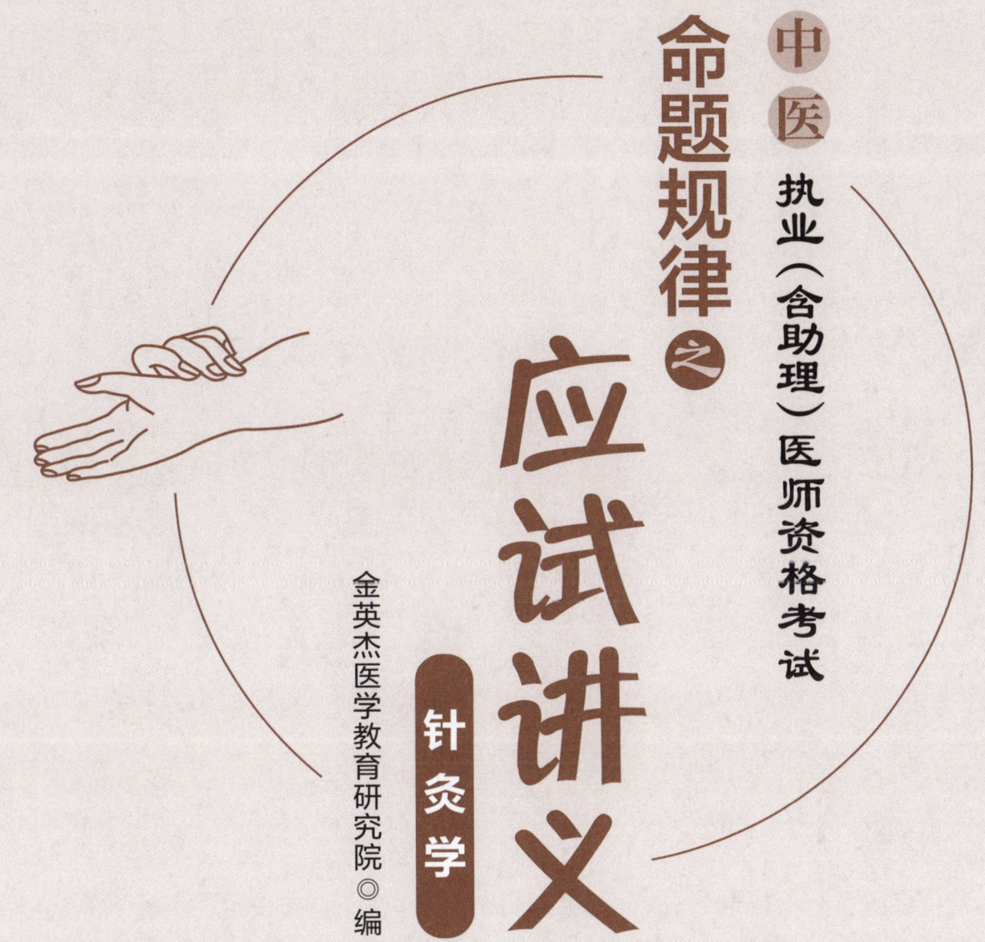

中医执业（含助理）医师资格考试命题规律之应试讲义

针灸学

金英杰医学教育研究院◎编

全国百佳图书出版单位
化学工业出版社
·北京·

编委会成员

目录

针灸学

考试分值

单元	级别＼年份	2019	2020	2021	2022	2023
总论	执业	14	16	12	15	14
	助理	7	8	6	7	6
各经腧穴	执业	19	18	16	17	16
	助理	8	8	7	8	7
毫针刺法	执业	2	0	0	1	2
	助理	1	0	0	0	1
灸法	执业	3	1	0	2	2
	助理	1	0	0	1	1
拔罐法	执业	1	0	1	0	1
	助理	0	1	1	0	0
其他针法	执业	2	0	1	0	0
	助理	1	0	0	0	0
头针、耳针（助理不考）	执业	0	0	0	1	0
针灸治疗总论	执业	2	0	2	1	1
	助理	1	1	1	1	0
内科病证的针灸治疗	执业	18	24	22	19	21
	助理	9	12	10	8	9
妇儿科病证的针灸治疗	执业	3	2	3	2	2
	助理	1	1	0	0	1
皮外伤病证的针灸治疗	执业	1	1	2	0	1
	助理	0	1	0	0	0
五官科病证的针灸治疗	执业	1	0	1	0	0
	助理	0	0	0	0	0
急症及其他病证的针灸治疗	执业	0	0	1	0	0
	助理	0	0	0	0	0

第一单元　经络系统

第一节　经络系统的组成

经络是经脉和络脉的总称，是人体内运行气血的通道。经络系统的组成见图 1-1。

经——路径，经脉贯通上下，沟通内外，是经络系统中的主干。

络——网络，络脉是经脉别出的分支。

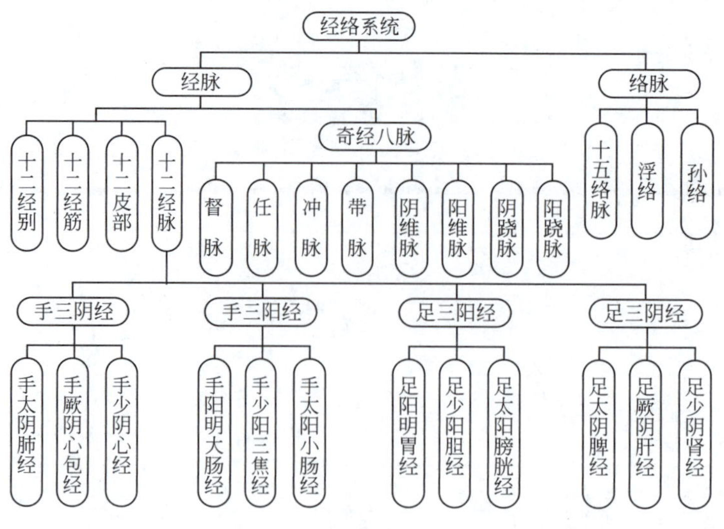

图 1-1　经络系统的组成

第二节　十二经脉

十二经脉是手三阴经、手三阳经、足三阳经、足三阴经的总称，是经络系统的主体，又称为“正经”。

一、十二经脉的名称

十二经脉的名称是根据手足、阴阳、脏腑来命名的。

（一）手足

手足表示经脉之外行路线。手经分布于上肢，足经分布于下肢。

（二）脏腑

表示经脉的脏腑属性。如肺经——表示该经脉属肺脏，胃经——表示该经脉属胃腑。

（三）阴阳

表示经脉的阴阳属性及阴阳气的多寡。

1. 阴气　最盛为太阴，其次为少阴，再次为厥阴。
2. 阳气　最盛为阳明，其次为太阳，再次为少阳。

二、十二经脉的分布规律

（一）十二经脉的分布规律

十二经脉左右对称地分布于头面、躯干和四肢，纵贯全身。十二经脉的分布规律见表 1-1。

表 1-1　十二经脉的分布规律

部位	阴经	阳经	循行部位	
手	太阴肺经 厥阴心包经 少阴心经	阳明大肠经 少阳三焦经 太阳小肠经	上肢	前线 中线 后线
足	太阴脾经 厥阴肝经 少阴肾经	阳明胃经 少阳胆经 太阳膀胱经	下肢	前线 中线 后线

其中足三阴经在足内踝 8 寸以下的分布为厥阴在前、太阴在中、少阴在后，至内踝 8 寸以上，太阴交出于厥阴之前。

（二）记忆歌诀

1. 太厥少 / 阳少太——前中后。
2. 脾肝肾记八寸，八寸以下肝脾肾。

命题趋势 以 A1 题型为主，考查十二经脉的分布规律。

金题直击

1. 足三阳经在下肢的分布规律是

A. 太阳在前，阳明在侧，少阳在后　　B. 太阳在前，少阳在侧，阳明在后

C. 少阳在前，太阳在侧，阳明在后　　D. 阳明在前，太阳在侧，少阳在后

E. 阳明在前，少阳在侧，太阳在后

【答案】E

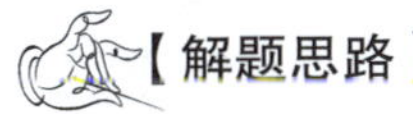

【解题思路】

十二经脉中阳经的分布规律是：阳明在前、少阳在中、太阳在后。

2. 足三阴经在内踝上 8 寸以下的分布规律是

A. 厥阴在前，太阴在中，少阴在后　　B. 少阴在前，厥阴在中，太阴在后

C. 厥阴在前，少阴在中，太阴在后　　D. 太阴在前，厥阴在中，少阴在后

E. 太阴在前，少阴在中，厥阴在后

【答案】A

【解题思路】

十二经脉中阴经的正常分布规律是太阴在前、厥阴在中、少阴在后；特殊分布规律是足三阴经在内踝上 8 寸以下是厥阴在前、太阴在中、少阴在后。

三、十二经脉属络表里关系

十二经脉“内属于腑脏，外络于肢节”，在体内与脏腑有明确的属络关系。十二经脉之间存在着表里关系。

1. 属络关系　阴经属脏络腑主里，阳经属腑络脏主表（表 1-2）。

表 1-2　十二经脉的属络关系

经脉与属络	经脉与属络
手太阴肺经——属肺络大肠	手阳明大肠经——属大肠络肺
足太阴脾经——属脾络胃	足阳明胃经——属胃络脾
手少阴心经——属心络小肠	手太阳小肠经——属小肠络心
足太阳膀胱经——属膀胱络肾	足少阴肾经——属肾络膀胱
手厥阴心包经——属心包络三焦	手少阳三焦经——属三焦络心包
足少阳胆经——属胆络肝	足厥阴肝经——属肝络胆

2. 表里关系　见表 1-3。

表 1-3　十二经脉的表里关系

表里关系	表里关系
手太阴肺经——手阳明大肠经	足阳明胃经——足太阴脾经
手少阴心经——手太阳小肠经	足太阳膀胱经——足少阴肾经
手厥阴心包经——手少阳三焦经	足少阳胆经——足厥阴肝经

四、十二经脉与脏腑器官的联络（助理不考）

十二经脉除了与体内的脏腑相属络外，还与其经脉循行分布部位的脏腑组织器官有着密切的联系（表 1-4）。

表 1-4　十二经脉与脏腑器官联络

经脉名称	联络的脏腑、器官
手太阴肺经	起于中焦，属肺，络大肠，还循胃口；喉咙
手阳明大肠经	属大肠，络肺；入下齿中，夹口、鼻
足阳明胃经	属胃，络脾；起于鼻，入上齿，环口夹唇，循喉咙
足太阴脾经	属脾，络胃，流注心中；夹咽，连舌本，散舌下
手少阴心经	属心，络小肠，上肺；夹咽，系目系
手太阳小肠经	属小肠，络心，抵胃；循咽，至目内、外眦，入耳中，抵鼻
足太阳膀胱经	属膀胱，络肾；起于目内眦，至耳上角，入络脑
足少阴肾经	属肾，络膀胱，上贯肝，入肺中，络心；循喉咙，夹舌本
手厥阴心包经	属心包，络三焦
手少阳三焦经	属三焦，络心包；系耳后，出耳上角，入耳中，至目外眦
足少阳胆经	属胆，络肝；起于目外眦，下耳后，入耳中，出耳前
足厥阴肝经	属肝，络胆，夹胃，注肺；过阴器，连目系，环唇内

命题趋势 以 A1、B1 题型为主，考查十二经脉与脏腑器官的联系。

金题直击

3. 从耳后，入耳中……至目外眦的经脉是

A. 足阳明胃经　　B. 足太阳膀胱经

C. 手阳明大肠经　　D. 手少阳三焦经

E. 手太阳小肠经

【答案】D

【解题思路】

手少阳三焦经系耳后，出耳上角，入耳中，至目外眦。

4. 六阳经中，除哪项外，均与目内眦或目外眦发生联系

A. 手少阳　　B. 手太阳

C. 手阳明　　D. 足阳明

E. 足少阳

【答案】C

【解题思路】

手阳明大肠经入下齿中，夹口鼻，不与目内、外眦发生联系，所以选 C。

5. 联系舌根，分散于舌下的经脉是

A. 足厥阴肝经　　B. 足少阴肾经

C. 足太阴脾经　　D. 足阳明胃经

E. 足少阳胆经

【答案】C

【解题思路】

十二经脉与脏腑器官的联系足厥阴肝经过阴器，连目系，环唇内，故排除；足少阴肾经循喉咙，夹舌本，故排除；足太阴脾经夹咽，连舌本，散舌下，故此项正确；足阳明胃经起于鼻，入上齿，环口夹唇，循喉咙，故排除；足少阳胆经起于目外眦，下耳后，入耳中，出耳前，故排除。故选择 C。

五、十二经脉的循行走向与交接规律

（一）循行走向

手三阴经从胸走手，手三阳经从手走头，足三阳经从头走足，足三阴经从足走腹胸。
记忆歌诀：举手向上，“阴上阳下”。

（二）交接规律

1. 阴经与阳经（互为表里）在手足末端相交。如手太阴肺经与手阳明大肠经交接于食指端。
2. 阳经与阳经（同名经）在头面部相交。如手阳明大肠经与足阳明胃经交接于鼻旁。
3. 阴经与阴经在胸部相交。如足太阴脾经与手少阴心经交接于心中。

命题趋势 以 A1、B1 题型为主，考查十二经脉的循行走向和交接规律，此内容属高频考点。

金题直击

6. 足三阳经的循行走向规律是

A. 从胸走手　　B. 从足走头
C. 从头走足　　D. 从足走胸
E. 从胸走足

【答案】C

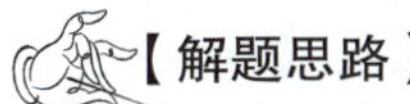【解题思路】

十二经脉的循行走向规律是：手三阴经从胸走手，手三阳经从手走头，足三阳经从头走足，足三阴经从足走腹胸。

7. 相互衔接的阴经与阴经的循行交接部位是

A. 头面部　　B. 肘膝部
C. 胸部　　D. 腹部
E. 手足末端

【答案】C

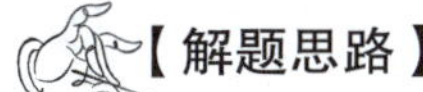【解题思路】

相互衔接的阴经与阴经在胸中交接，如足太阴脾经与手少阴心经交接于心中，足少阴肾经与手厥阴心包经交接于胸中，足厥阴肝经与手太阴肺经交接于肺中。

六、十二经脉的气血循环流注次序（助理不考）

（一）十二经脉的气血循环流注次序（图 1-2）

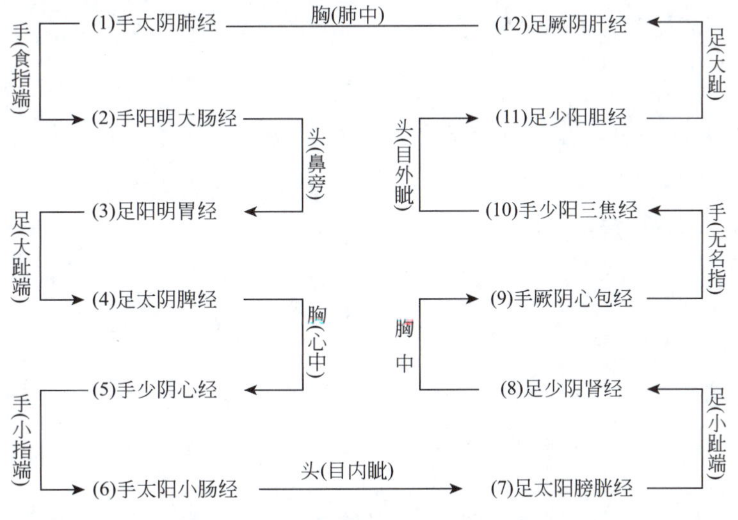

图 1-2　十二经脉气血循环流注次序

（二）记忆歌诀

肺大胃脾心小肠，膀肾包焦胆肝藏。

命题趋势 以 A1 题型为主，考查十二经脉的流注次序与交接部位。

金题直击

8. 下列各组经脉中，未按气血循环流注顺序排列的是

A. 胆经、肝经、肺经
B. 心经、肾经、小肠经
C. 大肠经、胃经、脾经
D. 肾经、心包经、三焦经
E. 三焦经、胆经、肝经

【答案】B

【解题思路】

十二经脉的气血循环流注次序是：肺大胃脾心小肠，膀肾包焦胆肝藏。按照此顺序对照，答案即出。

9. 足少阴肾经与手厥阴心包经的循行交接部位是

A. 肺内
B. 腹中
C. 胸中
D. 心中
E. 目旁

【答案】C

【解题思路】

脏与脏交接，肾经与心包交胸中。

10. 手太阳小肠经与足太阳膀胱经的循行交接部位是

A. 鼻旁
B. 目外眦
C. 目内眦
D. 无名指端
E. 足小趾端

【答案】C

【解题思路】

同名阳经交接在头面部，太阳与太阳交接在目内眦。

（11 ～ 12 题共用备选答案）

A. 0.5 寸
B. 2.5 寸
C. 2 寸
D. 4 寸
E. 6 寸

11. 足太阴脾经在腹部的循行为旁开正中线 【答案】D

12. 足少阴肾经在胸部的循行为旁开正中线 【答案】C

【解题思路】

十二经脉在躯干的分布规律：胸部正中线上是任脉，旁开 2 寸是足少阴肾经，旁开 4 寸是足阳明胃经，旁开 6 寸是足太阴脾经。腹部正中线上是任脉，旁开 0.5 寸是足少阴肾经，旁开 2 寸是足阳明胃经，旁开 4 寸是足太阴脾经。

第三节　奇经八脉

一、奇经八脉的概念

奇经八脉是指督脉、任脉、冲脉、带脉、阴维脉、阳维脉、阴跷脉、阳跷脉八条经脉，因与十二经脉不同而别道奇行，故称为奇经八脉。

“奇”，为“异”的意思，即奇特、奇异。指奇经八脉与十二正经不同，既不直属脏腑，也无表里配合关系，

且“别道奇行”，故称“奇经”。

二、奇经八脉的循行分布（助理不考）

奇经八脉的循行分布情况及作用见表 1-5。

表 1-5　奇经八脉的循行分布情况及作用

<table>
<tr><th>经脉</th><th colspan="2">循行</th><th>作用</th></tr>
<tr><td>督脉</td><td rowspan="3">“一源三歧”，皆起于胞中，同出会阴</td><td>腰背正中，上至头面</td><td>总督六阳经</td></tr>
<tr><td>任脉</td><td>胸腹正中，上抵颏部</td><td>总任六阴经</td></tr>
<tr><td>冲脉</td><td>与足少阴肾经相并上行，环绕口唇，与任脉、督脉、足阳明胃经等联系</td><td>涵蓄十二经气血</td></tr>
<tr><td>带脉</td><td colspan="2">起于胁下，绕行腰间一周</td><td>约束纵行躯干的诸条经脉</td></tr>
<tr><td>阴维脉</td><td colspan="2">起于小腿内侧，沿腿股内侧上行，至咽喉与任脉会合</td><td>调节一身阴经经气</td></tr>
<tr><td>阳维脉</td><td colspan="2">起于足跗外侧，沿腿膝外侧上行，至项后与督脉相会</td><td>调节一身阳经经气</td></tr>
<tr><td>阴跷脉</td><td colspan="2">起于足跟内侧，随足少阴等经上行，至目内眦与阳跷脉会合</td><td rowspan="2">调节下肢运动与寤寐，司眼睑开合</td></tr>
<tr><td>阳跷脉</td><td colspan="2">起于足跟外侧，伴足太阳等经上行，至目内眦与阴跷脉会合，再沿足太阳经上额，于项后会合足少阳经</td></tr>
</table>

三、奇经八脉的作用及临床意义

1. 沟通了十二经脉之间的联系，将部位相近、功能相似的经脉联系起来，达到统帅有关经脉气血，协调阴阳的作用。

（1）督脉：总督诸阳经，为“阳脉之海”。

（2）任脉：妊养诸阴经，为“阴脉之海”。

（3）冲脉：有“十二经脉之海”和“血海”之称。

（4）带脉：约束纵行躯干部的诸条经脉。

（5）阴阳维脉：阳维脉主一身之表，阴维脉主一身之里，阴阳维脉具有维系一身阴经和阳经的作用。

（6）阴阳跷脉：主肢体两侧的阴阳，调节下肢运动与寤寐。

2. 对十二经脉气血有着蓄积和渗灌的调节作用。（助理不考）

命题趋势 以 A1、B1 题型为主，考查奇经八脉的作用。

金题直击

1. 下列各项中，被称为“一源三歧”的是

A. 任脉、督脉、带脉　　B. 任脉、督脉、冲脉

C. 任脉、冲脉、带脉　　D. 任脉、督脉、阴跷脉

E. 任脉、督脉、阴维脉

【答案】B

【解题思路】

冲任督脉皆起于胞中，同出于会阴，然后别道歧行，被称为“一源三歧”。

2. 被称为“十二经之海”的是

A. 任脉　　B. 督脉

C. 带脉　　D. 冲脉

E. 阴维脉

【答案】D

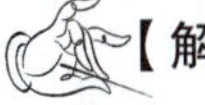**【解题思路】**

冲为血海、十二经之海。

3. 奇经八脉中，与脑、髓、肾关系密切的经脉是

A. 任脉　　B. 带脉

C. 冲脉　　D. 督脉

E. 维脉

【答案】D

【解题思路】

督脉行于脊里，上行入络于脑，与脑和脊髓密切联系，能反映脑、髓、肾的功能。

4. 下列关于奇经八脉的叙述，错误的是

A. 任脉总任六阴经　　B. 阳跷脉调节肢体运动

C. 冲脉涵蓄十二经气血　　D. 阳维脉总督六阳

E. 阴跷脉司眼睑开合

【答案】D

【解题思路】

督脉总督诸阳，被称为“阳脉之海”。

（5～6题共用备选答案）

A. 任脉　　B. 带脉

C. 冲脉　　D. 督脉

E. 跷脉

5. 司眼睑开合的经脉是

【答案】E

【解题思路】

跷脉的功能是主肢体两侧的阴阳，调节下肢运动与寤寐。

6. 约束纵行诸脉的经脉是

【答案】B

【解题思路】

带脉的功能是约束纵行躯干部的诸条经脉。

7. 与女子妊娠密切相关的经脉是

A. 督脉　　B. 任脉

C. 冲脉　　D. 带脉

E. 阴维脉

【答案】B

【解题思路】

本题考点是奇经八脉的功能。任脉调节全身阴经经气，妊娠需要阴血，故与女子妊娠密切相关的经脉是任脉，故选择B。

8. 起于足跟内侧的经脉是

A. 阳跷脉　　B. 阴跷脉

C. 阴维脉　　D. 阳维脉

E. 冲脉

【答案】B

【解题思路】

本题考点为奇经八脉的循行分布。A项阳跷脉起于足跟外侧，B项阴跷脉起于足跟内侧，C项阴维脉起于小腿内侧，D项阳维脉起于足跗外侧。故选择B。

第四节　十五络脉

十二经脉和任、督二脉各自别出一络，加上脾之大络，总称十五络脉，或十五别络。十五别络分别以其所别出处的腧穴命名。十五络脉分布、作用、临床意义见表 1-6。

表 1-6　十五络脉分布、作用、临床意义

<table>
<tr><th colspan="3">十五络脉分布</th><th rowspan="2">作用
（助理不考）</th><th rowspan="2">临床意义
（助理不考）</th></tr>
<tr><th>别络</th><th>分出</th><th>走向</th></tr>
<tr><td>十二经脉</td><td>四肢肘膝关节以下本经络穴</td><td>走向其相表里的经脉</td><td>沟通表里
补充十二经脉循行的不足</td><td rowspan="4">可以通过络穴治疗络脉的虚实病证和表里两经的病变，还可用络脉理论诊察治疗疾病</td></tr>
<tr><td>任脉</td><td>胸骨下鸠尾</td><td>散布于腹部</td><td rowspan="3">沟通腹、背和全身经气，输布气血以濡养全身组织</td></tr>
<tr><td>督脉</td><td>尾骨下长强</td><td>散布于头部、走向足太阳膀胱经</td></tr>
<tr><td>脾之大络</td><td>腋下大包</td><td>散布于胸胁部</td></tr>
</table>

第五节　十二经别（助理不考）

十二经别是十二正经别行深入体腔的支脉。

一、十二经别的分布

其循行特点可用“离、入、出、合”来进行概括。

1. 离　多从四肢肘膝关节附近正经别出。

2. 入　经过躯干深入体腔与相关的脏腑联系。

3. 出　浅出体表上行头项部。

4. 合　在头项部，阳经经别合于本经的经脉，阴经的经别合于其相表里的阳经经脉，十二经别按阴阳表里关系汇合成六组，称为“六合”。

二、十二经别的作用及临床意义

1. 加强了表里两经的联系作用（六合）。
2. 加强了经脉与脏腑联系的作用（入脏腑）。
3. 加强了十二经别与头部的联系，扩大了经穴的主治范围（出头项，相合）。
4. 弥补了十二经脉分布的不足，并加强了各经与心的联系。

如足阳明胃经循行未联系到心，手少阴心经循行也未到胃，但足阳明经别的循行上通于心，沟通了心与胃之间的联系，从而为和胃气以安心神的治法提供了理论依据；又如足太阳膀胱经的承山穴能够治疗肛肠疾病，也是因为其经别“别入于肛”。

命题趋势　以 A1 题型为主，考查十二经别的作用。

金题直击

在经络系统中，具有离、入、出、合循行特点的是

A. 奇经八脉　　B. 十二经别

C. 十二经筋　　D. 十二皮部

E. 十五络脉

【答案】B

【解题思路】

本题考点为十二经别的分布特点。十二经别是十二正经离、入、出、合的别行部分，是正经别行深入体腔的支脉。故选择B。

第六节　十二经筋

十二经筋是十二经脉之气濡养筋肉骨节的体系，是附属于十二经脉的筋肉系统。十二经筋的分布、特点、作用与临床意义见表1-7。

表1–7　十二经筋的分布、特点、作用与临床意义

名称	分布	特点	作用与临床意义（助理不考）
十二经筋	均起于四肢末端，上行于头面胸腹部，行于体表，不入内脏	结、聚、散、络	1. 作用：约束骨骼，利于关节屈伸，“宗筋主束骨而利机关也” 2. 临床意义：指导临床治疗，经筋为病多为筋肉方面和运动功能的失常；治疗经筋病多局部取穴

命题趋势　以A1、B1题型为主，考查十二经筋的作用。

金题直击

经络系统中，具有维持人体正常运动功能的是

A. 十二经脉　　B. 十五络脉

C. 十二经别　　D. 十二经筋

E. 十二皮部

【答案】D

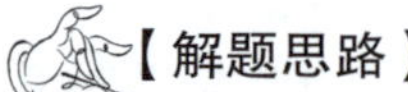【解题思路】

本题考点为十二经筋的作用。A项十二经脉是调节十二经气血的经脉；B项十五络脉加强了十二经中表里两经的联系，从而沟通了表里两经的经气；C项十二经别不但加强了十二经脉的内外联系，更加强了经脉所络属的脏腑在体腔深部的联系；D项十二经筋具有约束骨骼，屈伸关节，维持人体正常运动功能的作用；E项十二皮部起着保卫机体，抗御外邪和反映病证的作用。故选择D。

第七节　十二皮部（助理不考）

十二皮部的定义、分布、作用及临床意义见表1-8。

表1–8　十二皮部的定义、分布、作用及临床意义

名称	定义	分布	作用及临床意义
十二皮部	是十二经脉功能活动反映于体表的部位，也是络脉之气在皮肤所散布的部位	以十二经脉体表的分布范围为依据。是十二经脉在皮肤上分属的部位	1. 作用：保卫机体，抗御外邪，反映病候，协助诊断 2. 临床意义：通过诊察皮肤色泽、形态变化，皮肤温度，感觉异常来协助诊断；皮部还是临床针灸的主要部位，如灸法、刮痧、拔罐、挑刺、皮肤针和敷贴

高频考点速递

1. 十二经别的分布特点可用“离、入、出、合”来进行概括。
2. 十二经筋的分布特点可用“结、聚、散、络”来进行概括。

第二单元　经络的作用和经络学说的临床应用

第一节　经络的作用（助理不考）

一、联系脏腑，沟通内外

1. 经络具有联络脏腑和肢体的作用　人体的五脏六腑、四肢百骸、五官九窍、皮肉筋骨等组织器官通过经络的联系而构成一个有机的整体，完成正常的生理活动。

2. 联系脏腑器官　十二经脉及其分支等纵横交错、入里出表、通上达下；奇经八脉沟通于十二经之间，经筋、皮部联结肢体筋肉皮肤。

二、运行气血，协调阴阳

经络具有运行气血，濡养周身的作用。经络是人体气血运行的通道，气血是人体生命活动的物质基础，经络能将营养物质输布到全身各组织器官，使脏腑组织得以营养，筋骨得以濡润，关节得以通利。《灵枢·本藏》指出："经脉者，所以行血气而营阴阳，濡筋骨，利关节者也。"指明了经络具有运行气血、协调阴阳和营养全身的作用。

三、抗御病邪，反映病候

营气行于脉中，卫气行于脉外，随经脉和络脉密布于周身，加强了机体的防御能力。《灵枢·本藏》说："卫气和则分肉解利，皮肤调柔，腠理致密矣。"当疾病侵犯时，孙络和卫气发挥了重要的抗御作用。《素问·缪刺论》说："夫邪客于形也，必先舍于皮毛，留而不去，入舍于孙脉，留而不去，入舍于络脉，留而不去，入舍于经脉，内连五脏，散于肠胃。"

四、传导感应，调整虚实

针刺过程中的得气和行气现象都是经络传导感应的功能表现。人身经络之气发于周身腧穴，《灵枢·九针十二原》说："节之交，三百六十五会……所言节者，神气之所游行出入也。"所以针刺操作的关键在于调气，所谓"刺之要，气至而有效"。当经络或内脏功能失调时，通过针、灸等刺激体表的穴位，经络可以将刺激传导到有关的部位和脏腑，从而发挥调节人体脏腑气血的作用，使阴阳平复，达到治疗疾病的目的。

命题趋势　以A1、B1题型为主，考查邪气由皮毛传入脏腑的途径。

金题直击

外邪由皮毛传入脏腑的途径，依次是

A. 络脉——孙脉——经脉　　B. 孙脉——经脉——络脉

C. 经脉——孙脉——络脉　　D. 络脉——经脉——孙脉

E. 孙脉——络脉——经脉

【答案】E

【解题思路】

本题考点为邪气由皮毛传入脏腑的途径。卫气充实于络脉，络脉散布于全身，密布于皮部，当外邪侵犯机体时，先从皮毛开始，卫气首先发挥其抗御外邪、保卫机体的屏障作用。人体最小的是孙脉，其次是络脉，最大的是经脉，故外邪自皮毛传入脏腑的途径依次为孙脉——络脉——经脉。故选择E。

第二节　经络学说的临床应用

经络学说的临床应用主要体现在诊断方面和治疗方面，见表2-1。

表 2-1 经络学说的临床应用

分类		临床应用
诊断方面	分经辨证	前额痛与阳明经有关，侧头痛与少阳经有关，枕部痛与太阳经有关，颠顶痛与足厥阴经有关
	经络诊法	望诊、切诊（背俞穴、募穴、原穴、郄穴、合穴或阿是穴）
	现代检测	皮肤温度、皮肤电阻、红外热像
治疗方面	指导针灸治疗	1. 循经取穴。如胃痛近取中脘，循经远取足三里、梁丘，胁痛循经选取阳陵泉、太冲 2. 刺灸方法（皮肤针、皮内针、刺络拔罐）
	指导药物归经	中药治疗亦可通过经络，使药达病所，从而发挥其治疗作用。如麻黄入肺、膀胱经，故能发汗、平喘和利尿。金元四大家中的张洁古还根据经络学说，创立了“引经报使药”理论。如治头痛，属太阳经的用羌活，属少阳经的用柴胡

高频考点速递

经络的作用：联系脏腑，沟通内外，运行气血，协调阴阳，抗御病邪，反映病候，传导感应，调整虚实。

第三单元　腧穴的分类

腧穴是人体脏腑经络之气输注于体表的特殊部位。腧穴的分类及特点见表 3-1。

表 3-1 腧穴的分类及特点

分类	特点
十四经穴	1. 指在十二经脉和任督二脉上的腧穴，总称“十四经穴”，简称“经穴” 2. 有固定的名称和位置，分布在十四经循行路线上 3. 有明确的主治病证 4. 经穴总数达 362 个
经外奇穴	1. 指未归属于十四经穴范围，但有固定名称和位置的经验效穴，统称“经外奇穴”，简称“奇穴” 2. 分布较为分散。有的奇穴并不是指一个穴点，而是多个穴点的组合，如十宣、八风、华佗夹脊、八邪等；有些虽名为奇穴，但实际上就是经穴，如四花就是胆俞、膈俞四穴 3. 主治范围比较单一。多数对某些病证有特殊疗效，如百劳穴治瘰疬、四缝穴治小儿疳积等
阿是穴	1. 又称天应穴、不定穴等，是以压痛点或其他反应点作为刺灸的部位 2. 无具体名称，无固定位置 3. 阿是穴无一定数目

经穴的历史变化见表 3-2。

表 3-2 经穴的历史变化

书籍	经穴数量
《内经》	160 个
晋朝《针灸甲乙经》	349 个
宋代《铜人腧穴针灸图经》《十四经发挥》	354 个
明代《针灸大成》	359 个
清代《针灸逢源》	361 个
2006 年《腧穴名称与定位》	362 个

命题趋势 以 B1 题型为主，考查奇穴与阿是穴的特点。

金题直击

（1～2题共用备选答案）

A. 无固定名称　　B. 无固定位置

C. 又称为天应穴　　D. 多数对某些病症有特殊疗效

E. 又称为压痛点

1. 有关奇穴，叙述正确的是　　【答案】D

2. 有关阿是穴，叙述不正确的是　　【答案】D

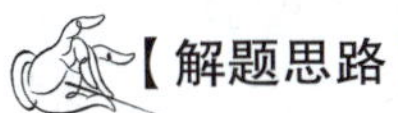
【解题思路】

奇穴是指未归属于十四经穴范围，但有固定名称和位置的经验效穴；阿是穴又称天应穴、不定穴，是以压痛或其他反应点作为刺灸的部位，既不是经穴，又不是奇穴，既无具体名称，又无固定位置，而是按压痛点取穴。故第1题选择D，第2题选择D。

高频考点速递

2006年《腧穴名称与定位》规定经穴数量为362个。

第四单元　腧穴的主治特点和规律

第一节　主治特点

腧穴的主治分近治作用、远治作用、特殊作用。腧穴的作用分类及内容见表4-1。

表4-1　腧穴的作用分类及内容

分类	内容
近治作用	这是经穴、奇穴和阿是穴所共有的主治作用特点，即腧穴都能治疗其所在部位及邻近部位的病证，“腧穴所在，主治所在”。如眼区的睛明、承泣均能治眼病；耳区的听宫、听会均能治疗耳病；胃部的中脘、建里、梁门等穴均能治疗胃病
远治作用	这是经穴，尤其是十二经脉在四肢肘、膝关节以下的腧穴的主治作用特点。这些要穴不仅能治局部病证，而且能治本经循行所到达的远部病证，“经脉所过，主治所及”。如合谷穴，不仅能治上肢病证，而且能治颈部和头面部病证等
特殊作用	1. 双向的良性调整作用。天枢（可治便秘和泄泻）、内关（可治心动过速和心动过缓） 2. 相对的特异治疗作用。大椎（退热最佳）、至阴（矫正胎位）

第二节　主治规律

腧穴的主治规律，可以归纳为分经主治规律和分部主治规律。

一、分经主治规律

分经主治规律即某一经脉所属的经穴均可治疗该经循行部位及其相应脏腑的病证。同一经脉的不同经穴，可以治疗本经相同的病证。十二经的主治规律见表4-2。

二、分部主治规律（助理不考）

分部主治，是指处于身体某一部位的腧穴均可治疗该部位及某类病证，即“腧穴所在，主治所在”。如：位于头面颈项部的腧穴，以治疗头面五官及颈项部病证为主，后头区及项区穴又可治疗神志病等。

表 4-2　十二经的主治规律

经名	本经主治	两经相同	三经相同
手太阴肺经	肺、喉病证	—	胸部病
手厥阴心包经	心、胃病	神志病	
手少阴心经	心病		
手阳明大肠经	前头、鼻、口、齿病（下齿）	—	目病、咽喉病、热病
手少阳三焦经	侧头、胁肋病	目病、耳病	
手太阳小肠经	后头、肩胛病，神志病		
足太阴脾经	脾胃病	—	腹部病、妇科病
足厥阴肝经	肝病	前阴病	
足少阴肾经	肾病、肺病、咽喉病		
足阳明胃经	前头、口齿（上齿）、咽喉病，胃肠病	—	神志病、热病
足少阳胆经	侧头、耳、项、胁肋病，胆病	眼病	
足太阳膀胱经	后头、项、背腰病（背俞并治脏腑病），肛肠病		
任脉	回阳、固脱及强壮作用，中风脱证、虚寒、下焦病	神志病、脏腑病、妇科病	—
督脉	中风、昏迷、热病、头面病		

头面颈部腧穴主治规律见表 4-3；胸腹背腰部经穴主治规律见表 4-4。

表 4-3　头面颈部腧穴主治规律

分部	主治
前头、侧头区	眼、鼻病，前头及侧头部病
后头区	神志、头部病
项区	神志、咽喉、眼、头项病
眼区	眼病
鼻区	鼻病
颈区	舌、咽喉、气管、颈部病

表 4-4　胸腹背腰部经穴主治规律

部位		主治
前	后	
胸膺部	上背部	肺、心（上焦）病
胁腹部	下背部	肝、胆、脾、胃（中焦）病
少腹部	腰尻部	前后阴、肾、肠、膀胱（下焦）病

命题趋势　以 A1 题型为主，考查分经主治异同点。

金题直击

足三阴经相同的主治是

A. 肝病、脾胃病　　B. 肾病、脾胃病

C. 肺病、脾病、肾病　　D. 妇科病、胃肠

E. 腹部病、妇科病

【答案】E

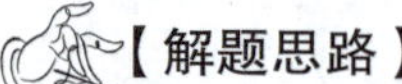【解题思路】

参考上表足三阴经主治相同异同点。

第五单元　特定穴

一、特定穴的概念及分类

特定穴是指十四经中具有特殊治疗作用，并有特定称号的腧穴。根据其不同的分布特点、含义和治疗作用，将特定穴分为五输穴、原穴、络穴、郄穴、下合穴、背俞穴、募穴、八会穴、八脉交会穴和交会穴等10类。

二、五输穴、原穴、络穴、背俞穴、募穴、八脉交会穴、八会穴、郄穴、下合穴、交会穴的内容及临床应用

（一）五输穴（助理不考）

五输穴是指十二经脉各经在肘膝关节以下的五个腧穴，称为井、荥、输、经、合。由于每条经有5个穴位属于五输穴，故人体共有五输穴60个。

1. 分布特点与组成　古人把经气运行按照水流由小到大，由浅入深的变化来形容，将五输穴按井、荥、输、经、合的顺序排列。五输穴分布及特点见表5-1。

表5-1　五输穴分布及特点

名称	分布	经气流注特点
井	多位于手足之端	所出为井
荥	多位于掌指或跖趾关节之前	所溜为荥
输	多位于掌指或跖趾关节之后	所注为输
经	多位于腕踝关节以上	所行为经
合	位于肘膝关节附近	所入为合

2. 五输穴配属五行　《灵枢·本输》指出阴经井穴属木，阳经井穴属金，按照“阳井金，阴井木”以此类推。十二经脉五行属性见表5-2；十二经脉五输穴及五行属性见表5-3～表5-5。

表5-2　十二经脉五行属性

经脉	井穴	荥穴	输穴	经穴	合穴
阴经	木	火	土	金	水
阳经	金	水	木	火	土

表5-3　手三阴经五输穴及五行属性

经脉名称	井（木）	荥（火）	输（土）	经（金）	合（水）
手太阴肺经	少商	鱼际	太渊	经渠	尺泽
手厥阴心包经	中冲	劳宫	大陵	间使	曲泽
手少阴心经	少冲	少府	神门	灵道	少海

记忆歌诀：五指排开，大拇指，小拇指（两个穴）；短的带“少”（带少字）。老大老二商量着来（带商字），老三老四老五向前冲（带冲字），剩下一个老六叫少泽。

表5-4　足三阴经五输穴及五行属性

经脉名称	井（木）	荥（火）	输（土）	经（金）	合（水）
足太阴脾经	隐白	大都	太白	商丘	阴陵泉
足少阴肾经	涌泉	然谷	太溪	复溜	阴谷
足厥阴肝经	大敦	行间	太冲	中封	曲泉

表 5-5　阳经五输穴及五行属性

经脉名称	井（金）	荥（水）	输（木）	经（火）	合（土）
手阳明大肠经	商阳	二间	三间	阳溪	曲池
手少阳三焦经	关冲	液门	中渚	支沟	天井
手太阳小肠经	少泽	前谷	后溪	阳谷	小海
足阳明胃经	厉兑	内庭	陷谷	解溪	足三里
足少阳胆经	足窍阴	侠溪	足临泣	阳辅	阳陵泉
足太阳膀胱经	至阴	足通谷	束骨	昆仑	委中

3. 临床应用　五输穴的临床应用主要归纳为三点。

（1）按五输穴主病特点选用：五输穴主病特点及其现代应用见表 5-6。

表 5-6　五输穴主病特点及其现代应用

五输穴	《灵枢·顺气一日分为四时》	《难经·六十八难》	现代应用
井穴	病在脏者，取之井	井主心下满	多用于急救
荥穴	病变于色者，取之荥	荥主身热	治疗热证
输穴	病时间时甚者，取之输	输主体重节痛	多用于治疗关节疼痛
经穴	病变于音者，取之经	经主喘咳寒热	治疗作用不典型
合穴	经满而血者，病在胃及以饮食不节得病者，取之合	合主逆气而泄 《灵枢》“合治内府”	多用于治疗相关脏腑病证

（2）按五行生克关系选用：子母补泻取穴表见表 5-7。

表 5-7　子母补泻取穴表

		脏						腑					
		金	水	木	火	相火	土	金	水	木	火	相火	土
本经子母穴	经脉	肺经	肾经	肝经	心经	心包经	脾经	大肠经	膀胱经	胆经	小肠经	三焦经	胃经
	母穴	太渊	复溜	曲泉	少冲	中冲	大都	曲池	至阴	侠溪	后溪	中渚	解溪
	子穴	尺泽	涌泉	行间	神门	大陵	商丘	二间	束骨	阳辅	小海	天井	厉兑
他经子母穴	母经	脾经	肺经	肾经	肝经	肝经	心经	胃经	大肠经	膀胱经	胆经	胆经	小肠经
	母穴	太白	经渠	阴谷	大敦	大敦	少府	足三里	商阳	足通谷	足临泣	足临泣	阳谷
	子经	肾经	肝经	心经	脾经	脾经	肺经	膀胱经	胆经	小肠经	胃经	胃经	大肠经
	子穴	阴谷	大敦	少府	太白	太白	经渠	足通谷	足临泣	阳谷	足三里	足三里	商阳

根据《难经·六十九难》提出“虚者补其母，实者泻其子”的治疗观点，将五输穴配属五行，按子母补泻取穴法进行取穴。分本经子母补泻和他经子母补泻两种方法。

① 肺经实证——“泻其子”，尺泽穴。肺属“金”，因“金生水”，“水”为“金”之子，故可选本经五输穴中属“水”的合穴即尺泽。

② 肺经虚证——“补其母”，太渊穴。肺属“金”，因“土生金”，“土”为“金”之母，因此应选本经属“土”的五输穴，即输穴太渊。

③ 同样用肺经实证来举例，在五行配属中肺属“金”，肾属“水”，肾经为肺经的“子经”，根据“实则泻其子”的原则，应在其子经（肾经）上选取“金”之“子”即属“水”的五输穴，为肾经合穴阴谷，即为他经子母补泻法的应用。

（3）按时选用：经脉的气血运行和流注与季节和每日时辰的不同有密切的关系。《难经·七十四难》云：“春刺井，夏刺荥，季夏刺输，秋刺经，冬刺合。”

记忆歌诀：《井荥输（原）经合穴歌》如下。

《井荥输（原）经合穴歌》

少商鱼际与太渊，经渠尺泽肺相连。商阳二三间合谷，阳溪曲池大肠牵。
厉兑内庭陷谷胃，冲阳解溪三里随。隐白大都太白脾，商丘阴陵泉要知。
少冲少府属于心，神门灵道少海寻。少泽前谷后溪腕，阳谷小海小肠经。
至阴通谷束京骨，昆仑委中膀胱知。涌泉然谷与太溪，复溜阴谷肾所宜。
中冲劳宫心包络，大陵间使传曲泽。关冲液门中渚焦，阳池支沟天井言。
窍阴侠溪临泣胆，丘墟阳辅阳陵泉。大敦行间太冲看，中封曲泉属于肝。

命题趋势 以B1题型为主，考查特定穴中的五输穴。

金题直击

（1～2题共用备选答案）

A. 井穴
B. 荥穴
C. 合穴
D. 经穴
E. 输穴

1. 曲池在五输穴中，属 【答案】C

2. 太溪在五输穴中，属 【答案】E

【解题思路】

曲池穴是大肠经的合穴，太溪是肾经的输穴。故1题选择C，2题选择E。

（二）原穴、络穴

十二经脉在腕、踝关节附近各有一个腧穴，是脏腑原气经过和留止的部位，称为原穴，又名“十二原”。“原”指本原、原气之意，原气是人体生命活动的原动力。络穴是指络脉从本经别出的部位。“络”，是联络的意思。

1. 分布特点与组成

（1）原穴分布在腕、踝关节附近的十二经上。阴经“以输为原”。《难经·六十二难》指出：“三焦行诸阳，故置一输名曰原。”认为三焦散布原气运行于外部，阳经的脉气较阴经盛长，所以在输穴之外又有一原穴。即阴经的输穴与原穴为同一穴，阳经则除输穴外，还有专门的一个原穴。

（2）十二经的络穴都位于肘膝关节以下，任脉之络穴鸠尾——散于腹部，督脉之络穴长强——散于头上，脾之大络大包——布于胸胁，共十五穴，故称为“十五络穴”。

十二经脉原穴与络穴见表5-8。

表5-8　十二经脉原穴与络穴

经脉	原穴	络穴	经脉	原穴	络穴
手太阴肺经	太渊	列缺	手阳明大肠经	合谷	偏历
手厥阴心包经	大陵	内关	手少阳三焦经	阳池	外关
手少阴心经	神门	通里	手太阳小肠经	腕骨	支正
足太阴脾经	太白	公孙	足阳明胃经	冲阳	丰隆
足厥阴肝经	太冲	蠡沟	足少阳胆经	丘墟	光明
足少阴肾经	太溪	大钟	足太阳膀胱经	京骨	飞扬

记忆歌诀：《十二原穴歌》与《十五络穴歌》如下。

《十二原穴歌》

肺原太渊肠合谷，胃原冲阳脾太白，心原神门小肠腕；
膀胱京骨肾太溪，心包大陵焦阳池，胆原丘墟肝太冲。

《十五络穴歌》

肺缺肠偏胃丰隆，脾孙心通小支正，焦外胆明肝蠡沟，
任尾督强脾大包，包内肾钟胱飞扬。

2. 临床应用

（1）原穴可用于诊断和治疗脏腑疾病。《灵枢·九针十二原》曰："五脏有疾也，应出十二原，而原各有所出，明知其原，睹其应，而知五脏之害矣。"原穴是脏腑原气所留止之处，因此脏腑发生病变时，就会反映到相应的原穴上。《难经·六十六难》记载："三焦者，原气之别使也，主通行原气，历经于五脏六腑。五脏六腑之有病者，皆取其原也。"《灵枢·九针十二原》说："凡此十二原者，主治五脏六腑之有疾者也。"原穴有调治其脏腑经络虚实各证的功能，针刺原穴能使三焦原气通畅，从而发挥其维护正气，抗御病邪的作用。

（2）十二络脉具有加强表里两经联系的作用，络穴能沟通表里二经，故有"一络通二经"之说，因此，十二经的络穴除可治疗本经脉的病证、本络脉的虚实病证外，还能治疗其相表里之经的病证。如手少阴心经别络，实则胸中支满，虚则不能言语，皆可取其络穴通里来治疗。又如手太阴经的络穴列缺，能治肺经的咳嗽、喘息，也能治手阳明大肠经的齿痛、头项痛等疾病；肝经络穴蠡沟，既可治疗肝经病证，又可治疗胆经病证；同样胆经络穴光明，既可治疗胆经病证，又可治疗肝经病证。

（3）在临床上，原穴和络穴可单独使用，也可相互配合使用。常把先病经脉的原穴和后病的相表里经脉的络穴相配合，称为"原络配穴法"或"主客原络配穴法"，是表里经配穴法的典型用法。如肺经先病，先取其原穴太渊，大肠后病，再取该经络穴偏历。反之，大肠先病，先取其原穴合谷，肺经后病，后取该经络穴列缺。

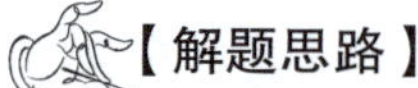

以 A1 题型为主，考查特定穴中的原穴和络穴。

金题直击

3. 脾之大络，名为

A. 天池　　B. 俞府

C. 鸠尾　　D. 大包

E. 虚里

【答案】D

【解题思路】

鸠尾是任脉的络穴，大包是脾之大络。故选择 D。

4. 心包经的原穴是

A. 神门　　B. 间使

C. 大陵　　D. 内关

E. 太渊

【答案】C

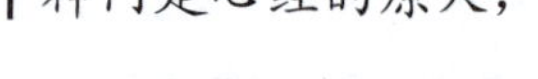

神门是心经的原穴，大陵是心包经的原穴，内关是心包经的络穴，太渊是肺经的原穴。故选择 C。

（三）背俞穴、募穴

背俞穴是脏腑之气输注于背腰部的腧穴。募穴是脏腑之气结聚于胸腹部的腧穴。

1. 分布特点和组成　背俞穴分布于背腰部的膀胱经第 1 侧线上，大体依脏腑所处位置的高低而上下排列，六脏（含心包）六腑各有一相应的背俞穴，共十二个，依据脏腑的名称来命名；募穴分布在胸腹部相关经脉上，多位于脏腑附近的部位，六脏六腑各有一相应的募穴，共 12 个。六脏、六腑的背俞穴、募穴见表 5-9。

表 5–9　六脏、六腑的背俞穴、募穴

六脏	背俞穴	募穴	六腑	背俞穴	募穴
肺	肺俞	中府	大肠	大肠俞	天枢
心包	厥阴俞	膻中	三焦	三焦俞	石门
心	心俞	巨阙	小肠	小肠俞	关元
脾	脾俞	章门	胃	胃俞	中脘
肝	肝俞	期门	胆	胆俞	日月
肾	肾俞	京门	膀胱	膀胱俞	中极

记忆歌诀：《十二背俞穴歌》和《十二募穴歌》如下。

《十二背俞穴歌》

胸三肺俞四厥阴，心五肝九胆十临，十一脾俞十二胃；
腰一三焦腰二肾，腰四骶一大小肠，膀胱骶二椎外寻。

《十二募穴歌》

大肠天枢肺中府，小肠关元巨阙心，中极膀胱肾京门，胆有日月期门肝；
脾募章门胃中脘，气化三焦石门穿，心包募穴何处取，胸前膻中量浅深。

2. 临床应用

（1）腑病多选其募穴，脏病多选其背俞穴：肺热咳嗽，可泻肺之背俞穴肺俞；寒邪犯胃出现的胃痛，可灸胃之募穴中脘。

（2）治疗与对应脏腑经络相联属的组织器官疾患：肝开窍于目，主筋，目疾、筋病可选肝俞；肾开窍于耳，耳疾可选肾俞。

（3）临床上背俞穴与相应募穴往往相配使用：称为俞募配穴法，用来治疗相应的脏腑病证。

（4）背俞穴和募穴也可用于疾病的诊断：脏腑发生病变时，常在背俞穴、募穴上出现阳性反应，如压痛、敏感等。

（四）八脉交会穴

八脉交会穴是指与奇经八脉相通的十二经脉在四肢部的八个腧穴。

1. 分布特点和组成 八脉交会穴均分布于肘膝以下，包括公孙、内关、后溪、申脉、足临泣、外关、列缺、照海。

2. 临床应用 八个腧穴分别与相应的奇经八脉经气相通。八脉交会穴临床应用主治见表 5-10。

表 5-10 八脉交会穴临床应用主治

经属	八穴通八脉	配合主治
足太阴	公孙——冲脉	胃、心、胸
手厥阴	内关——阴维	
手少阳	外关——阳维	目外眦、颊、颈、耳后、肩
足少阳	足临泣——带脉	
手太阳	后溪——督脉	目内眦、颈项、耳、肩
足太阳	申脉——阳跷	
手太阴	列缺——任脉	肺系、咽喉、胸膈
足少阴	照海——阴跷	

（1）单独选用：治疗各自相通的奇经病证。如：督脉病变出现的腰脊强痛，可选通督脉的后溪治疗，冲脉病变出现的胸腹气逆，可选通冲脉的公孙治疗。

（2）互相搭配使用：公孙和内关、后溪和申脉、足临泣和外关、列缺和照海相配，治疗两脉相合部位的疾病。

记忆歌诀：《八脉交会穴歌诀》如下。

《八脉交会穴歌诀》

公孙冲脉胃心胸，内关阴维下总同，临泣胆经连带脉，阳维目锐外关逢；
后溪督脉内眦颈，申脉阳跷络亦通，列缺任脉连肺系，阴跷照海膈喉咙。

命题趋势 以 A1、B1 题型为主，考查特定穴中的八脉交会穴。

金题直击

5. 公孙所通的奇经是

A. 任脉　　B. 督脉

C. 冲脉　　D. 阳维脉

E. 阳维脉

【答案】C

【解题思路】

公孙穴是通冲脉的，任脉是与列缺穴相通，督脉与后溪穴相通，阳维脉与外关穴相通，阳跷脉与申脉穴相通。故选择C。

6. 足临泣是八脉交会穴中

A. 通任脉的穴位　　B. 通督脉的穴位

C. 通冲脉的穴位　　D. 通带脉的穴位

E. 通阳脉的穴位

【答案】D

【解题思路】

足临泣是与带脉相通的穴位，临泣胆经连带脉，故选择D。

（7～8题共用备选答案）

A. 后溪　　B. 公孙

C. 太渊　　D. 列缺

E. 内关

7. 在八脉交会穴中，通任脉的是　【答案】D

8. 在八脉交会穴中，通督脉的是　【答案】A

【解题思路】

本题主要考查的是八脉交会穴所通的奇经八脉，列缺任脉行肺系，后溪督脉内眦颈，所以第7题选D，第8题选A。

9. 既是络穴，又是八脉交会穴的腧穴是

A. 太渊　　B. 合谷

C. 后溪　　D. 内关

E. 阳池

【答案】D

【解题思路】

本题可以对照八脉交会穴歌诀，先找出属于八脉交会穴的穴位，然后再看这个八脉交会穴是否是络穴。内关是心包经的络穴，又是八脉交会穴，内关通阴维脉。故本题选D。

（五）八会穴

八会穴指脏、腑、气、血、筋、脉、骨、髓等精气所会聚的腧穴。“会”，是聚会的意思。

1. 分布特点和组成　八会穴（表5-11）分布在躯干部和四肢部，其中脏、腑、气、血、骨之会穴位于躯干部，筋、脉、髓之会穴位于四肢部。

表5-11　八会穴

八会	脏会	腑会	气会	血会	筋会	脉会	骨会	髓会
穴位	章门	中脘	膻中	膈俞	阳陵泉	太渊	大杼	绝骨
经属	足厥阴肝经	任脉	任脉	足太阳膀胱经	足少阳胆经	手太阴肺经	足太阳膀胱经	足少阳胆经

2. 临床应用　八会穴对于各自所会的脏、腑、气、血、筋、脉、骨、髓相关的病证有特殊的治疗作用，凡与此八者有关的病证均可选用相关的八会穴来治疗，如六腑之病可选腑会中脘，血证可选血会膈俞等。此外《难经·四十五难》记载：“热病在内者，取其会之穴也。”提示八会穴还可治疗相关的热病。

命题趋势　以A1、B1题型为主，考查特定穴中的八会穴及原穴。

金题直击

10. 既是原穴，又是八会穴的腧穴是

A. 太渊　　B. 合谷
C. 后溪　　D. 内关
E. 阳池

【答案】A

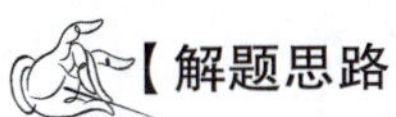【解题思路】

此题对原穴、络穴以及八脉交会穴、八会穴的综合考查：太渊是肺经的原穴，且又是八会穴的脉会；合谷是大肠经的原穴；后溪是八脉交会穴；内关是心包经的络穴，且又是八脉交会穴，通阴维脉；阳池是三焦经的原穴。故本题答案为 A。

（11～12 题共用备选答案）

A. 足三里　　B. 阳陵泉
C. 悬钟　　D. 足临泣
E. 公孙

11. 八会穴中的筋会是　　【答案】B

12. 八脉交会穴中通带脉的是　　【答案】D

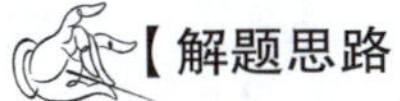【解题思路】

本题是对八会穴和八脉交会穴的考查：筋会是阳陵泉，八脉交会穴中通带脉的是足临泣。故 11 题选择 B，12 题选择 D。

（13～14 题共用备选答案）

A. 大杼　　B. 绝骨
C. 太渊　　D. 膈俞
E. 膻中

13. 骨会是　　【答案】A

14. 脉会是　　【答案】C

【解题思路】

骨会是大杼，脉会是太渊。绝骨是髓会，膈俞是血会，膻中是气会。

（六）郄穴（助理不考）

十二经脉和奇经八脉中的阴跷脉、阳跷脉、阴维脉、阳维脉之经气深聚的部位称为郄穴。

1. 分布特点和组成　郄穴大多分布在四肢肘膝关节以下。十二经脉各有一个郄穴，阴阳跷脉及阴阳维脉也各有一个郄穴，合称为十六郄穴（表 5-12）。

2. 临床应用　郄穴多用于治疗本经循行部位及所属脏腑的急性病证。一般来说，阴经郄穴多治疗血证，阳经郄穴多治疗急性痛证。如孔最治咯血，中都治崩漏，颈项痛取外丘，胃脘疼痛取梁丘等。

表 5-12　十六郄穴

阴经	郄穴	阳经	郄穴
手太阴肺经	孔最	手阳明大肠经	温溜
手厥阴心包经	郄门	手少阳三焦经	会宗
手少阴心经	阴郄	手太阳小肠经	养老
足太阴脾经	地机	足阳明胃经	梁丘
足厥阴肝经	中都	足少阳胆经	外丘
足少阴肾经	水泉	足太阳膀胱经	金门
阴维脉	筑宾	阳维脉	阳交
阴跷脉	交信	阳跷脉	跗阳

记忆歌诀：《十六郄穴歌》如下。

《十六郄穴歌》

孔最温溜肺大肠，梁丘地机胃脾乡；阴郄养老心小肠，水泉金门肾膀胱；
郄门会宗包三焦，外丘中都胆肝藏，阳维阳交阴筑宾，阴跷交信阳跗阳。

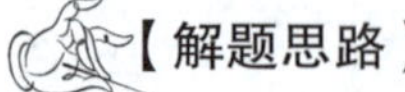以 A1、B1 题型为主，考查特定穴中的郄穴。

金题直击

（15 ～ 16 题共用备选答案）

A. 地机　　B. 养老
C. 中都　　D. 郄门
E. 梁丘

15. 手厥阴心包经的郄穴是　【答案】D

16. 足厥阴肝经的郄穴是　【答案】C

【解题思路】

手厥阴心包经的郄穴是郄门，足厥阴肝经的郄穴是中都。

（七）下合穴（助理不考）

六腑之气下合于足三阳经的六个腧穴，又称六腑下合穴。

1. 分布特点和组成　六个穴位都分布在足三阳经膝关节及以下部位。下合穴对应的六腑和足三阳经见表 5-13。

2. 临床应用　《灵枢·邪气脏腑病形》载“合治内府”。下合穴多用于治疗六腑病证。如大肠合于上巨虚，大肠有病，如泄泻取上巨虚。

表 5-13　下合穴对应的六腑和足三阳经

六腑	下合穴	足三阳经
小肠	下巨虚	足阳明胃经
大肠	上巨虚	
胃	足三里	
胆	阳陵泉	足少阳胆经
膀胱	委中	足太阳膀胱经
三焦	委阳	

记忆歌诀：《下合穴歌》如下。

《下合穴歌》

胃经下合三里量，上下巨虚大小肠，胆腑有病取阳陵，膀胱委中焦委阳。

命题趋势　以 A1、B1 题型为主，考查特定穴中的下合穴。

金题直击

17. 大肠的下合穴是

A. 委中　　B. 足三里
C. 上巨虚　　D. 下巨虚
E. 阳陵泉

【答案】C

【解题思路】

委中是膀胱的下合穴，足三里是胃的下合穴，上巨虚是大肠的下合穴，下巨虚是小肠的下合穴，阳陵泉是胆的下合穴。故选择 C。

18. 膀胱经的下合穴是

A. 上巨虚　　B. 下巨虚

C. 足三里　　D. 委阳

E. 委中

【答案】E

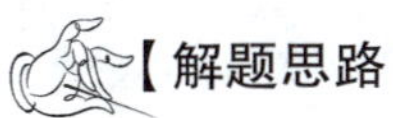【解题思路】

上巨虚是大肠下合穴，下巨虚是小肠下合穴，足三里是胃的下合穴，委中是膀胱经下合穴。故选择E。

（八）交会穴（助理不考）

交会穴是指两经或数经相交会合的腧穴。交会穴多分布于头面、躯干部位。交会穴能治本经的疾病，也能兼治所交会经脉的疾病。如大椎是督脉的经穴，又与手足三阳相交会，它既可治督脉之疾，又可治诸阳经的全身性疾患；三阴交是足太阴脾经的经穴，又与足少阴肾经和足厥阴肝经相交会，因此能治脾经病，也能治疗肝、肾两经的疾病。

高频考点速递

1. 上巨虚是大肠下合穴，下巨虚是小肠的下合穴，委阳是三焦经的下合穴。
2. 阴经郄穴多治疗血证，例如肺经的孔最治疗咳血。

第六单元　腧穴的定位方法

腧穴定位法是指确定腧穴位置的基本方法，又称取穴法。常用的定位方法有：骨度分寸定位法、体表解剖标志定位法、手指同身寸定位法和简便取穴定位法。

一、骨度分寸定位法

骨度分寸定位法简称骨度法，是指以体表骨节为主要标志折量全身各部的长度和宽度，定出分寸，用于腧穴定位的方法，不论男女老幼、高矮胖瘦，一概以此标准折量作为量取腧穴的依据。折量分寸是以患者本人的身材为依据的。全身主要骨度分寸见表6-1。

表 6-1　骨度分寸表

部位	起止点	折量寸及度量法	说明
头面部	发际正中—后发际正中	12 直寸	用于确定头部腧穴的纵向距离
	眉间（印堂）—前发际正中	3 直寸	用于确定前头部腧穴的纵向距离
	两额角发际（头维）之间	9 横寸	用于确定头前部腧穴的横向距离
	耳后两乳突（完骨）之间	9 横寸	用于确定头后部腧穴的横向距离
胸腹胁部	胸骨上窝（天突）—剑胸结合中点（歧骨）	9 直寸	用于确定胸部任脉穴的纵向距离
	剑胸结合中点（歧骨）—脐中	8 直寸	用于确定上腹部腧穴的纵向距离
	脐中—耻骨联合上缘（曲骨）	5 直寸	用于确定下腹部腧穴的纵向距离
	两肩胛骨喙突内侧缘之间	12 横寸	用于确定胸部腧穴的横向距离
	两乳头之间	8 横寸	用于确定胸腹部腧穴的横向距离
	腋窝顶点—第 11 肋游离端（章门）	12 直寸	用于确定胁肋部腧穴的纵向距离
背腰部	肩胛骨内侧缘—后正中线	3 横寸	用于确定背腰部腧穴的横向距离
上肢部	腋前、后纹头—肘横纹（平尺骨鹰嘴）	9 直寸	用于确定上臂部腧穴的纵向距离
	肘横纹（平尺骨鹰嘴）—腕掌（背）侧远端横纹	12 直寸	用于确定前臂部腧穴的纵向距离

续表

部位	起止点	折量寸及度量法	说明
下肢部	耻骨联合上缘—髌底	18 直寸	用于确定大腿内侧部腧穴的纵向距离
	髌尖（膝中）—内踝尖	15 直寸	用于确定小腿内侧部腧穴的纵向距离
	胫骨内侧髁下方阴陵泉—内踝尖	13 直寸	用于确定小腿内侧部腧穴的纵向距离
下肢部	股骨大转子—腘横纹（平髌尖）	19 直寸	用于确定大腿前外侧部腧穴的纵向距离
	臀沟—腘横纹	14 直寸	用于确定大腿后部腧穴的纵向距离
	腘横纹（平髌尖）—外踝尖	16 直寸	用于确定小腿外侧部腧穴的纵向距离
	内踝尖—足底	3 直寸	用于确定足内侧部腧穴的纵向距离

二、体表解剖标志定位法

体表解剖标志可分为固定标志和活动标志两种。

（一）固定标志

指各部位由骨节、肌肉所形成的突起、凹陷及五官轮廓、发际、指（趾）甲、乳头、肚脐等，是在自然姿势下可见的标志，可以借助这些标志确定腧穴的位置。背腰部穴的主要取穴标志有：肩胛冈平第 3 胸椎棘突，肩胛骨下角平第 7 胸椎棘突，髂嵴最高点平第 4 腰椎棘突等。

（二）活动标志

是在活动姿势下才会出现的标志，指各部的关节、肌肉、肌腱、皮肤随着活动而出现的空隙、凹陷、皱纹、尖端等，据此亦可确定腧穴的位置。例如：微张口，耳屏正中前缘凹陷中取听宫；尽力屈肘，于横纹头处取曲池；外展上臂时肩峰前下方的凹陷中取肩髃；拇指跷起，当拇长、短伸肌腱之间的凹陷中取阳溪；正坐屈肘，掌心向胸，当尺骨小头桡侧骨缝中取养老等。

三、手指同身寸定位法

手指同身寸定位法又称指量法、指寸定位法，是指依据患者本人手指所规定的分寸以量取腧穴的方法。手指同身寸定位法分中指同身寸、拇指同身寸和横指同身寸（一夫法）三种。

（一）中指同身寸

以患者的中指中节桡侧两端纹头（拇指、中指屈曲成环形）之间的距离作为 1 寸（图 6-1）。

（二）拇指同身寸

以患者拇指指间关节的宽度作为 1 寸（图 6-2）。

（三）横指同身寸（一夫法）

患者的食、中、无名、小指四指并拢，以中指中节横纹为准，其四指的宽度作为 3 寸（图 6-3）。四指相并名曰“一夫”，用横指同身寸量取腧穴，又名“一夫法”。

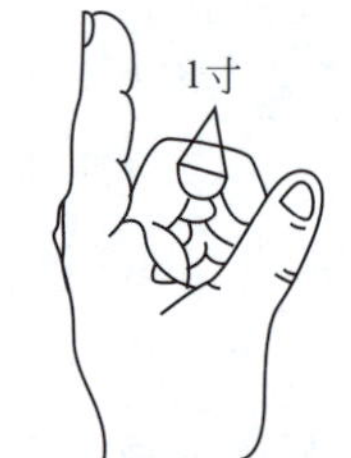

图 6–1　中指同身寸

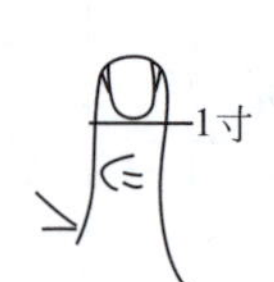

图 6–2　拇指同身寸

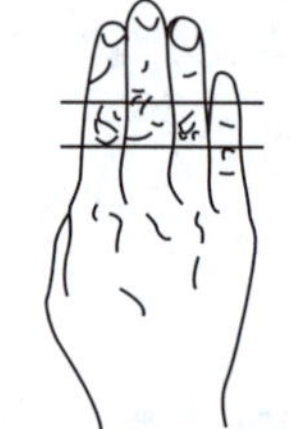

图 6–3　横指同身寸

四、简便取穴法（助理不考）

简便取穴法是临床上一种简便易行的腧穴定位方法。常用的简便取穴方法如：两耳尖连线中点取百会；两虎口自然平直交叉，一手食指压在另一手腕后高骨的上方，当食指尽端处取列缺；半握拳，当中指端所指处取劳宫；垂肩屈肘，于平肘尖处取章门；立正姿势，两手下垂，于中指尖处取风市等。

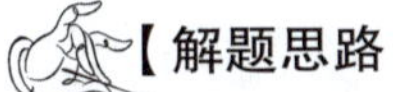
以A1、B1题型为主，考查骨度分寸定位法。

金题直击

1. 髀枢至膝中的骨度分寸是

A. 14寸　　B. 15寸

C. 16寸　　D. 18寸

E. 19寸

【答案】E

【解题思路】

髀枢（即股骨大转子）至膝中（即腘横纹）的骨度分寸是19寸。故选择E。

2. 耻骨联合上缘至股骨内上髁上缘的骨度分寸是

A. 18寸　　B. 19寸

C. 20寸　　D. 21寸

E. 22寸

【答案】A

【解题思路】

耻骨联合上缘至股骨内上髁上缘的骨度分寸是18寸。故选择A。

3. 根据骨度分寸，悬钟穴距外踝尖的距离是

A. 2寸　　B. 3寸

C. 4寸　　D. 5寸

E. 7寸

【答案】B

【解题思路】

悬钟穴的定位是外踝尖上3寸，腓骨前缘。

4. 耳后两乳突之间的骨度分寸是

A. 4寸　　B. 6寸

C. 8寸　　D. 9寸

E. 12寸

【答案】D

【解题思路】

耳后两乳突之间为9寸，所以选择D。

5. 横指同身寸法中，以患者何指何处横纹为标准，将四指的宽度作为3寸

A. 中指中节　　B. 食指中节

C. 无名指中节　　D. 小指中节

E. 小指末节

【答案】A

【解题思路】

根据横指同身寸的定义即可知晓答案。考查的是横指同身寸的定义。

高频考点速递

1. 股骨大转子到腘横纹（平髌尖）的骨度分寸为19直寸。

2. 腘横纹（平髌尖）到外踝尖的骨度分寸为16直寸。

第七单元　手太阴肺经、腧穴

一、经脉循行

（一）经文

《灵枢·经脉》：肺手太阴之脉，起于中焦（脐以上膈以下胃脘部），下络大肠，还循胃口（胃上口，贲门部），上膈属肺。从肺系（气管、喉咙），横出腋下，下循臑（指上臂部）内，行少阴、心主之前，下肘中，循臂内上骨（指桡骨）下廉，入寸口，上鱼（大鱼际部），循鱼际，出大指之端。

其支者，从腕后直出次指内廉，出其端。

（二）简单概括

1. 体表循行　腋下→上肢内侧前缘→寸口→鱼际→大指端（少商穴）。

2. 体内联系　属肺，络大肠。并与胃、气管、喉咙联系。

3. 连接下经　食指桡侧端（商阳）→大肠经。

二、主治概要

1. 胸、肺、咽喉部及肺系有关病证　咳嗽、气喘、咽喉肿痛、咯血、胸痛等。

2. 经脉循行部位的其他疾病　肩背痛、肘臂挛痛、手腕痛等。

三、常用腧穴的定位和主治要点

1. 中府（募穴；手、足太阴经交会穴）（助理不考）

【定位】在胸部，横平第1肋间隙，锁骨下窝外侧，前正中线旁开6寸。

【近治作用】胸肺疾病：咳嗽、气喘、胸满痛等。

【特殊作用】肩背痛。

2. 尺泽（合穴）

【定位】在肘区，肘横纹上，肱二头肌腱桡侧缘凹陷中。

【近治作用】肘臂挛痛。

【远治作用】肺系实热性疾病：咳嗽、气喘、咯血、咽喉肿痛等。

【特殊作用】急症：如急性吐泻、中暑、小儿惊风等。

3. 孔最（郄穴）（助理不考）

【定位】在前臂前区，腕掌侧远端横纹上7寸，尺泽与太渊连线上。

【近治作用】肘臂挛痛。

【远治作用】肺系疾病：如咯血、鼻衄、咳嗽、气喘、咽喉肿痛等。

【特殊作用】痔血。

4. 列缺（络穴、八脉交会穴——通任脉）

【定位】在前臂，腕掌侧远端横纹上1.5寸，拇短伸肌腱和拇长展肌腱之间，拇长展肌腱沟的凹陷中。简便取穴法：两手虎口自然平直交叉，一手食指按在另一手桡骨茎突上，指尖下凹陷中是穴。

【近治作用】手腕痛。

【远治作用】

（1）肺系疾病：咳嗽、气喘、咽喉肿痛等。

（2）头面部疾病：头痛、齿痛、项强、口眼歪斜等。

5. 太渊（输穴、原穴、八会穴之脉会）

【定位】在腕前区，桡骨茎突与舟状骨之间，拇长展肌腱尺侧凹陷中。

【近治作用】腕臂痛。

【远治作用】肺系疾病：咳嗽、气喘、咽痛、胸痛等。

【特殊作用】无脉症。

6. 鱼际（荥穴）

【定位】在手外侧，第 1 掌骨桡侧中点赤白肉际处。

【近治作用】掌中热。

【远治作用】肺系热性疾病：咳嗽、咯血、咽干、咽喉肿痛、失音等。

【特殊作用】小儿疳积。

7. 少商（井穴）

【定位】在手指，拇指末节桡侧，指甲根角侧上方 0.1 寸（指寸）。

【近治作用】指肿、麻木。

【远治作用】肺系实热疾病：咽喉肿痛、鼻衄等。

【特殊作用】高热、昏迷、癫狂。

四、腧穴考点总结（表 7–1）

表 7–1　手太阴肺经腧穴考点总结

腧穴	定位	肺系病	近治	特殊
中府	平一肋间，旁开 6 寸	咳嗽、气喘、咽喉痛	肩背痛	—
尺泽	肱二头肌腱桡侧		肘臂挛痛	急性吐泻、中暑、小儿惊风
孔最	腕远横纹上 7 寸			鼻衄、痔血
列缺	腕远横纹上 1.5 寸（拇短伸肌腱和拇长展肌腱间）		腕臂痛	头痛、齿痛、项强、口眼歪斜等面部疾患，“头项寻列缺”
太渊	拇长展肌腱尺侧凹陷			无脉症
鱼际	第 1 掌骨中点		掌中热	小儿疳积
少商	拇指末节桡侧，指甲根角侧上方 0.1 寸		指肿、麻木	高热、昏迷、癫狂

命题趋势　以 A1、A2 题型为主，考查重点穴位的定位及特殊作用。

金题直击

1. 下列属于手太阴肺经郄穴的是

A. 孔最　　B. 太渊

C. 列缺　　D. 中府

E. 少商

【答案】A

【解题思路】

孔最为手太阴肺经的郄穴。

2. 在肘横纹中，肱二头肌腱桡侧凹陷处的腧穴是

A. 少泽　　B. 少海

C. 曲泽　　D. 曲池

E. 尺泽

【答案】E

【解题思路】

尺泽穴在肘横纹中肱二头肌腱的桡侧缘。

3. 治疗咽喉肿痛的首选穴是

A. 孔最　　B. 尺泽

C. 列缺　　D. 太渊

E. 少商

【答案】E

【解题思路】

少商穴为少阴肺经的井穴，可点刺放血治疗急性咽喉肿痛。

4. 既可治疗咳嗽、气喘，又可治疗头项疾患的是

A. 中府　　B. 尺泽

C. 列缺　　D. 太渊

E. 少商

【答案】C

【解题思路】

头项寻列缺。列缺既可治疗咳嗽、气喘，又可治疗头项疾患。

5. 治疗无脉症的腧穴是

A. 孔最　　B. 尺泽

C. 列缺　　D. 太渊

E. 少商

【答案】D

【解题思路】

太渊为脉会，可治疗无脉症。

6. 患者因肺肾阴虚，虚火妄动，脉络受伤而致咯血。治疗应首选

A. 孔最　　B. 梁丘

C. 隐白　　D. 曲泽

E. 定喘

【答案】A

【解题思路】

孔最为肺经的郄穴。主治：咯血、咳嗽、气喘、咽喉肿痛等肺系疾患及肘臂挛痛。故选择A。

高频考点速递

1. 尺泽　在肘区，肘横纹上，肱二头肌腱桡侧缘凹陷中。
2. 孔最　能治疗咯血、痔血。
3. 太渊　能治疗无脉症。

第八单元　手阳明大肠经、腧穴

一、经脉循行

（一）经文

《灵枢·经脉》：大肠手阳明之脉，起于大指次指之端，循指上廉，出合谷两骨（第1、第2掌骨）之间，上入两筋（拇长伸肌腱与拇短伸肌腱）之中，循臂上廉，入肘外廉，上臑外前廉，上肩，出髃骨（肩胛骨肩峰部）之前廉，上出于柱骨（颈椎骨）之会上，下入缺盆，络肺，下膈，属大肠。

其支者，从缺盆上颈，贯颊，入下齿中；还出夹口，交人中——左之右、右之左，上夹鼻孔。

（二）简单概括

1. **体表循行**　食指→合谷→上肢外侧前缘→肩前→颈→下齿→鼻旁。
2. **体内联系**　络肺→属大肠。
3. **连接下经**　鼻旁→足阳明胃经。

二、主治概要

1. **头面五官疾病** 齿痛、咽喉肿痛、鼻衄、口眼㖞斜、耳聋等。
2. **神志病、热病** 昏迷、发热、眩晕、癫狂等。
3. **肠胃病** 腹胀、腹痛、肠鸣、泄泻等。
4. **皮肤病** 瘾疹、痤疮、神经性皮炎等。
5. **经脉循行部位的其他疾病** 手臂酸痛、半身不遂、手臂麻木等。

三、常用腧穴的定位和主治要点

1. 商阳（井穴）

【定位】在手指食指末节桡侧，指甲根角侧上方 0.1 寸（指寸）。

【近治作用】手指麻木。

【远治作用】五官疾病：齿痛、咽喉肿痛等。

【特殊作用】热病、昏迷等。

2. 合谷（原穴）

【定位】在手背第 2 掌骨桡侧的中点处。简便取穴法：以一手的拇指指间关节横纹，放在另一手拇、食指之间的指蹼缘上，当拇指尖下是穴。

【近治作用】五官疾病：头痛、目赤肿痛、鼻衄、齿痛、口眼㖞斜、耳聋等。

【远治作用】上肢疼痛不遂。腹痛、痢疾等肠腑病证。

【特殊作用】

（1）外感疾病：发热恶寒等。

（2）妇产科疾病：经闭、滞产等。

（3）热病无汗或多汗。

（4）口面五官及颈部手术针麻常用穴：牙拔除术、甲状腺手术等。

（5）皮肤瘙痒、荨麻疹等皮肤科病证。

3. 阳溪（经穴）（助理不考）

【定位】在腕区，腕背侧远端横纹桡侧，桡骨茎突远端，解剖学“鼻烟窝”凹陷中。

【近治作用】手腕痛。

【远治作用】头面五官疾病：头痛、目赤肿痛、齿痛、咽喉肿痛、耳聋等。

4. 偏历（络穴）（助理不考）

【定位】在前臂，阳溪穴与曲池穴连线上，腕背侧远端横纹上 3 寸处。

【近治作用】手臂酸痛。

【远治作用】

（1）五官疾病：耳聋、鼻衄、喉痛、目赤等。

（2）腹部胀满。

【特殊作用】水肿。

5. 手三里

【定位】在前臂，阳溪穴与曲池穴连线上，肘横纹下 2 寸处。

【近治作用】上肢疾病：肩臂痛麻、上肢不遂等。

【远治作用】

（1）腹痛、腹泻。

（2）齿痛、颊肿。

6. 曲池（合穴）

【定位】在肘区，屈肘成直角，在尺泽与肱骨外上髁连线中点凹陷处。

【近治作用】上肢疾病：手臂肿痛、上肢不遂等。

【远治作用】

（1）肠胃疾病：腹痛、吐泻等。

（2）五官热性疾病：咽喉肿痛、齿痛、目赤肿痛等。

【特殊作用】

（1）热病。

（2）眩晕。
（3）皮外科疾病：瘾疹、湿疹、瘰疬等。
（4）癫狂。

7. 肩髃（手阳明经与阳跷脉的交会穴）

【定位】在三角肌区，肩峰外侧缘前端与肱骨大结节两骨间凹陷中。简便取穴法：屈臂外展，肩峰外侧缘呈现前后两个凹陷，前下方的凹陷即是本穴。

【近治作用】肩、上肢疾病：肩臂挛痛、上肢不遂等。

【特殊作用】瘾疹、瘰疬。

8. 扶突（助理不考）

【定位】在胸锁乳突肌区，横平喉结，胸锁乳突肌前、后缘中间。

【近治作用】
（1）咽喉部疾病：咽喉肿痛、暴喑、吞咽困难等。
（2）咳嗽，气喘。
（3）颈部手术针麻用穴。

【特殊作用】瘿气、瘰疬。

9. 迎香

【定位】在面部，鼻翼外缘中点旁，鼻唇沟中。

【近治作用】鼻部疾病：鼻塞、鼽衄等。

【远治作用】口面部疾病：口㖞、面痒等。

【特殊作用】胆道蛔虫病。

四、腧穴考点总结（表 8–1）

表 8–1　手阳明大肠经腧穴考点总结

穴位	定位	主治
商阳（井穴）	食指末节桡侧，指甲根角侧上方 0.1 寸	头面五官疾病、热证急症、手指麻木
合谷（原穴）	第 2 掌骨桡侧中点	外感病、无汗或多汗、妇产科病证、口面五官及颈部手术针麻常用穴
阳溪（经穴）	腕背侧远端横纹桡侧，鼻烟窝凹陷中	头面五官疾病、手腕痛
偏历（络穴）	阳溪与曲池连线上，腕背侧远端横纹上 3 寸	五官疾病、腹部胀满、水肿
手三里	在前臂，阳溪穴与曲池穴连线上，肘横纹下 2 寸处	肩臂痛麻、上肢不遂、腹痛、腹泻、齿痛、颊肿
曲池（合穴）	尺泽与肱骨外上髁连线中点凹陷处	上肢疾病、肠胃疾病、热病，瘾疹、湿疹、瘰疬等皮外科疾病
肩髃	肩峰前下方	肩、上肢疾病，瘾疹、瘰疬
扶突	在胸锁乳突肌区，横平喉结，胸锁乳突肌前、后缘中间	咳嗽、气喘、瘿气、瘰疬，颈部手术针麻用穴
迎香	鼻翼外缘中点旁，鼻唇沟中	胆道蛔虫病

命题趋势 以 A1、A2 题型为主，考查经脉循行、重点穴位的定位及特殊作用。

金题直击

1. 下列经脉循行除哪项外，都经过心
A. 手少阴经　　B. 手少阳经
C. 手太阳经　　D. 手阳明经
E. 足少阴经

【答案】D

【解题思路】

手少阴心经起于心中；手少阳三焦经经脉散络于心包；手太阳小肠经交会于大椎，向下进入缺盆部，联络心脏；足少阴肾经其支脉从肺出来络心，注入胸中。故A、B、C、E项均排除，只有手阳明大肠经未经过心。故选择D。

2. 手太阴肺经与手阳明大肠经的循行交接部位是

A. 大拇指
B. 食指
C. 中指
D. 无名指
E. 小拇指

【答案】B

【解题思路】

手太阴肺经和手阳明大肠经交接在食指端。

3. 下列腧穴中，善治头面诸疾的是

A. 商阳
B. 二间
C. 合谷
D. 阳溪
E. 曲池

【答案】C

【解题思路】

合谷穴是四总穴之一，根据“经脉所过，主治所及”的规律，合谷可以治疗头面五官疾病。

4. 治疗滞产，应首选

A. 合谷
B. 太冲
C. 足三里
D. 血海
E. 至阴

【答案】A

【解题思路】

合谷穴的主治要点：头痛、齿痛、目赤肿痛、咽喉肿痛、失音、口眼㖞斜、半身不遂、痄腮、疔疮、经闭、腹痛、牙关紧闭、小儿惊风、鼻衄、耳鸣耳聋、发热恶寒、无汗、多汗、瘾疹、疟疾、滞产等疾病。至阴也可治疗滞产，但选穴不如合谷方便，不为首选。故选择A。

5. 迎香穴位于

A. 鼻孔外缘，旁开0.5寸
B. 鼻翼外缘，旁开0.5寸
C. 鼻翼外缘中点，旁开0.5寸
D. 鼻翼上缘中点，旁开0.5寸
E. 平鼻孔，当鼻唇沟中

【答案】C

【解题思路】

迎香穴位于鼻翼外缘中点旁，旁开0.5寸，当鼻唇沟中。故选择C。

6. 手三里位于阳溪穴与曲池穴连线上，曲池穴下

A. 5寸
B. 4寸
C. 3寸
D. 2寸
E. 1寸

【答案】D

【解题思路】

手三里穴的定位在前臂背面桡侧，当阳溪与曲池穴连线上，肘横纹（曲池穴）下2寸。故选择D。

7. 患者外感风寒，咽喉赤肿疼痛，吞咽困难，咽干，咳嗽。治疗应首选

A. 合谷
B. 内庭
C. 太溪
D. 鱼际
E. 廉泉

【答案】A

【解题思路】

合谷穴具有祛风解表、调和营卫、镇惊止痛、泻热开闭的作用，凡表证、热病、汗证、多种痛证、妇人经闭、滞产、抽搐等，皆可以本穴为主穴。

高频考点速递

1. 合谷在手背第2掌骨桡侧的中点处。
2. 合谷能治疗妇产科病证如经闭、滞产等，因此孕妇慎用。
3. 曲池治疗瘾疹、湿疹、瘰疬等皮外科疾病。
4. 迎香治疗胆道蛔虫病。

第九单元　足阳明胃经、腧穴

一、经脉循行

（一）经文

《灵枢·经脉》：胃足阳明之脉，起于鼻，交頞（鼻根凹陷处）中，旁约太阳之脉，下循鼻外，入上齿中，还出夹口，环唇，下交承浆，却循颐（下颌部）后下廉，出大迎，循颊车，上耳前，过客主人（即上关穴），循发际，至额颅。

其支者，从大迎前，下人迎，循喉咙，入缺盆，下膈，属胃，络脾。

其直者，从缺盆下乳内廉，下夹脐，入气街中。

其支者，起于胃口，下循腹里，下至气街中而合。以下髀关，抵伏兔，下膝髌中，下循胫外廉，下足跗（即足背），入中指内间。

其支者，下膝三寸而别，以下入中指外间。

其支者，别跗上，入大指间，出其端。

（二）简单概括

1. 体表循行　鼻旁→目下→面周围→缺盆→胸腹第2侧线→下肢外侧前→大、次、中趾。

2. 体内联系　属胃→络脾→腹里→气冲。

3. 连接下经　胃→脾。

二、主治概要

1. 胃肠疾患　食欲不振、胃痛、呕吐、噎膈、腹胀、泄泻、痢疾、便秘等。

2. 头面五官疾病　目赤痛痒、目翳、眼睑瞤动。

3. 神志疾病、热疾　癫狂、发热等。

4. 皮肤疾病　瘾疹、痤疮、神经性皮炎等。

5. 经脉循行部位的其他疾病　下肢痿痹，转筋。

三、常用腧穴的定位和主治要点

1. 承泣（足阳明经与任脉的交会穴）

【定位】在面部，瞳孔直下，眼球与眶下缘之间。

【近治作用】

（1）目疾：眼睑瞤动、迎风流泪、夜盲、近视等。

（2）口眼㖞斜、面肌痉挛。

2. 四白（助理不考）

【定位】在面部，眶下孔处。

【近治作用】
（1）目疾：目翳、目赤痛痒、眼睑瞤动等。
（2）面部疾病：面痛、面肌痉挛、口眼㖞斜等。
（3）头痛、眩晕。
【特殊作用】胆道蛔虫病。

3. 地仓

【定位】在面部，口角旁约 0.4 寸（指寸）。
【近治作用】口㖞、流涎、面痛等局部疾患。

4. 颊车

【定位】在面部，下颌角前上方一横指（中指）。
【近治作用】面部局部疾患：齿痛、颊肿、牙关不利、口角㖞斜等。

5. 下关

【定位】在面部，颧弓下缘中央与下颌切迹之间凹陷中（闭口取穴）。
【近治作用】
（1）面口部疾病：牙关不利、面痛、齿痛、口眼㖞斜等。
（2）耳疾：耳聋、耳鸣、聤耳等。

6. 头维（助理不考）

【定位】在头部，当额角发际直上 0.5 寸，头正中线旁开 4.5 寸。
【近治作用】头目疾病：头痛、眩晕、目痛、迎风流泪等。

7. 人迎（助理不考）

【定位】在颈部，横平喉结，胸锁乳突肌前缘，颈总动脉搏动处。
【近治作用】
（1）颈部疾病：瘿气、咽喉肿痛、瘰疬等。
（2）气喘。
【特殊作用】高血压。

8. 梁门（助理不考）

【定位】在上腹部，脐中上 4 寸，前正中线旁开 2 寸。
【近治作用】胃部疾病：纳少、胃痛、呕吐、腹胀等。

9. 天枢（大肠之募穴）

【定位】在腹部，横平脐中，前正中线旁开 2 寸。
【近治作用】
（1）胃肠疾病：腹痛、腹胀、便秘、腹泻、痢疾等。
（2）妇科疾病：月经不调、痛经等。

10. 归来

【定位】在下腹部，脐中下 4 寸，前正中线旁开 2 寸。
【近治作用】
（1）小腹痛，疝气。
（2）妇科疾病：月经不调、带下、阴挺、闭经等。

11. 梁丘（郄穴）（助理不考）

【定位】在股前区，髌底上 2 寸，股外侧肌与股直肌肌腱之间（髂前上棘与髌骨外上缘连线上）。
【近治作用】下肢疾病：膝肿痛、下肢不遂等。
【远治作用】乳疾：乳痈、乳痛等。
【特殊作用】急性胃痛。

12. 足三里（合穴、胃之下合穴）

【定位】在小腿外侧，犊鼻下 3 寸，犊鼻与解溪连线上。
【近治作用】
（1）胃肠疾病：胃痛、呕吐、噎膈、腹胀、腹泻、痢疾、便秘等。
（2）下肢痿痹。
【特殊作用】
（1）神志疾病：心悸、眩晕、癫狂等。

（2）外科疾病：乳痈、肠痈等。

（3）虚劳诸证，为强壮保健要穴。

13. 上巨虚（大肠之下合穴）

【定位】在小腿外侧，犊鼻下 6 寸，犊鼻与解溪连线上。

【近治作用】下肢痿痹。

【远治作用】胃肠疾病：肠鸣、腹痛、腹泻、便秘、肠痈等。

14. 下巨虚（小肠之下合穴）（助理不考）

【定位】在小腿外侧，犊鼻下 9 寸，犊鼻与解溪连线上。

【近治作用】下肢痿痹。

【远治作用】胃肠疾病：腹泻、痢疾、小腹痛等。

【特殊作用】乳痈。

15. 条口

【定位】在小腿外侧，犊鼻下 8 寸，犊鼻与解溪连线上。

【近治作用】下肢痿痹、转筋。

【远治作用】脘腹疼痛。

【特殊作用】肩臂痛。

16. 丰隆（络穴）

【定位】在小腿外侧，外踝尖上 8 寸，胫骨前肌外缘。

【近治作用】下肢痿痹。

【远治作用】腹胀、便秘。

【特殊作用】

（1）头痛、眩晕、癫狂。

（2）痰饮疾病：咳嗽、痰多等。

17. 解溪（经穴）（助理不考）

【定位】在踝区，踝关节前面中央凹陷中，拇长伸肌腱与趾长伸肌腱之间。

【近治作用】下肢、踝关节疾病：下肢痿痹、踝关节病、足下垂等。

【远治作用】腹胀、便秘。

【特殊作用】头痛、眩晕、癫狂。

18. 内庭（荥穴）

【定位】在足背，第 2、3 趾间，趾蹼缘后方赤白肉际处。

【近治作用】足背肿痛、跖趾关节痛。

【远治作用】

（1）五官热性疾病：齿痛、咽喉肿痛、鼻衄等。

（2）肠胃疾病：胃痛、吐酸、腹泻、痢疾、便秘等。

【特殊作用】热疾。

19. 厉兑（井穴）（助理不考）

【定位】在足趾，第 2 趾末节外侧，趾甲根角侧后方 0.1 寸（指寸）。

【远治作用】实热性五官疾病：鼻衄、齿痛、咽喉肿痛等。

【特殊作用】

（1）热疾。

（2）神志疾病：多梦、癫狂等。

四、腧穴考点总结（表 9-1）

表 9-1　足阳明胃经腧穴考点总结

腧穴	定位	主治作用	特殊作用
承泣	在面部，眼球与眶下缘之间，瞳孔之下	面部局部疾病	—
四白	在面部，眶下孔处		胆道蛔虫病
地仓	在面部，口角旁开 0.4 寸（指寸）		—

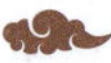

续表

腧穴	定位	主治作用	特殊作用
颊车	在面部，下颌角前上方一横指（中指）	面部局部疾病	口角㖞斜
下关	在面部，颧弓下缘中央与下颌切迹之间凹陷中		耳鸣、耳聋、聍耳
头维	在头部，额角发际直上 0.5 寸，头正中线旁开 4.5 寸		头痛
人迎	在颈部，横平喉结，胸锁乳突肌前缘，颈总动脉搏动处	瘿气、咽喉肿痛、瘰疬、气喘	高血压
梁门	在上腹部，脐中上 4 寸，前正中线旁开 2 寸	胃部疾病	—
天枢	在腹部，横平脐中，前正中线旁开 2 寸	胃部疾病	月经不调、痛经等妇科疾病
归来	在下腹部，脐中下 4 寸，前正中线旁开 2 寸	小腹痛、疝气	月经不调、带下、阴挺、闭经等妇科疾病
梁丘	在股前区，髌底上 2 寸，股外侧肌与股直肌肌腱之间	下肢疾病、乳疾	急性胃痛
足三里	在小腿外侧，犊鼻下 3 寸，犊鼻与解溪连线上	胃肠疾病、下肢痿痹	神志疾病、外科疾病、虚劳诸证
上巨虚	在小腿外侧，犊鼻下 6 寸，犊鼻与解溪连线上		—
下巨虚	在小腿外侧，犊鼻下 8 寸，犊鼻与解溪连线上		乳痈
条口	在小腿外侧，犊鼻下 9 寸，犊鼻与解溪连线上		肩臂痛
丰隆	在小腿外侧，外踝尖上 8 寸，胫骨前肌的外缘		头痛、眩晕、癫狂、痰饮疾病
解溪	在踝区，踝关节前面中央凹陷中，当㧗长伸肌腱与趾长伸肌腱之间	下肢、踝关节疾病，腹胀、便秘	头痛、眩晕、癫狂
内庭	在足背，第 2、3 趾间，趾蹼缘后方赤白肉际处	足背肿痛、跖趾关节痛，五官热性疾病，胃肠疾病	热疾
厉兑	在足趾，第 2 趾末节外侧，趾甲根角侧后方 0.1 寸（指寸）	实热性五官疾病	热疾，神经疾病

命题趋势 以 A1、A2 题型为主，考查经脉循行、重点穴位的定位及特殊作用。

金题直击

1. 在胸部，距前正中线 4 寸循行的经脉是

A. 足少阴肾经　　B. 足阳明胃经

C. 手太阴肺经　　D. 足太阴脾经

E. 手厥阴心包经

【答案】B

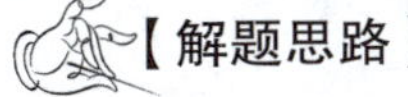

【解题思路】

肾经、胃经、脾经在胸部旁开 2、4、6 寸，在腹部旁开 0.5、2、4 寸。

2. 既能治疗肠腑病，又能治疗妇科病的腧穴是

A. 归来　　B. 足三里

C. 丰隆　　D. 天枢

E. 内庭

【答案】D

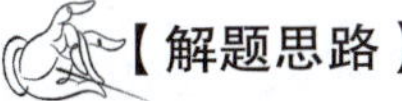

【解题思路】

天枢是大肠的募穴，可治疗肠腑病，还可以治疗妇科疾患。

3. 以下哪项不是足三里穴的主治病证

A. 癫狂　　B. 乳痈

C. 热病　　D. 神志病

E. 虚劳诸证

【答案】C

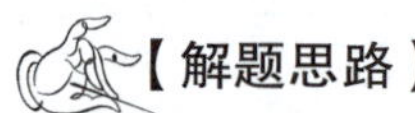【解题思路】

足三里是足阳明胃经的合穴，又是下合穴，根据“经络所过，主治所及”规律，足三里穴可以治疗乳痈、神志病、癫狂，还可以用灸法治疗虚劳诸证，是一个保健要穴。

4. 患者牙痛剧烈，伴口臭，口渴，便秘，舌苔黄，脉洪。治疗应首选

A. 风池　　B. 外关

C. 足三里　　D. 风门

E. 内庭

【答案】E

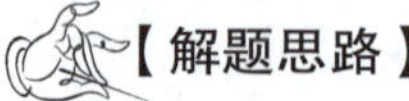【解题思路】

内庭穴是荥穴，具有清胃泻火、理气止痛的功效。其主治为齿痛、口㖞、喉痹、鼻衄、腹痛、腹胀、痢疾、泄泻、足背肿痛、热病、胃痛、吐酸等。故选择E。

高频考点速递

1. 地仓在面部，口角旁约0.4寸（指寸）。
2. 天枢（大肠之募穴）治疗妇科疾病如月经不调、痛经等。
3. 条口治疗肩臂痛。

第十单元　足太阴脾经、腧穴

一、经脉循行

（一）经文

《灵枢·经脉》：脾足太阴之脉，起于大指之端，循指内侧白肉际，过核骨（第1跖趾关节内侧的圆形突起）后，上内踝前廉，上腨（即腓肠肌部）内，循胫骨后，交出厥阴之前，上循膝股内前廉，入腹，属脾，络胃，上膈，夹咽（食道），连舌本（舌根），散舌下。

其支者，复从胃别，上膈，注心中。

脾之大络，名曰大包，出渊腋下三寸，布胸胁。

（二）简单概括

1. **体表循行**　大趾→下肢内侧前（内踝上八寸以下是肝经在前，脾经在中）→胸腹第3侧线。
2. **体内联系**　属脾络胃→上膈夹咽→注心中。
3. **连接下经**　心中→接心经。

二、主治概要

1. **脾胃疾病**　胃痛、呕吐、腹痛、泄泻、便秘等。
2. **妇科疾病**　月经过多、崩漏等。
3. **前阴疾病**　阴挺、不孕，遗精、阳痿等。
4. **经脉循行部位的其他疾病**　下肢痿痹、胸胁痛等。

三、常用腧穴的定位和主治要点

1. 隐白（井穴）

【定位】在足大趾末节内侧，趾甲根角侧后方 0.1 寸（指寸）。

【远治作用】腹满、暴泄。

【特殊作用】

（1）妇科疾病：月经过多、崩漏等。

（2）出血疾病：便血、尿血等。

（3）癫狂、多梦。

（4）惊风。

2. 太白（输穴、原穴）（助理不考）

【定位】在跖区第 1 跖趾关节近端赤白肉际凹陷中。

【近治作用】体重节痛、脚气。

【远治作用】脾胃疾病：肠鸣、腹胀、腹泻、胃痛、便秘等。

3. 公孙（络穴、八脉交会穴——通冲脉）

【定位】在跖区第 1 跖骨基底部的前下方赤白肉际处。

【远治作用】脾胃肠腑疾病：胃痛、呕吐、腹痛、腹泻、痢疾等。

【特殊作用】

（1）神志疾病：心烦失眠、狂证等。

（2）冲脉疾病：气上冲心（奔豚气）、逆气里急等。

4. 三阴交（足三阴经的交会穴）

【定位】在小腿内侧内踝尖上 3 寸，胫骨内侧缘后际。

【近治作用】下肢痿痹。

【远治作用】

（1）脾胃疾病：肠鸣腹胀、腹泻等。

（2）妇产科疾病：月经不调、带下、阴挺、不孕、滞产等。

（3）生殖泌尿系统疾病：遗精、阳痿、遗尿等。

【特殊作用】

（1）心悸、失眠、眩晕。

（2）阴虚诸证。

（3）湿疹、荨麻疹。

5. 地机（郄穴）（助理不考）

【定位】在小腿内侧阴陵泉下 3 寸，胫骨内侧缘后际。

【近治作用】下肢痿痹。

【远治作用】

（1）脾胃疾病：腹痛、腹泻等。

（2）脾不运化水湿疾病：小便不利、水肿等。

【特殊作用】妇科疾病：痛经、崩漏、月经不调等。

6. 阴陵泉（合穴）

【定位】在小腿内侧、胫骨内侧髁下缘与胫骨内侧缘之间的凹陷中。

【近治作用】下肢疾病：膝痛、下肢痿痹等。

【远治作用】

（1）脾湿证：腹胀、腹泻、水肿、黄疸等。

（2）泌尿系统疾病：小便不利、遗尿、尿失禁等。

（3）妇科、男科疾病：阴部痛、痛经、带下、遗精等。

7. 血海

【定位】在股前区，髌底内侧端上 2 寸，股内侧肌隆起处。简便取穴法：屈膝，以左手掌心按于右膝髌骨上缘，第 2 ～ 5 指向上伸直，拇指约呈 45°斜置，拇指尖下是穴，对侧取法仿此。

【近治作用】膝股内侧痛。

【特殊作用】

（1）妇科疾病：月经不调、痛经、经闭等。

（2）血热性皮外疾病：瘾疹、湿疹、丹毒等。

8. 大横（足太阴脾经与阴维脉的交会穴）（助理不考）

【定位】在腹部脐中旁开4寸。

【远治作用】脾胃疾病：腹痛、腹泻、便秘等。

【特殊作用】胖胖症。

9. 大包（脾之大络）（助理不考）

【定位】在侧胸部，腋中线上当第6肋间隙处。

【近治作用】

（1）气喘。

（2）胸胁痛。

（3）岔气。

【特殊作用】

（1）全身疼痛。

（2）四肢无力。

四、腧穴考点总结表（表10–1）

表10–1 足太阴脾经腧穴考点总结

腧穴	定位	主治作用	特殊作用
隐白	足大趾末节内侧，趾甲根角侧后方0.1寸	脾胃疾病、妇科疾病	出血、癫狂、多梦、惊风
太白	在跖区第1跖趾关节近端赤白肉际凹陷中	脾胃疾病	体重节痛、脚气
公孙	在跖区第1跖骨基底部的前下方赤白肉际处		神志病、冲脉病（奔豚气）
三阴交	在小腿内侧内踝尖上3寸，胫骨内侧缘后际	妇科疾病、脾胃疾病、前阴疾病	阴虚诸证，荨麻疹、湿疹、心悸、失眠、眩晕
地机	在小腿内侧阴陵泉下3寸，胫骨内侧缘后际	脾不运化水湿、脾胃疾病	妇科疾病
阴陵泉	在小腿内侧、胫骨内侧髁下缘与胫骨内侧缘之间的凹陷中	妇科疾病、脾胃疾病、前阴疾病、下肢痿痹	脾湿证、泌尿系统疾病
血海	在股前区，髌底内侧端上2寸，股内侧肌隆起处	膝股内侧痛	血热性皮外科疾病
大横	在腹部脐中旁开4寸	脾胃疾病	—
大包	在侧胸部，腋中线上当第6肋间隙处	气喘、胸胁痛、岔气	全身疼痛、四肢无力

命题趋势 以A1、A2题型为主，考查经脉循行、重点穴位的定位及特殊作用。

金题直击

1. 在跖区，第1跖骨基底部的前下方赤白肉际的穴位是

A. 公孙　　B. 大敦

C. 厉兑　　D. 至阴

E. 足临泣

【答案】A

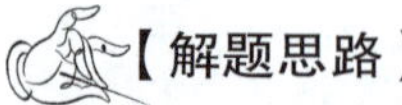

大敦在大趾外侧趾甲角处。厉兑在第2趾外侧趾甲角处。至阴在第5趾外侧趾甲角处。足临泣在第4趾外侧趾甲角处。

2. "起于大指之端……夹咽，连舌本，散舌下"的经脉是

A. 手少阴心经　　B. 足厥阴肝经

C. 足太阴脾经　　D. 足少阴肾经

E. 手厥阴心包经

【答案】C

【解题思路】

夹咽连舌本散舌下的是足太阴脾经。

3. 下列各项中，不属于三阴交穴主治病证的是

A. 脾胃虚弱证
B. 妇产科病证
C. 生殖泌尿系统病证
D. 心悸、失眠
E. 阳虚诸证

【答案】E

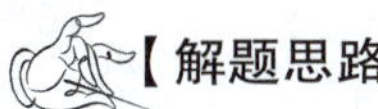【解题思路】

三阴交主治阴虚诸证。还可以治疗脾胃疾病、妇产科疾病、生殖泌尿系疾病及心悸失眠等。

4. 位于小腿内侧，内踝尖上 3 寸，胫骨内侧缘后际的腧穴是

A. 血海
B. 阴陵泉
C. 三阴交
D. 悬钟
E. 地机

【答案】C

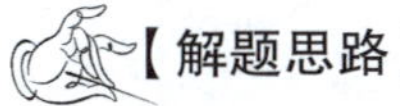【解题思路】

血海位于髌底内上 2 寸，阴陵泉位于胫骨内侧髁下方凹陷处，悬钟位于外踝上 3 寸腓骨前缘，地机位于阴陵泉下 3 寸。

5. 善治慢性出血病证的腧穴是

A. 隐白
B. 公孙
C. 地机
D. 三阴交
E. 阴陵泉

【答案】A

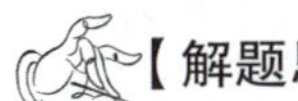【解题思路】

隐白是治疗崩漏的要穴，善治出血证。

6. 屈膝，在髌骨内上缘上 2 寸，当股四头肌内侧头的隆起处的腧穴善于治疗

A. 乳痈
B. 肩背疼痛
C. 瘾疹
D. 咳嗽
E. 全身疼痛

【答案】C

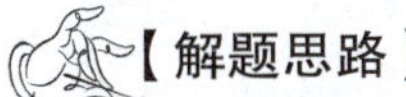【解题思路】

血海善治瘾疹，起到“治风先治血，血行风自灭”的作用。

7. 下列腧穴中，治疗痛经首选腧穴是

A. 隐白
B. 太白
C. 公孙
D. 血海
E. 地机

【答案】E

【解题思路】

隐白治疗崩漏出血、神志病等；太白是脾经的原穴，主要治疗脾胃病；公孙主治脾胃病、奔豚气等；血海主治月经病、瘾疹、丹毒等。地机主治月经病，尤以痛经首选。

8. 下列腧穴中，可治疗“全身疼痛，四肢无力”的是

A. 大包
B. 太白
C. 公孙
D. 阴陵泉
E. 地机

【答案】A

【解题思路】

| 大包穴可治疗全身疼痛，四肢无力。

9. 下列腧穴中，位于阴陵泉下 3 寸的选穴是

A. 漏谷　　B. 三阴交

C. 公孙　　D. 足三里

E. 地机　　【答案】E

【解题思路】

| 阴陵泉穴下三寸是地机。

（10 ～ 11 题共用备选答案）

A. 气海　　B. 下脘

C. 肓俞　　D. 天枢

E. 大横

10. 位于腹部，脐中旁开 2 寸的腧穴是　　【答案】D

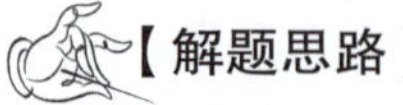【解题思路】

| 在腹部脐中旁开 2 寸的腧穴是天枢。

11. 位于腹部，脐中旁开 4 寸的腧穴是　　【答案】E

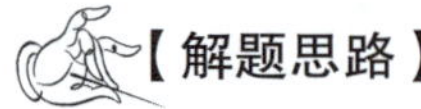【解题思路】

| 在腹部脐中旁开 4 寸的腧穴是大横。

高频考点速递

1. 隐白（井穴）治疗妇科疾病包括月经过多、崩漏等。
2. 公孙（络穴、八脉交会穴——通冲脉）治疗奔豚气。
3. 三阴交治疗湿疹、荨麻疹。

第十一单元　手少阴心经、腧穴

一、经脉循行

（一）经文

《灵枢·经脉》：心手少阴之脉，起于心中，出属心系（指心与肺相连的组织，一说指心与其他四脏相连的组织），下膈，络小肠。其支者，从心系，上夹咽（指食管），系目系。其直者，复从心系却上肺，下出腋下，下循臑内后廉，行太阴、心主之后，下肘内，循臂内后廉，抵掌后锐骨（指豌豆骨部）之端，入掌内后廉，循小指之内，出其端。

（二）简单概括

1. **体表循行**　腋下→上肢内侧后缘→手小指。
2. **体内联系**　起心中→属心系→络小肠→夹咽→系目系→上肺。
3. **连接下经**　小指末端→手太阳小肠经。

二、主治概要

1. **心、胸、神志疾病**　心痛、心悸、癫狂痫等。

2. **经脉循行部位的其他疾病** 肩臂疼痛、胁肋疼痛、腕臂痛等。

三、常用腧穴的定位和主治要点

1. 极泉（助理不考）

【定位】在腋区腋窝正中，腋动脉搏动处。

【近治作用】

（1）肩臂疼痛、胁肋疼痛、上肢不遂等。

（2）瘰疬、腋臭。

【远治作用】心疾：心痛、心悸等。

【特殊作用】上肢针麻用穴。

2. 少海（合穴）

【定位】在肘前区横平肘横纹，肱骨内上髁前缘。

【近治作用】

（1）头项痛、腋胁部痛。

（2）肘臂挛痛、臂麻手颤。

【远治作用】心疾、神志疾病：心痛、癔症等。

【特殊作用】瘰疬。

3. 通里（络穴）

【定位】在前臂前区腕掌侧远端横纹上 1 寸，尺侧腕屈肌腱的桡侧缘。

【近治作用】腕臂痛。

【远治作用】心疾：心悸、怔忡等。

【特殊作用】舌强不语、暴喑。

4. 阴郄（郄穴）

【定位】在前臂前区腕掌侧远端横纹上 0.5 寸，尺侧腕屈肌腱的桡侧缘。

【远治作用】心疾：心痛、惊悸等。

【特殊作用】

（1）骨蒸盗汗。

（2）吐血、衄血。

5. 神门（输穴；原穴）

【定位】在腕前区腕掌侧远端横纹尺侧端，尺侧腕屈肌腱的桡侧凹陷处。

【远治作用】心与神志疾病：心痛、心烦、惊悸、怔忡、健忘、失眠、痴呆、癫狂痫等。

【特殊作用】

（1）高血压。

（2）胸胁痛。

6. 少冲（井穴）

【定位】在手小指末节桡侧，指甲根角侧上方 0.1 寸（指寸）。

【远治作用】

（1）心与神志疾病：心悸、心痛、癫狂、昏迷等。

（2）目赤，胸胁痛等。

【特殊作用】热病。

四、腧穴考点总结（表 11–1）

表 11–1 手少阴心经腧穴考点总结

腧穴	定位	主治作用	特殊作用
极泉	在腋区腋窝正中，腋动脉搏动处	心病、上肢痛、瘰疬	上肢针麻常用穴
少海	在肘前区横平肘横纹，肱骨内上髁前缘	肘臂、头项、腋胁痛	瘰疬
通里	在前臂前区腕掌侧远端横纹上 1 寸，尺侧腕屈肌腱的桡侧缘	心痛、腕臂痛	舌强不语、暴喑

续表

腧穴	定位	主治作用	特殊作用
阴郄	在前臂前区腕掌侧远端横纹上 0.5 寸，尺侧腕屈肌腱的桡侧缘	腕臂痛	骨蒸盗汗、吐血、衄血
神门	在腕前区腕掌侧远端横纹尺侧端，尺侧腕屈肌腱的桡侧凹陷处		高血压、胸胁痛
少冲	在手小指末节桡侧，指甲根角侧上方 0.1 寸	心与神志疾病，目赤，胸胁痛	热病

命题趋势 以 A1、A2 题型为主，考查经脉循行、重点穴位的定位及特殊作用。

金题直击

1. 以下哪项不是神门穴的主治病证

A. 心痛、惊悸　　B. 健忘、失眠

C. 高血压　　D. 胸胁痛

E. 呕血、衄血

【答案】E

【解题思路】

与血证有关的是郄穴，而神门是原穴。

2. 不属于手少阴心经的腧穴是

A. 少冲　　B. 少泽

C. 少府　　D. 少海

E. 通里

【答案】B

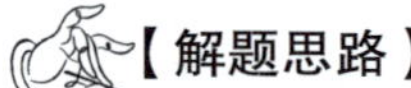**【解题思路】**

少泽是手太阳小肠经穴。

3. 常用于治疗心痛、昏迷、热病的腧穴是

A. 极泉　　B. 少海

C. 通里　　D. 阴郄

E. 少冲

【答案】E

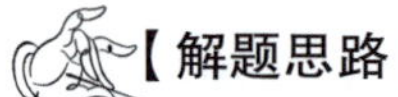**【解题思路】**

以上诸穴均可以治疗心痛，少冲位于小指末端，是心经的井穴，还可以治疗昏迷、热病等症。

4. 在腕前区，腕掌侧远端横纹尺侧端，尺侧腕屈肌腱的桡侧凹陷处的腧穴是

A. 少海　　B. 神门

C. 通里　　D. 少府

E. 阴郄

【答案】B

【解题思路】

少海位于肘横纹内侧端与肱骨内上髁中点，通里在腕横纹上 1 寸，少府握拳小指末端所在之处，阴郄在腕横纹上 0.5 寸。

5. 在胸部没有穴位的经脉是

A. 手太阴肺经　　B. 手少阴心经

C. 手厥阴心包经　　D. 足少阴肾经

E. 足阳明胃经

【答案】B

【解题思路】

手少阴心经从心系上行到肺部，再向外下到达腋窝部，在胸部没有穴位。

6. 常用于治疗吐血、衄血等血证的腧穴是

A. 极泉　　B. 少海

C. 通里　　D. 阴郄

E. 少冲

【答案】D

【解题思路】

常用于治疗吐血、衄血等血证的腧穴是阴经的郄穴，故D正确。

7. 常用来治疗暴喑的腧穴是

A. 少海　　B. 神门

C. 通里　　D. 少府

E. 阴郄

【答案】C

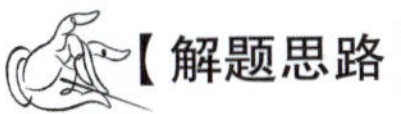【解题思路】

治疗暴喑舌强不语的穴位有：廉泉、通里、哑门。

高频考点速递

1. 少海（合穴）在肘前区横平肘横纹，肱骨内上髁前缘。
2. 通里（络穴）治疗舌强不语、暴喑。
3. 阴郄（郄穴）治疗吐血、衄血。

第十二单元　手太阳小肠经、腧穴

一、经脉循行

（一）经文

《灵枢·经脉》：小肠手太阳之脉，起于小指之端，循手外侧上腕，出踝（此指尺骨小头隆起处）中，直上循臂骨（尺骨）下廉，出肘内侧两骨（即尺骨鹰嘴与肱骨内上髁）之间，上循臑外后廉，出肩解（指肩关节部），绕肩胛，交肩上，入缺盆，络心，循咽下膈，抵胃，属小肠。

其支者，从缺盆循颈，上颊，至目锐眦（即目外眦），却入耳中。

其支者，别颊上䪼（指眼眶下颧骨部），抵鼻，至目内眦（斜络于颧）。

（二）简单概括

1. **体表循行**　小指外侧→上肢外侧后缘→肩关节→肩胛→肩上→颈→面颊→目外眦→耳前→入耳中。
2. **体内联系**　络心→循咽→抵胃→属小肠。
3. **连接下经**　从面颊→抵鼻→目内眦→足太阳膀胱经。

二、主治概要

1. **头面五官疾病**　头痛、目翳、咽喉肿痛等。
2. **神志疾病、热疾**　癫狂、昏迷、发热、疟疾等。
3. **经脉循行部位的其他疾病**　项背强痛、腰背痛、手指及肘臂挛痛等。

三、常用腧穴的定位和主治要点

1. 少泽（井穴）

【定位】在手小指末节尺侧，指甲根角侧上方0.1寸（指寸）。

【远治作用】头面五官疾病：头痛、目翳、咽喉肿痛等。

【特殊作用】
（1）乳疾：乳痈、乳少等。
（2）急症、热证：昏迷、热病等。

2. 后溪（输穴、八脉交会穴——通督脉）

【定位】在手内侧第 5 掌指关节尺侧近端，赤白肉际凹陷中。
【近治作用】手指及肘臂挛痛等。
【远治作用】腰背痛、头项强痛、耳聋。
【特殊作用】
（1）癫、狂、痫。
（2）疟疾。

3. 养老（郄穴）

【定位】在前臂后区腕背横纹上 1 寸，尺骨头桡侧凹陷中。
【近治作用】臂酸痛。
【远治作用】头痛、目视不明、面痛，肩、背酸痛。
【特殊作用】急性腰痛。

4. 支正（络穴）（助理不考）

【定位】在前臂后区腕背侧远端横纹上 5 寸，尺骨尺侧与尺侧腕屈肌之间。
【近治作用】肘臂酸痛。
【远治作用】头痛，项强。
【特殊作用】
（1）热病、癫狂。
（2）疣症。

5. 天宗

【定位】在肩胛区，肩胛冈中点与肩胛骨下角连线上 1/3 与下 2/3 交点凹陷中。
【近治作用】
（1）肩背部损伤等局部疾病：肩胛疼痛。
（2）气喘。
【特殊作用】乳痈。

6. 颧髎（助理不考）

【定位】在面部颧骨下缘，目外眦直下凹陷中。
【近治作用】面部疾病：口眼㖞斜、齿痛、眼睑瞤动、颊肿、面痛等。

7. 听宫

【定位】在面部耳屏正中与下颌骨髁突之间的凹陷中。
【近治作用】
（1）耳疾：耳鸣、耳聋、聤耳等。
（2）齿痛、癫、狂、痫。

四、腧穴考点总结（表 12-1）

表 12-1 手太阳小肠经腧穴考点总结

腧穴	定位	主治作用	特殊作用
少泽	手小指末节尺侧，指甲根角侧上方 0.1 寸	急症、热证；头面五官疾病	乳痈、乳少
后溪	手内侧第 5 掌指关节尺侧近端，赤白肉际凹陷中	痛证、耳聋	疟疾、癫狂痫
养老	在前臂后区腕背横纹上 1 寸，尺骨头桡侧凹陷中	头痛，目视不明、面痛；痛证	急性腰痛
支正	前臂后区腕背侧远端横纹上 5 寸，尺骨尺侧与尺侧腕屈肌之间	肘臂酸痛，头痛，项强	疣症、热病、癫狂
天宗	在肩胛区肩胛冈中点与肩胛骨下角连线上 1/3 与下 2/3 交点凹陷中	肩背部损伤等局部病证，肩胛疼痛；气喘	乳痈

续表

腧穴	定位	主治作用	特殊作用
颧髎	在面部颧骨下缘，目外眦直下凹陷中	面部疾患：口眼㖞斜、齿痛、眼睑瞤动、颊肿、面痛	—
听宫	在面部耳屏正中与下颌骨髁突之间的凹陷中	耳鸣、耳聋、聤耳、齿痛	癫狂痫

命题趋势 以 A1、A2 题型为主，考查经脉循行、重点穴位的定位及特殊作用。

金题直击

1. 下列属于手太阳小肠经的腧穴是

A. 听会　　B. 听宫

C. 耳门　　D. 神门

E. 下关

【答案】B

【解题思路】

耳前三穴：耳门、听宫、听会分别属于三焦经、小肠经、胆经。神门属于心经的原穴，下关属于足阳明胃经。所以本题答案是 B。

2. 按对应顺序，耳门、听宫、听会所属的经脉分别是

A. 胆经、三焦经、小肠经　　B. 三焦经、胆经、小肠经

C. 三焦经、小肠经、胆经　　D. 胆经、小肠经、三焦经

E. 小肠经、胆经、三焦经

【答案】C

【解题思路】

耳前三穴：耳门、听宫、听会，分别属于三焦经、小肠经、胆经。所以本题答案是 C。

3. 手太阳小肠经的郄穴是

A. 会宗　　B. 梁丘

C. 养老　　D. 阳交

E. 金门

【答案】C

【解题思路】

手太阳小肠经的郄穴是养老。会宗是三焦经的郄穴，梁丘是足阳明胃经的郄穴，金门是膀胱经的郄穴，阳交是阳维脉的郄穴。

4. 下列腧穴中，具有催乳作用的是

A. 中冲　　B. 关冲

C. 少冲　　D. 隐白

E. 少泽

【答案】E

【解题思路】

少泽穴具有催乳的作用。隐白是治崩漏的要穴。

高频考点速递

1. 少泽治疗的乳疾有乳痈、乳少等。
2. 后溪治疗疟疾。
3. 养老治疗急性腰痛。

第十三单元　足太阳膀胱经、腧穴

一、经脉循行

（一）经文

《灵枢·经脉》：膀胱足太阳之脉，起于目内眦，上额交巅（头顶最高处）。

其支者，从巅至耳上角。

其直者，从巅入络脑，还出别下项，循肩髆内，夹脊抵腰中，入循膂（脊柱两旁的肌肉），络肾，属膀胱。

其支者，从腰中，下夹脊，贯臀，入腘中。

其支者，从髆内左右别下贯胛，夹脊内，过髀枢（指股骨大转子处），循髀外后廉下合腘中，以下贯腨内，出外踝之后，循京骨（第5跖骨粗隆），至小指外侧。

（二）简单概括

1. 体表循行　目内眦→头顶第一侧线→腰背第1、2侧线→下肢外侧后缘→小趾。

2. 体内分布　络脑→络肾→属膀胱。

3. 连接下经　足小趾外侧→足少阴肾经。

二、主治概要

1. 脏腑病疾病　十二脏腑及其相关组织器官病证。

2. 神志疾病　癫、狂、痫等。

3. 头面五官疾病　头痛、鼻塞、鼻衄等。

4. 经脉循行部位的其他疾病　项、背、腰、下肢病证等。

三、常用腧穴的定位和主治要点

1. 睛明

【定位】在面部，目内眦内上方，眶内侧壁凹陷中。

【近治作用】目疾：目赤肿痛、流泪、视物不明、目眩、近视、夜盲、色盲等。

【特殊作用】心疾、急性腰扭伤、坐骨神经痛。

2. 攒竹

【定位】在面部、眉头凹陷中，额切迹处。

【近治作用】

（1）眉棱骨痛、头痛。

（2）眼疾：眼睑下垂、口眼㖞斜、流泪、眼睑瞤动、目视不明、目赤肿痛等。

【特殊作用】

（1）急性腰扭伤。

（2）呃逆。

3. 天柱（助理不考）

【定位】在颈后区，横平第2颈椎棘突上际，斜方肌外缘凹陷中。

【近治作用】

（1）痛证：后头痛、项强、肩背腰痛等。

（2）目鼻疾病：鼻塞、目赤肿痛、目视不明等。

【特殊作用】癫狂痫、热病。

4. 大杼（八会穴之骨会）（助理不考）

【定位】在脊柱区，第1胸椎棘突下，后正中线旁开1.5寸。

【近治作用】肩背痛、项强。

【特殊作用】
（1）咳嗽、发热。
（2）骨病：颈椎病、腰椎病、膝骨关节炎、齿痛等。

5. 风门（助理不考）

【定位】在脊柱区，第 2 胸椎棘突下，后正中线旁开 1.5 寸。
【近治作用】
（1）外感疾病：感冒、咳嗽、发热、头痛等。
（2）项强、胸背痛。

6. 肺俞（肺之背俞穴）

【定位】在脊柱区，第 3 胸椎棘突下，后正中线旁开 1.5 寸。
【近治作用】
（1）肺疾：咳嗽、气喘、咯血等。
（2）背痛。
【特殊作用】
（1）阴虚疾病：骨蒸潮热、盗汗等。
（2）皮肤疾病：皮肤瘙痒、瘾疹等。

7. 心俞（心之背俞穴）

【定位】在脊柱区，第 5 胸椎棘突下，后正中线旁开 1.5 寸。
【近治作用】
（1）心与神志疾病：心痛、惊悸、失眠、健忘、癫痫等。
（2）肺疾：咳嗽、吐血等。
【特殊作用】盗汗、遗精。

8. 膈俞（八会穴之血会）

【定位】在脊柱区第 7 胸椎棘突下，后正中线旁开 1.5 寸。
【近治作用】上逆之证：呕吐、呃逆、气喘等。
【特殊作用】
（1）血证：贫血、吐血、便血等。
（2）皮肤疾病：瘾疹、皮肤瘙痒等。
（3）潮热、盗汗。
（4）胃痛。

9. 肝俞（肝之背俞穴）

【定位】在脊柱区第 9 胸椎棘突下，后正中线旁开 1.5 寸。
【近治作用】肝胆疾病：黄疸、胁痛等。
【特殊作用】
（1）目疾：目赤、目视不明、目眩、夜盲、迎风流泪等。
（2）癫狂痫。
（3）脊背痛。

10. 胆俞（胆之背俞穴）（助理不考）

【定位】在脊柱区第 10 胸椎棘突下，后正中线旁开 1.5 寸。
【近治作用】肝胆疾病：黄疸、口苦、胁痛等。
【特殊作用】肺痨、潮热。

11. 脾俞（脾之背俞穴）

【定位】在脊柱区，第 11 胸椎棘突下，后正中线旁开 1.5 寸。
【近治作用】
（1）脾胃肠腑疾病：腹胀、纳呆、呕吐、腹泻、痢疾、便血、水肿等。
（2）背痛。
【特殊作用】
（1）多食善饥、身体消瘦。
（2）黄疸，水肿等。

12. 胃俞（胃之背俞穴）（助理不考）

【定位】在脊柱区，第 12 胸椎棘突下，后正中线旁开 1.5 寸。

【近治作用】胃肠疾病：胃脘痛、呕吐、腹胀、肠鸣等。

13. 肾俞（肾之背俞穴）

【定位】在脊柱区，第 2 腰椎棘突下，后正中线旁开 1.5 寸。

【近治作用】

（1）肾虚疾病：头晕、耳鸣、耳聋等。

（2）泌尿生殖系疾病：遗尿、遗精、阳痿、早泄、不育等。

（3）妇科疾病：月经不调、带下、不孕等。

（4）腰痛、慢性腹泻。

【特殊作用】消渴。

14. 大肠俞（大肠之背俞穴）

【定位】在脊柱区，第 4 腰椎棘突下，后正中线旁开 1.5 寸。

【近治作用】胃肠疾病：腹胀、腹泻、便秘等。

【远治作用】腰腿痛。

15. 膀胱俞（膀胱之背俞穴）（助理不考）

【定位】在骶区，第 2 骶椎棘突下旁开 1.5 寸，约平第 2 骶后孔。

【近治作用】

（1）膀胱气化功能失调疾病：小便不利、遗尿等。

（2）腰骶痛。

（3）腹泻、便秘、痔疾。

16. 次髎

【定位】在骶区，正对第 2 骶后孔中。

【近治作用】

（1）妇科疾病：月经不调、痛经、带下等。

（2）小便不利。

（3）男科疾病：遗精、疝气等。

（4）腰骶痛、下肢痿痹。

17. 承扶（助理不考）

【定位】在股后区，臀横纹的中点。

【近治作用】

（1）腰腿痛、下肢痿痹。

（2）痔疾。

18. 委阳（三焦之下合穴）（助理不考）

【定位】在膝部，腘横纹上，股二头肌腱的内侧缘。

【近治作用】腿足挛痛。

【远治作用】

（1）腹满、小便不利。

（2）腰脊强痛。

19. 委中（合穴、膀胱之下合穴）

【定位】在膝后区，腘横纹中点。

【近治作用】下肢痿痹。

【远治作用】

（1）腰背痛。

（2）小便不利、遗尿。

【特殊作用】

（1）急症：急性腹痛、急性吐泻等。

（2）丹毒、皮肤瘙痒、疔疮。

20. 膏肓（助理不考）

【定位】在脊柱区，第 4 胸椎棘突下，后正中线旁开 3 寸。

【近治作用】肺系虚损疾病：咳嗽、气喘、肺痨等。

【特殊作用】

（1）虚劳诸证：虚劳、羸瘦、健忘、遗精、盗汗等。

（2）肩胛痛。

21. 志室（助理不考）

【定位】在腰区第 2 腰椎棘突下，后正中线旁开 3 寸。

【近治作用】

（1）肾虚疾病：遗精、阳痿、月经不调等。

（2）小便不利、水肿。

（3）腰脊强痛。

22. 秩边（助理不考）

【定位】在骶区横平第 4 骶后孔，骶正中嵴旁开 3 寸。

【近治作用】

（1）腰骶痛等。

（2）小便不利、癃闭。

（3）便秘、痔疾。

（4）阴痛。

【远治作用】下肢痿痹。

23. 承山

【定位】在小腿后区，腓肠肌两肌腹与肌腱交角处。

【近治作用】疼痛、腰腿拘急。

【远治作用】疝气、腹痛。

【特殊作用】痔疾、便秘。

24. 飞扬（络穴）（助理不考）

【定位】在小腿后区昆仑直上 7 寸，腓肠肌外下缘与跟腱移行处。

【近治作用】腰腿疼痛。

【远治作用】头痛、目眩、鼻塞、鼻衄。

【特殊作用】痔疾。

25. 昆仑（经穴）

【定位】在踝区，外踝尖与跟腱之间的凹陷中。

【远治作用】

（1）后头痛、项强、腰骶疼痛、足踝肿痛。

（2）癫痫。

【特殊作用】滞产。

26. 申脉（八脉交会穴，通阳跷脉；足太阳经与阳跷脉的交会穴）

【定位】在踝区外踝尖直下，外踝下缘与跟骨之间凹陷中。

【近治作用】腰腿酸痛。

【远治作用】头痛、眩晕。

【特殊作用】神志疾病：癫狂痫、失眠等。

27. 束骨（输穴）（助理不考）

【定位】在跖区第 5 跖趾关节的近端，赤白肉际处。

【近治作用】头部疾病：头痛、项强、目眩等。

【远治作用】腰腿痛、足趾疼痛。

【特殊作用】癫狂。

28. 至阴（井穴）

【定位】在足小趾末节外侧，趾甲根角侧后方 0.1 寸（指寸）。

【远治作用】头痛、目痛、鼻塞、鼻衄。

【特殊作用】胎位不正、滞产。

四、腧穴考点总结（表 13–1）

表 13–1　足太阳膀胱经腧穴考点总结

腧穴	定位	主治作用	特殊作用
睛明	在面部目内眦内上方，眶内侧壁凹陷中	目疾	心疾、急性腰扭伤、坐骨神经痛
攒竹	在面部、眉头凹陷中，额切迹处		呃逆，急性腰扭伤
天柱	在颈区，横平第 2 颈椎棘突上际，斜方肌外缘凹陷中	痛症、目鼻疾病	癫狂痫、热病
大杼	第 1 胸椎棘突下后正中线旁开 1.5 寸	外感疾病、项强、肩背痛	咳嗽、发热，骨病
风门	第 2 胸椎棘突下后正中线旁开 1.5 寸		—
肺俞	第 3 胸椎棘突下，后正中线旁开 1.5 寸	肺疾，背痛	阴虚疾病、皮肤疾病
心俞	第 5 胸椎棘突下，后正中线旁开 1.5 寸	心与神志疾病、肺疾	盗汗、遗精
膈俞	第 7 胸椎棘突下，后正中线旁开 1.5 寸	上逆之证	血证、皮肤病证、潮热、盗汗，胃痛
肝俞	第 9 胸椎棘突下，后正中线旁开 1.5 寸	肝胆疾病	癫狂痫、目疾、脊背痛
胆俞	第 10 胸椎棘突下，后正中线旁开 1.5 寸	肝胆疾病	肺痨、潮热
脾俞	第 11 胸椎棘突下，后正中线旁开 1.5 寸	脾胃肠腑疾病、背痛	黄疸，水肿，多食善饥
胃俞	第 12 胸椎棘突下，后正中线旁开 1.5 寸	胃肠疾病	
肾俞	第 2 腰椎棘突下，后正中线旁开 1.5 寸	肾虚、泌尿系疾病、妇科疾病、慢性腹泻	消渴
大肠俞	第 4 腰椎棘突下，后正中线旁开 1.5 寸	胃肠疾病、腰腿疼	
膀胱俞	第 2 骶椎棘突下，后正中线旁开 1.5 寸，约平第 2 骶后孔	膀胱气化功能失调、腰腿疼、腹泻	
次髎	在骶区，正对第 2 骶后孔中	妇科疾病、男科疾病、小便不利、腰骶痛、下肢痿痹	
承扶	在股后区，臀横纹的中点	腰腿疼、下肢痿痹	痔疾
委阳	腘横纹上，股二头肌腱的内侧缘	小便不利、腰脊强痛、腿足挛痛	
委中	在膝后区，腘横纹中点	下肢疾病、小便不利	急性吐泻等急症、丹毒、皮肤瘙痒、疔疮
膏肓	第 4 胸椎棘突下，后正中线旁开 3 寸	肺系虚损疾病	虚劳诸疾、肩胛痛
志室	第 2 腰椎棘突下，后正中线旁开 3 寸	小便不利、水肿、腰脊强痛	肾虚疾病
秩边	在骶区，横平第 4 骶后孔，骶正中嵴旁开 3 寸	下肢疾病、小便不利、癃闭	阴痛
承山	腓肠肌两肌腹与肌腱交角处	腰腿拘急、疼痛、腹痛、疝气	痔疾、便秘
飞扬	昆仑直上 7 寸，腓肠肌外下缘与跟腱移行处	腰腿疼、头痛、目眩、鼻塞、鼻衄	痔疾
昆仑	外踝尖与跟腱之间的凹陷中	后头痛、癫痫	滞产
申脉	外踝尖直下，外踝下缘与跟骨之间凹陷中	头痛、眩晕、腰腿酸疼	癫狂痫、失眠
束骨	第 5 跖趾关节的近端，赤白肉际处	头部疾病、腰腿疼足趾疼痛	癫狂
至阴	在足小趾末节外侧，趾甲根角侧后方 0.1 寸（指寸）	头痛、目痛、鼻塞、鼻衄	胎位不正、滞产

命题趋势 以 A1、B1 题型为主，考查背俞穴、重点穴位的定位及特殊作用。

金题直击

（1 ～ 2 题共用备选答案）

A. 惊悸　　　　B. 目疾

C. 腹痛 D. 呃逆

E. 耳鸣

1. 心俞穴的主治病证是 【答案】A

2. 膈俞穴的主治病证是 【答案】D

【解题思路】

本题考查的是各个背俞穴的主治。心俞穴的主治有心与神志疾患，包括心痛、惊悸、失眠、健忘、癫痫、盗汗等，肺疾咳嗽、吐血等。膈俞穴的主治有上逆之证，包括呕吐、呃逆、气喘等。所以第一题选择 A，第二题选择 D。

3. 下列腧穴中，治疗急吐泄泻有速效的是

A. 委中 B. 委阳

C. 承山 D. 飞扬

E. 昆仑 【答案】A

【解题思路】

委中穴点刺放血治疗急性吐泻。委中和曲泽相配称为“四弯穴”。委中穴为合穴，合主逆气而泄。

4. 常用于矫正胎位的腧穴是

A. 隐白 B. 至阴

C. 至阳 D. 束谷

E. 申脉 【答案】B

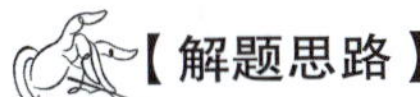【解题思路】

常用于矫正胎位的腧穴是至阴，常用灸法。

5. 治疗痔疾常取的腧穴是

A. 天枢 B. 委阳

C. 承山 D. 申脉

E. 昆仑 【答案】C

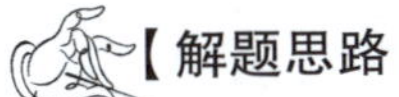【解题思路】

承山的经别入肛中，所以承山穴可治痔疾。

高频考点速递

1. 攒竹治疗呃逆。
2. 膏肓治疗虚劳诸证有虚劳、羸瘦、健忘、遗精等。
3. 承山治疗痔疾、便秘。

第十四单元　足少阴肾经、腧穴

一、经脉循行

（一）经文

《灵枢·经脉》：肾足少阴之脉，起于小指之下，邪走足心，出于然谷（指舟骨粗隆）之下，循内踝之后，别入跟中，以上踹内，出腘内廉，上股内后廉，贯脊属肾，络膀胱。

其直者，从肾上贯肝膈，入肺中，循喉咙，夹舌本。
其支者，从肺出，络心，注胸中。

（二）简单概括

1. **体表循行** 足小趾下→足心→下肢内侧后缘→胸腹第1侧线。
2. **体内分布** 贯脊属肾→络膀胱→贯肝膈→入肺→循喉咙→夹舌本→络心→注胸中。
3. **连接下经** 胸中→手厥阴经。

二、主治概要

1. **头、五官疾病** 头痛、目眩、咽喉肿痛、齿痛、耳聋、耳鸣等。
2. **妇科疾病、前阴疾病** 月经不调、遗精、阳痿、小便频数等。
3. **经脉循行部位的其他疾病** 下肢厥冷、内踝肿痛等。

三、常用腧穴的定位和主治要点

1. 涌泉（井穴）

【定位】在足底，屈足卷趾时足心最凹陷中。
【近治作用】足心热。
【远治作用】大便难、小便不利等前后二阴病症。
【特殊作用】
（1）急症及神志疾病：昏厥、中暑、小儿惊风、癫狂痫、头痛、头晕、目眩、失眠等。
（2）肺系疾病：咯血、咽喉肿痛、喉痹、失音等。
（3）奔豚气。

2. 然谷（荥穴）（助理不考）

【定位】在足内侧，足舟骨粗隆下方赤白肉际处。
【近治作用】下肢痿痹、足跗痛。
【远治作用】
（1）妇科疾病：月经不调、阴挺、阴痒、白浊等。
（2）小儿脐风、口噤。
（3）咯血、咽喉肿痛。
（4）泌尿生殖系疾病：遗精、阳痿、小便不利等。
【特殊作用】消渴、泄泻。

3. 太溪（原穴、输穴）

【定位】在踝区，内踝尖与跟腱之间的凹陷中。
【近治作用】下肢厥冷、内踝肿痛。
【远治作用】腰脊痛。
【特殊作用】
（1）肾虚证：头痛、目眩、失眠、健忘、遗精、阳痿等。
（2）消渴、小便频数、便秘。
（3）阴虚性五官疾病：咽喉肿痛、齿痛、耳鸣、耳聋等。
（4）肺系疾病：咳嗽、气喘、咯血、胸痛等。
（5）月经不调。

4. 大钟（络穴）（助理不考）

【定位】在跟区，内踝后下方，跟骨上缘，跟腱附着部前缘凹陷中。
【近治作用】足跟痛。
【远治作用】
（1）月经不调。
（2）咯血、气喘。
（3）痴呆。
（4）腰脊强痛。

（5）癃闭、遗尿、便秘。

5. 照海（八脉交会穴——通阴跷脉）

【定位】在踝区，内踝尖下 1 寸，内踝下缘边际凹陷中。

【远治作用】

（1）妇科疾病：月经不调、痛经、带下、阴挺、阴痒等。

（2）小便频数、癃闭，便秘。

（3）精神、神志疾病：癫痫、失眠、嗜卧、癔症等。

（4）五官热性疾病：咽喉干痛、目赤肿痛等。

6. 复溜（经穴）

【定位】在小腿内侧，内踝尖上 2 寸，当跟腱的前缘。

【近治作用】下肢痿痹。

【远治作用】腰脊强痛。

【特殊作用】

（1）津液输布失调疾病：水肿、汗证（盗汗、无汗或多汗）等。

（2）胃肠疾病：水肿、腹胀、腹泻等。

7. 肓俞（足少阴经与冲脉的交会穴）（助理不考）

【定位】在腹部，当脐中旁开 0.5 寸。

【近治作用】胃肠疾病：腹痛、腹胀、腹泻、便秘等。

【特殊作用】

（1）疝气。

（2）月经不调。

四、腧穴考点总结（表 14–1）

表 14–1　足少阴肾经腧穴考点总结

腧穴	定位	主治作用	特殊作用
涌泉	在足底，屈足卷趾时足心最凹陷中	前后二阴病证	奔豚气、急症及神志疾病、肺系疾病、足心热
然谷	在足内侧，足舟骨粗隆下方赤白肉际处	妇科病、泌尿生殖系疾病、小儿惊风、咯血、咽喉肿痛、下肢痿痹	消渴、泄泻
太溪	在踝区，内踝尖与跟腱之间的凹陷中	下肢厥冷、内踝肿痛、腰脊痛	肾虚证病、阴虚性五官病证、肺系疾病、消渴、小便频数、便秘、月经不调
大钟	内踝后下方，跟骨上缘，跟腱附着部前缘凹陷中	癃闭、遗尿、便秘、咯血、气喘、腰脊强痛，足跟痛	痴呆、月经不调
照海	内踝尖下 1 寸，内踝下缘边际凹陷中	神志疾病、五官热性疾病	妇科疾病、小便频数、癃闭
复溜	内踝尖上 2 寸、当跟腱的前缘	腰脊强痛、下肢痿痹	汗证等津液输布失调病证、胃肠病
肓俞	当脐中旁开 0.5 寸	胃肠病	疝气、月经不调

命题趋势 以 A1、B1 题型为主，考查重点穴位的定位及特殊作用。

金题直击

1. 以下腧穴中，善于治疗不寐的是

A. 大钟　　B. 照海

C. 太溪　　D. 阴谷

E. 至阴

【答案】B

【解题思路】

照海穴是八脉交会穴，通阴跷脉，跷脉的功能是管眼睑的闭合，所以照海善治不寐。

2. 下列腧穴中，治疗汗证首选

A. 复溜　　　　B. 然谷

C. 太溪　　　　D. 阴谷

E. 大钟

【答案】A

【解题思路】

复溜可以治疗津液输布失调病证，如水肿、汗证（盗汗、无汗或多汗），所以治疗汗证首选复溜。

3. 足少阴肾经在腹部的循行是旁开前正中线

A. 0.5 寸　　　　B. 1 寸

C. 2 寸　　　　D. 4 寸

E. 6 寸

【答案】A

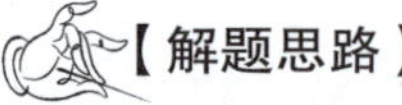【解题思路】

循行于前面的四条经脉由内至外分别是任脉、肾经、胃经、脾经，它们在胸部的排列顺序是 2 寸、4 寸、6 寸，在腹部的排列顺序是 0.5 寸、2 寸、4 寸。故本题答案是 A。

高频考点速递

1. 涌泉治疗奔豚气。
2. 复溜治疗盗汗、无汗或多汗。

第十五单元　手厥阴心包经、腧穴

一、经脉循行

（一）经文

《灵枢・经脉》：心主手厥阴心包络之脉，起于胸中，出属心包，下膈，历络三焦。

其支者，循胸出胁，下腋三寸，上抵腋下，循臑内，行太阴、少阴之间，入肘中，下臂，行两筋（指桡侧腕屈肌腱与掌长肌腱）之间，入掌中，循中指，出其端。

其支者，别掌中，循小指次指（即无名指）出其端。

（二）简单概括

1. 体表循行　起于天池穴→上肢内侧正中→掌中→止于中指末端中冲穴。

2. 体内分布　属心包，络上、中、下焦。

3. 连接下经　从掌中劳宫分出至无名指端交三焦经。

二、主治概要

1. 心胸、神志疾病　心痛、心悸、心烦、胸闷、癫狂痫等。

2. 胃腑疾病　胃痛、呕吐等。

3. 经脉循行部位的其他疾病　上臂内侧痛、肘臂挛麻、腕痛、掌中热等。

三、常用腧穴的定位和主治要点

1. 天池（手厥阴经与足少阳经的交会穴）（助理不考）

【定位】在胸部第 4 肋间隙，前正中线旁开 5 寸。

【近治作用】

（1）心肺疾病：咳嗽、痰多、胸闷、气喘、胸痛等。

（2）腋下肿痛、乳痈。

【特殊作用】瘰疬。

2. 曲泽（合穴）

【定位】在肘前区，肘横纹上，肱二头肌腱尺侧缘凹陷中。

【近治作用】肘臂挛痛、上肢颤动。

【远治作用】

（1）心系疾病：心痛、心悸、善惊等。

（2）胃腑热性疾病：胃痛、呕血、呕吐等。

【特殊作用】热病、中暑。

3. 郄门（郄穴）

【定位】在前臂前区腕掌侧远端横纹上 5 寸，掌长肌腱与桡侧腕屈肌腱之间。

【近治作用】心胸疾病：心痛、心悸、心烦、胸痛等。

【特殊作用】

（1）热性出血证：咯血、呕血、衄血等。

（2）疔疮。

（3）癫痫。

4. 间使（经穴）（助理不考）

【定位】在前臂前区腕掌侧远端横纹上 3 寸，掌长肌腱与桡侧腕屈肌腱之间。

【近治作用】腋肿、肘臂痛。

【远治作用】

（1）心疾：心痛、心悸等。

（2）神志疾病：癫狂痫等。

（3）热性胃病：胃痛、呕吐等。

【特殊作用】热病、疟疾。

5. 内关（络穴、八脉交会穴——通阴维脉）

【定位】在前臂前区腕掌侧远端横纹上 2 寸，掌长肌腱与桡侧腕屈肌腱之间。

【近治作用】肘臂挛痛。

【远治作用】

（1）心系疾病：心痛、胸闷、心动过速或过缓等。

（2）胃腑疾病：胃痛、呕吐、呃逆等。

（3）神志疾病：失眠、郁证、癫狂痫等。

【特殊作用】中风、偏瘫、眩晕、偏头痛。

6. 大陵（输穴、原穴）（助理不考）

【定位】在腕前区腕掌侧远端横纹中，掌长肌腱与桡侧腕屈肌腱之间。

【近治作用】臂、手挛痛。

【远治作用】

（1）心痛、心悸、胸胁满痛。

（2）胃腑疾病：胃痛、呕吐、口臭等。

（3）神志疾病：喜笑悲恐、癫狂痫等。

7. 劳宫（荥穴）

【定位】在掌区横平第 3 掌指关节近端，第 2、3 掌骨之间偏于第 3 掌骨。简便取穴法：握拳，中指尖下是穴。

【近治作用】鹅掌风。

【远治作用】

（1）心与神志疾病：心痛、烦闷、癫狂痫等。

（2）口疮、口臭。

【特殊作用】急症：中风昏迷、中暑等。

8. 中冲（井穴）（助理不考）

【定位】在手指中指末端最高点。

【远治作用】舌强肿痛。

【特殊作用】

（1）急症：中风昏迷、中暑、昏厥、小儿惊风等。

（2）热病。

四、腧穴考点总结（表 15–1）

表 15–1　手厥阴心包经腧穴考点总结

<table>
<tr><th>腧穴</th><th>定位</th><th colspan="2">一般作用</th><th>特殊作用</th></tr>
<tr><td>天池</td><td>第 4 肋间隙，前正中线旁开 5 寸</td><td colspan="2">心肺病，腋下肿痛、乳痈</td><td>瘰疬</td></tr>
<tr><td>曲泽</td><td>肱二头肌腱尺侧缘凹陷中</td><td colspan="2">心系疾病、胃腑热性疾病，上肢颤动</td><td>热病、中暑</td></tr>
<tr><td>郄门</td><td>腕掌侧远端横纹上 5 寸，掌长肌腱与桡侧腕屈肌腱之间</td><td colspan="2">心胸、神志疾病，热性出血证</td><td>疔疮</td></tr>
<tr><td>间使</td><td>腕掌侧远端横纹上 3 寸，掌长肌腱与桡侧腕屈肌腱之间</td><td rowspan="3">心胸胃、神志病</td><td>上肢挛痛、腋肿</td><td>热病、疟疾</td></tr>
<tr><td>内关</td><td>腕掌侧远端横纹上 2 寸，掌长肌腱与桡侧腕屈肌腱之间</td><td rowspan="2">上肢挛痛</td><td>中风、偏瘫、眩晕、偏头痛</td></tr>
<tr><td>大陵</td><td>在腕前区腕掌侧远端横纹中，掌长肌腱与桡侧腕屈肌腱之间</td><td>—</td></tr>
<tr><td>劳宫</td><td>第 2、3 掌骨之间偏于第 3 掌骨。简便取穴：握拳，中指尖下是穴</td><td colspan="2">心胸神志疾病</td><td>急症、口疮、口臭、鹅掌风</td></tr>
<tr><td>中冲</td><td>在手指，中指末端最高点</td><td colspan="2">—</td><td>急症、热病、舌强肿痛</td></tr>
</table>

命题趋势 以 A1、B1 题型为主，考查经脉循行、重点穴位的定位及特殊作用。

金题直击

1. 在肘前区，肘横纹上，肱二头肌腱的尺侧缘凹陷中的腧穴是

A. 少海　　B. 小海

C. 曲泽　　D. 曲池

E. 尺泽

【答案】C

【解题思路】

肘横纹上，肱二头肌腱的尺侧缘是曲泽，桡侧缘是尺泽。少海在肱骨内上髁与肘横纹内侧端中点。曲池在肱骨外上髁与肘横纹外侧中点。小海在尺骨鹰嘴与肱骨内上髁中点。此题重点考查曲池、尺泽、曲泽三个穴位的鉴别。

2. 心包经的原穴是

A. 神门　　B. 间使

C. 大陵　　D. 内关

E. 太渊

【答案】C

【解题思路】

神门为心经原穴、输穴。间使为心包经经穴。大陵为心包经原穴、输穴。内关为心包经络穴、八脉交会穴。太渊为肺经原穴、输穴、八会穴之脉会。所以本题选 C。本题既考查特定穴的掌握，又考查心包经的常用穴。

3. 善于治疗心痛、烦闷、口疮、口臭的腧穴是

A. 内关　　B. 劳宫

C. 间使　　D. 外关

E. 曲泽 【答案】B

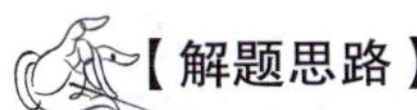【解题思路】

此题考查劳宫穴的主治。劳宫穴主治有鹅掌风、心与神志疾病（包括心痛、烦闷、癫狂痫等）口疮、口臭。所以本题选择 B。

4. 腕横纹中央，掌长肌腱与桡侧腕屈肌腱之间的穴位是

A. 阳溪
B. 太渊
C. 大陵
D. 神门
E. 腕骨

【答案】C

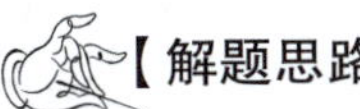【解题思路】

阳溪，在腕背横纹桡侧，手拇指上翘起时，当拇短伸肌腱与拇长伸肌腱之间的凹陷中。太渊，在腕掌侧横纹桡侧，桡动脉搏动处。大陵，位于腕掌横纹中点处，当掌长肌腱与桡侧腕屈肌腱之间。神门，位于腕部，腕掌侧横纹尺侧端，尺侧腕屈肌腱的桡侧凹陷处。腕骨，在手掌尺侧，当第 5 掌骨基底与钩骨之间，赤白肉际凹陷处。所以本题选 C。

高频考点速递

1. 曲泽在肘前区，肘横纹上，肱二头肌腱尺侧缘凹陷中。
2. 劳宫治疗口疮、口臭。

第十六单元　手少阳三焦经、腧穴

一、经脉循行

（一）经文

《灵枢・经脉》：三焦手少阳之脉，起于小指次指之端，上出两指（第 4、5 指）之间，循手表腕（手背腕关节部），出臂外两骨（前臂伸侧，尺骨与桡骨）之间，上贯肘，循臑外上肩，而交出足少阳之后，入缺盆，布膻中，散络心包，下膈，遍属三焦。

其支者，从膻中，上出缺盆，上项，系耳后，直上出耳上角，以屈下颊至䪼。

其支者，从耳后入耳中，出走耳前，过客主人，前交颊，至目锐眦。

（二）简单概括

1. **体表循行**　起于无名指尺侧端关冲穴→手背→上肢外侧正中→肩→颈→耳后→耳前→止于眉梢丝竹空穴。
2. **体内分布**　属三焦，络心包。
3. **连接下经**　目外眦交胆经。

二、主治概要

1. **头面五官疾病**　头、目、耳、颊、咽喉病等。
2. **热疾**　发热等。
3. **经脉循行部位的其他疾病**　胁肋痛，肩臂外侧痛，上肢挛急、麻木、不遂等。

三、常用腧穴的定位和主治要点

1. **关冲（井穴）（助理不考）**

【定位】在手指第 4 指末节尺侧，指甲根角侧上方 0.1 寸（指寸）。

【远治作用】头面五官疾病：头痛、目赤、耳鸣、耳聋、喉痹、舌强等。

【特殊作用】热病、中暑。

2. 中渚（输穴）

【定位】在手背第 4、5 掌骨间，第 4 掌指关节近端凹陷中。

【近治作用】手指不能屈伸。

【远治作用】

（1）肩背肘臂酸痛。

（2）头面五官疾病：头痛、耳鸣、耳聋、目赤、喉痹等。

【特殊作用】热病、疟疾。

3. 阳池（原穴）（助理不考）

【定位】在腕后区腕背侧远端横纹中，指伸肌腱尺侧缘凹陷中。

【近治作用】腕痛。

【远治作用】

（1）五官疾病：目赤肿痛、耳聋、喉痹等。

（2）肩臂痛。

【特殊作用】消渴、口干。

4. 外关（络穴、八脉交会穴——通阳维脉）

【定位】在前臂后区腕背侧远端横纹上 2 寸，尺骨与桡骨间隙中点。

【近治作用】上肢痿痹不遂。

【远治作用】头面五官疾病：头痛、目赤肿痛、耳鸣、耳聋等。

【特殊作用】

（1）热病，疟疾，伤风感冒。

（2）瘰疬、胁肋痛。

5. 支沟（经穴）

【定位】在前臂后区腕背侧远端横纹上 3 寸，尺骨与桡骨间隙中点。

【特殊作用】

（1）便秘。

（2）耳鸣、耳聋、暴喑。

（3）瘰疬。

（4）胁肋疼痛。

（5）热病。

6. 肩髎

【定位】在三角肌区，肩峰角与肱骨大结节两骨之间凹陷中。

【近治作用】肩臂挛痛不遂。

【特殊作用】风疹。

7. 翳风（手、足少阳经的交会穴）

【定位】在颈部耳垂后方，乳突下端前方凹陷中。

【近治作用】

（1）耳鸣、耳聋等耳疾。

（2）口眼㖞斜、牙关紧闭、颊肿等面、口疾病。

【特殊作用】瘰疬。

8. 角孙（助理不考）

【定位】在头部，耳尖正对发际处。

【近治作用】

（1）头痛、项强。

（2）目赤肿痛、目翳。

（3）齿痛、颊肿、痄腮。

9. 耳门（助理不考）

【定位】在耳区，耳屏上切迹与下颌骨髁突之间凹陷中。

【近治作用】

（1）耳鸣、耳聋、聤耳等耳疾。

（2）齿痛、颈颔痛。

10. 丝竹空（手、足少阳经的交会穴）

【定位】在面部眉梢凹陷处。

【近治作用】

（1）癫痫。

（2）头痛、眩晕、目赤肿痛、眼睑瞤动等头目疾患。

（3）齿痛。

四、腧穴考点总结（表 16–1）

表 16–1　手少阳三焦经腧穴考点总结

腧穴	定位	一般作用			特殊作用
关冲	手指第 4 指末节尺侧，指甲根角侧上方 0.1 寸	头面五官疾病	热病	—	中暑
中渚	在手背第 4、5 掌骨间，第 4 掌指关节近端凹陷中	头面五官疾病	热病	肩肘臂痛、手指不能屈伸	疟疾
阳池	腕后区腕背侧远端横纹中，指伸肌腱尺侧缘凹陷中	五官疾病	—	腕痛、肩臂痛	消渴、口干
外关	腕背侧远端横纹上 2 寸，尺骨与桡骨间隙中点	头面五官疾病	热病	上肢痿痹	瘰疬、胁肋痛
支沟	腕背侧远端横纹上 3 寸，尺骨与桡骨间隙中点	耳疾	热病	—	瘰疬、胁肋痛、便秘
肩髎	在三角肌区，肩峰角与肱骨大结节两骨之间凹陷中	—	—	肩臂挛痛	风疹
翳风	在颈部耳垂后方，乳突下端前方凹陷中	头面五官疾病	—	—	瘰疬
角孙	在头部，耳尖正对发际处	头面五官疾病	—	—	痄腮
耳门	在耳区，耳屏上切迹与下颌骨髁突之间凹陷中	头面五官疾病	—	—	—
丝竹空	在面部眉梢凹陷处	头面五官疾病	—	—	癫痫

命题趋势　以 A1、A2 题型为主，考查经脉循行、重点穴位的定位及特殊作用。

金题直击

1. 下列腧穴中，治疗便秘效果较好的腧穴是

A. 关冲　　B. 中渚

C. 阳池　　D. 支沟

E. 外关

【答案】D

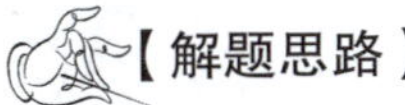

【解题思路】

以上诸穴均属三焦经，均可用于治疗头面五官疾病。关冲为井穴，善治神志病；中渚为输穴，善治热病、消渴等；阳池为原穴，善治口干、消渴等病；支沟为经穴，善治便秘；外关为络穴，善治头面五官热病。所以该题治疗便秘效果较好的腧穴是支沟，选择 D。

2. 下列腧穴中，属于手少阳三焦经的是

A. 肩髎　　B. 巨髎

C. 次髎　　D. 颧髎

E. 瞳子髎

【答案】A

【解题思路】

以上重点考查穴位归属经脉。肩髎属于手少阳三焦经；巨髎属于足阳明胃经；次髎属于足太阳膀胱经；颧髎属于手太阳小肠经；瞳子髎属于足少阳胆经。故正确答案选 A。

3. 经脉循行“其支者，从耳后入耳中，出走耳前，过客主人，前交颊，至目锐眦”者是以下哪条经脉

A. 足少阳胆经
B. 足少阴肾经
C. 手阳明大肠经
D. 手少阳三焦经
E. 手太阳小肠经

【答案】D

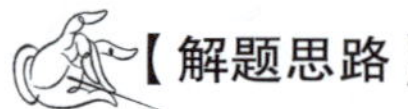【解题思路】

手少阳三焦经循行：“另一支脉，从耳后分出，进入耳中，再浅出到耳前，经上关、面颊到目外眦”。考查手少阳三焦经的循行。选择 D。

4. 位于颈部，耳垂后方，乳突下端前方凹陷中的腧穴是

A. 角孙
B. 翳风
C. 翳明
D. 牵正
E. 头临泣

【答案】B

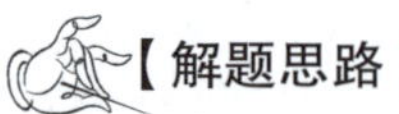【解题思路】

此题考查翳风穴的定位，位于颈部耳垂后方，乳突下端，前方凹陷中，选择 B。角孙在耳尖上方，翳明位于翳风后 1 寸，牵正在耳垂前 1 寸，头临泣在瞳孔直上入发 5 分处。

（5 ～ 6 题共用备选答案）

A. 阳溪
B. 阳池
C. 照海
D. 中渚
E. 支正

5. 常用于治疗消渴、口干、腕部疼痛的腧穴是 【答案】B

6. 常用于治疗耳鸣、耳聋、肩肘臂酸痛的腧穴是 【答案】D

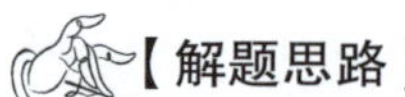【解题思路】

阳池穴主治腕痛、五官疾病（包括目赤肿痛、耳聋、喉痹等）、肩臂痛。所以第五题选 B。中渚穴主治手指不能屈伸、肩背肘臂酸痛、头面五官疾患：头痛、耳鸣、耳聋、目赤、喉痹等。所以第六题选 D。

高频考点速递

1. 支沟治疗便秘。
2. 外关治疗瘰疬、胁肋痛。

第十七单元　足少阳胆经、腧穴

一、经脉循行

（一）经文

《灵枢・经脉》：胆足少阳之脉，起于目锐眦，上抵头角（指额结节部，一般称额角），下耳后，循颈，行手少阳之前，至肩上，却交出手少阳之后，入缺盆。

其支者，从耳后入耳中，出走耳前，至目锐眦后。

其支者，别锐眦，下大迎，合于手少阳，抵于䪼，下加颊车，下颈，合缺盆，以下胸中，贯膈，络肝，属胆，循胁里，出气街（腹股沟动脉旁），绕毛际（耻骨阴毛部），横入髀厌（即髀枢，股骨大转子部）中。

其直者，从缺盆下腋，循胸，过季胁（第 11、12 肋部），下合髀厌中。以下循髀阳（大腿外侧），出膝外

廉，下外辅骨（指腓骨）之前，直下抵绝骨（指腓骨下端凹陷处）之端，下出外踝之前，循足跗上，入小指次指之间。

其支者，别跗上，入大指之间，循大指歧骨（指足大趾、次趾本节后骨缝）内，出其端；还贯爪甲，出三毛（足大趾爪甲后有毫毛处）。

（二）简单概括

1. 体表循行 起于目外眦旁瞳子髎穴→绕耳前后→头侧→颈、胸、腹侧面→下肢外侧正中→外踝前→止于第 4 趾外侧端足窍阴穴。

2. 体内分布 属胆，络肝。

3. 连接下经 足背分出至足大趾交肝经。

二、主治概要

1. 头面五官疾病 侧头、目、耳、咽喉病等。

2. 肝胆病 黄疸、口苦、胁痛等。

3. 神志疾病、热疾 癫狂、发热等。

4. 经脉循行部位的其他疾病 胁肋痛，下肢痹痛、麻木、不遂等。

三、常用腧穴的定位和主治要点

1. 瞳子髎（手、足少阳经及手太阳经的交会穴）（助理不考）

【定位】在面部，目外眦外侧 0.5 寸凹陷中。

【近治作用】

（1）头痛。

（2）目疾：目赤肿痛、羞明流泪、内障、目翳等。

2. 听会（助理不考）（手足少阳经的交会穴）

【定位】在面部，耳屏间切迹与下颌骨髁突之间的凹陷中。

【近治作用】

（1）耳疾：耳鸣、耳聋、聤耳等。

（2）齿痛、口㖞、面痛。

3. 完骨（助理不考）（足少阳经与足太阳经的交会穴）

【定位】在头部，耳后乳突后下方凹陷中。

【近治作用】头项五官疾病：头痛、颈项强痛、喉痹、颊肿、齿痛、口㖞等。

【特殊作用】不寐。

4. 阳白（足少阳经与阳维脉的交会穴）

【定位】在头部，眉上 1 寸，瞳孔直上。

【近治作用】

（1）头痛、眩晕。

（2）眼睑瞤动、眼睑下垂、口眼㖞斜。

（3）目疾：目赤肿痛、视物模糊等。

5. 头临泣（足少阳经、足太阳经与阳维脉的交会穴）（助理不考）

【定位】在头部，前发际上 0.5 寸，瞳孔直上。

【近治作用】

（1）头痛。

（2）目疾：目痛、目眩、流泪、目翳等。

（3）鼻塞、鼻渊。

【特殊作用】小儿惊痫。癫痫。

6. 风池（足少阳经与阳维脉的交会穴）

【定位】在颈后区枕骨之下，胸锁乳突肌上端与斜方肌上端之间的凹陷中。

【近治作用】

（1）五官疾病：目赤肿痛、视物不明、鼻塞、鼽衄、咽痛等。

（2）颈项强痛。

【特殊作用】

（1）内风所致的疾病：头痛、眩晕、失眠、中风、癫痫、耳鸣、耳聋等。

（2）外风所致的疾病：感冒、热病、口眼㖞斜等。

7. 肩井（手、足少阳经与阳维脉的交会穴）

【定位】在肩胛区，第 7 颈椎棘突与肩峰最外侧点连线的中点。

【近治作用】颈项强痛，肩背疼痛，上肢不遂。

【特殊作用】

（1）妇产科及乳房疾病：难产、乳痈、乳汁不下等。

（2）瘰疬。

8. 日月（胆之募穴；足少阳经、足太阴经与阳维脉的交会穴）（助理不考）

【定位】在胸部，第 7 肋间隙中，前正中线旁开 4 寸。

【近治作用】

（1）肝胆疾病：黄疸、胁肋疼痛等。

（2）肝胆犯胃疾病：呕吐、吞酸、呃逆等。

9. 带脉（足少阳经与带脉的交会穴）

【定位】在侧腹部，第 11 肋骨游离端垂线与脐水平线的交点上。

【近治作用】

（1）妇科经带疾病：月经不调、闭经、赤白带下等。

（2）疝气。

（3）腰痛、胁痛。

10. 环跳（足少阳经与足太阴经的交会穴）

【定位】在臀部，股骨大转子最凸点与骶管裂孔连线的外 1/3 与内 2/3 交点处。

【近治作用】腰腿疾病：腰腿痛、下肢痿痹、半身不遂等。

【特殊作用】风疹。

11. 风市

【定位】在股部，髌底上 7 寸；直立垂手，掌心贴于大腿时，中指尖所指凹陷中，髂胫束后缘。

【近治作用】下肢痿痹、麻木，半身不遂。

【特殊作用】遍身瘙痒。

12. 阳陵泉（合穴、胆之下合穴、八会穴之筋会）

【定位】在小腿外侧，腓骨小头前下方凹陷中。

【近治作用】膝髌肿痛、下肢痿痹、肩痛等。

【远治作用】肝胆犯胃疾病：黄疸、胁痛、口苦、呕吐、吞酸等。

【特殊作用】小儿惊风。

13. 光明（络穴）（助理不考）

【定位】在小腿外侧，外踝尖上 5 寸，腓骨前缘。

【近治作用】下肢痿痹。

【远治作用】目疾：目痛、夜盲、目视不明、近视等。

【特殊作用】胸乳胀痛。

14. 悬钟（八会穴之髓会）

【定位】在小腿外侧，外踝尖上 3 寸，腓骨前缘。

【近治作用】下肢痿痹、脚气。

【远治作用】颈项强痛、胸胁满痛、偏头痛。

【特殊作用】髓海不足疾病：痴呆、中风、半身不遂等。

15. 丘墟（原穴）

【定位】在踝区，外踝的前下方，趾长伸肌腱的外侧凹陷中。

【近治作用】下肢痿痹、外踝肿痛、脚气、足下垂等。

【远治作用】颈项痛、腋下肿、胸胁痛、偏头痛。

【特殊作用】疟疾。

16. 足临泣（输穴、八脉交会穴——通带脉）

【定位】在足背，第 4、5 跖骨底结合部的前方，第 5 趾长伸肌腱外侧凹陷中。

【近治作用】足跗疼痛。

【远治作用】

（1）痛证：偏头痛、目赤肿痛、胁肋疼痛等。

（2）妇科疾病：月经不调、乳痈、乳肿。

【特殊作用】

（1）瘰疬。

（2）疟疾。

17. 侠溪（荥穴）（助理不考）

【定位】在足背，第 4、5 趾间，趾蹼缘后方赤白肉际处。

【远治作用】

（1）头面五官疾病：头痛、眩晕、耳鸣、耳聋、颊肿、目赤肿痛等。

（2）胁肋疼痛、膝股痛、足跗肿痛。

（3）乳痈。

【特殊作用】

（1）惊悸。

（2）热病。

18. 足窍阴（井穴）（助理不考）

【定位】在足趾，第 4 趾末节外侧，趾甲根角侧后方 0.1 寸（指寸）。

【近治作用】足跗肿痛。

【远治作用】

（1）头面五官疾病：头痛、目赤肿痛、耳鸣、耳聋、咽喉肿痛等。

（2）胸胁痛。

【特殊作用】

（1）失眠、多梦。

（2）热病。

四、腧穴考点总结（表 17–1）

表 17–1　足少阳胆经腧穴考点总结

腧穴	定位	一般作用	特殊作用
瞳子髎	目外眦外侧 0.5 寸凹陷中	头面五官疾病	—
听会	在面部，耳屏间切迹与下颌骨髁突之间的凹陷中	头面五官疾病	—
完骨	耳后乳突后下方凹陷中	头面五官疾病，癫痫	—
阳白	眉上 1 寸，瞳孔直上	头面五官疾病	—
头临泣	前发际上 0.5 寸，瞳孔直上	头面五官疾病、小儿惊痫、癫痫	鼻塞、鼻渊
风池	胸锁乳突肌上端与斜方肌上端之间的凹陷中	头面五官疾病，颈项强痛	外风、内风所致的病证
肩井	在肩胛区，第 7 颈椎棘突与肩峰最外侧点连线的中点	颈项肩背痛、上肢不遂	难产、乳痈、乳汁不下、瘰疬
日月	在胸部，第 7 肋间隙中，前正中线旁开 4 寸	肝胆疾病、肝胆犯胃病	—
带脉	第 11 肋骨游离端垂线与脐水平线的交点上	腰痛、胁痛，妇科经带病、疝气	—
环跳	股骨大转子最凸点与骶管裂孔连线外 1/3 与内 2/3 交点处	腰腿、下肢痿痹	风疹
风市	髌底上 7 寸	下肢痿痹麻木	遍身瘙痒
阳陵泉	在小腿外侧，腓骨小头前下方凹陷中	肝胆犯胃病，膝髌肿痛、下肢痛	小儿惊风

续表

腧穴	定位	一般作用	特殊作用
光明	在小腿外侧，外踝尖上5寸，腓骨前缘	目疾，下肢痿痹	胸乳胀痛
悬钟	在小腿外侧，外踝尖上3寸，腓骨前缘	颈项强痛、胸胁痛、下肢痿痹、脚气	髓海不足疾病
丘墟	在踝区，外踝的前下方，趾长伸肌腱的外侧凹陷中	目疾，痛证、脚气、足下垂	疟疾
足临泣	第4、5跖骨底结合部的前方	痛证，月经不调、乳痈	瘰疬、疟疾
侠溪	在足背，第4、5趾间，趾蹼缘后方赤白肉际处	头面五官疾病，胁肋、膝、足痛，乳痈	惊悸、热病
足窍阴	第4趾末节外侧，趾甲根角侧后方0.1寸（指寸）	头面五官疾病，胸胁痛、足跗肿痛	失眠、多梦，热病

命题趋势 以A1、B1题型为主，考查经脉循行、重点穴位的定位及特殊作用。

金题直击

1. 以下腧穴中，不属于足少阳胆经的是

A. 风市　　B. 风门

C. 风池　　D. 足临泣

E. 头临泣

【答案】B

【解题思路】

风门定位为第2胸椎棘突下，旁开1.5寸。属于足太阳膀胱经的穴位。

2. 下列各项中，不属于阳陵泉主治病证的是

A. 黄疸、胁痛、口苦　　B. 腹泻、水肿、小便不利

C. 呕吐、吞酸　　D. 膝肿痛、下肢痿痹

E. 小儿惊风

【答案】B

【解题思路】

阳陵泉穴主治病症有：半身不遂、下肢麻痹、麻木、膝膑肿痛、胁痛、口苦、呕吐、黄疸、小儿惊风。

3. 位于足趾，第4趾末节外侧，趾甲根角侧后方0.1寸的腧穴是

A. 足窍阴　　B. 足临泣

C. 侠溪　　D. 至阴

E. 束骨

【答案】A

【解题思路】

足临泣在第4、5跖骨底结合部的前方，第5趾长伸肌腱外侧凹陷中。侠溪在4、5趾蹼缘赤白肉际处。至阴在第5趾外侧趾甲角处。束骨在第5跖趾关节后赤白肉际处。

4. 位于头部，眉上1寸，瞳孔直上的腧穴是

A. 承泣　　B. 阳白

C. 睛明　　D. 四白

E. 隐白

【答案】B

【解题思路】

承泣在瞳孔直下，眼球与眶下缘之间。睛明位于目内眦。四白在瞳孔直下，眶下孔凹陷中。隐白位于大趾内侧趾甲角处。

5. 位于肩胛区，第 7 颈椎棘突与肩峰最外侧点连线的中点腧穴是

A. 天宗　　B. 定喘

C. 肩井　　D. 大杼

E. 身柱

【答案】C

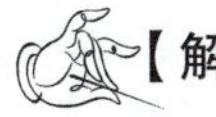【解题思路】

天宗在肩胛冈中点与肩胛骨下角连线上 1/3 与下 2/3 交点。定喘在横平第 7 颈椎棘突下，后正中线旁开 0.5 寸。大杼在第 1 胸椎棘突下，旁开 1.5 寸。身柱在第 3 胸椎棘突下，后正中线上。

6. 听会穴归属于

A. 足太阴脾经　　B. 足阳明胃经

C. 足太阳膀胱经　　D. 足厥阴肝经

E. 足少阳胆经

【答案】E

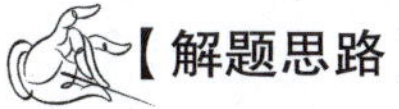【解题思路】

听会穴是足少阳胆经的常用腧穴之一，位于耳屏切迹前，下颌骨髁状突的后缘，张口有凹陷处。主治耳鸣、耳聋、聤耳等耳疾，齿痛，口眼㖞斜。面痛。另外关于耳门、听宫、听会三穴常考其归属的经脉分别为三焦经、小肠经、胆经。

（7 ～ 8 题共用备选答案）

A. 在踝区，外踝的前下方，趾长伸肌腱的外侧凹陷中

B. 在足背，第 4、5 趾间，趾蹼缘后方赤白肉际处

C. 在足背外侧，第 4 趾本节后方，小趾伸肌腱的外侧凹陷处

D. 在足趾，第 4 趾末节外侧，趾甲根角侧后方 0.1 寸

E. 在足背，第 4、5 跖骨底结合部的前方，第 5 趾长伸肌腱外侧凹陷中

7. 丘墟穴的定位是　　【答案】A

8. 足临泣的定位是　　【答案】E

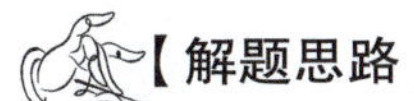【解题思路】

B 项是侠溪穴，在足背第 4、5 趾间，趾蹼缘后方赤白肉际处。D 项是足窍阴穴，在第 4 趾末节外侧，趾甲根角侧后方 0.1 寸（指寸）。C 项是干扰项。

高频考点速递

听会在面部，耳屏间切迹与下颌骨髁突之间的凹陷中。

第十八单元　足厥阴肝经、腧穴

一、经脉循行

（一）经文

《灵枢 • 经脉》：肝足厥阴之脉，起于大指丛毛（指足大趾背部趾甲后的毫毛处，又称三毛）之际，上循足跗上廉，去内踝一寸，上踝八寸，交出太阴之后，上腘内廉，循股阴（指大腿的内侧），入毛中，环阴器，抵小腹，夹胃，属肝，络胆，上贯膈，布胁肋，循喉咙之后，上入颃颡（指鼻咽部），连目系，上出额，与督脉会于巅。

其支者，从目系下颊里，环唇内。

其支者，复从肝别贯膈，上注肺。

（二）简单概括

1. 体表循行 起于足大趾外侧端大敦穴→内踝前→小腿内侧脾经前→内踝上 8 寸处交于脾经之后→股膝内侧正中→外阴→胁肋→止于乳下第 6 肋间期门穴。

2. 体内分布 属肝，络胆。与胃、肺、咽喉、外阴、目、脑等有联系。

3. 连接下经 从肝贯膈交肺经。

二、主治概要

1. 肝胆病 黄疸、胸胁胀痛、呕逆及肝风内动所致的中风、头痛、眩晕、惊风等。

2. 妇科病、前阴病 月经不调、痛经、崩漏、带下、遗尿、小便不利等。

3. 经脉循行部位的其他疾病 下肢痹痛、麻木、不遂等。

三、常用腧穴的定位和主治要点

1. 大敦（井穴）

【定位】在足趾，足大趾末节外侧，趾甲根角侧后方 0.1 寸（指寸）。

【远治作用】

（1）疝气、少腹痛。

（2）泌尿系疾病：遗尿、癃闭、五淋、尿血等。

（3）月经病及前阴疾病：月经不调、崩漏、阴缩、阴中痛、阴挺等。

【特殊作用】癫痫。

2. 行间（荥穴）

【定位】在足背第 1、2 趾间，趾蹼缘后方赤白肉际处。

【远治作用】

（1）肝经风热疾病：中风、癫痫、头痛、目眩、目赤肿痛、青盲、口㖞等。

（2）妇科经带疾病：月经不调、痛经、闭经、崩漏、带下等。

（3）阴中痛、疝气。

（4）泌尿系疾病：遗尿、癃闭、五淋等。

（5）胸胁满痛。

3. 太冲（输穴、原穴）

【定位】在足背第 1、2 跖骨间，跖骨底结合部前方凹陷中，或触及动脉搏动。

【远治作用】

（1）肝经风热疾病：中风、癫狂痫、小儿惊风、头痛、眩晕、耳鸣、目赤肿痛、口㖞、咽痛等。

（2）妇科疾病：月经不调、痛经、经闭、崩漏、带下、难产等。

（3）肝胃疾病：黄疸、胁痛、腹胀、呕逆等。

（4）癃闭、遗尿。

（5）下肢痿痹、足跗肿痛。

4. 蠡沟（络穴）（助理不考）

【定位】在小腿内侧，内踝尖上 5 寸，胫骨内侧面的中央。

【近治作用】足胫疼痛。

【远治作用】

（1）月经不调、赤白带下、阴挺、阴痒等妇科疾病。

（2）小便不利、遗尿。

（3）疝气、睾丸肿痛。

5. 曲泉（合穴）（助理不考）

【定位】在膝部，腘横纹内侧端，半腱肌肌腱内缘凹陷中。

【近治作用】膝股疼痛、下肢痿痹。

【远治作用】

（1）妇科疾病：月经不调、痛经、带下、阴挺、阴痒、产后腹痛、腹中包块等。

（2）男科疾病：遗精、阳痿、疝气等。

（3）小便不利、淋证、癃闭。

6. 章门（八会穴之脏会；脾之募穴；足厥阴经与足少阳经的交会穴）（助理不考）

【定位】在侧腹部，第 11 肋游离端的下际。

【远治作用】

（1）胃肠疾病：腹痛、腹胀、肠鸣、腹泻、呕吐等。

（2）肝脾疾病：胁痛、黄疸、痞块（肝脾大）等。

7. 期门（肝之募穴；足厥阴经与足太阴经的交会穴）

【定位】在胸部，第 6 肋间隙，前正中线旁开 4 寸。

【远治作用】胸胁胀痛、呕吐、吞酸、呃逆、腹胀、腹泻等肝胃病证。

【特殊作用】

（1）郁病，奔豚气。

（2）乳痈。

四、腧穴考点总结（表 18–1）

表 18–1　足厥阴肝经腧穴考点总结

腧穴	定位	一般作用	特殊作用
大敦	足大趾末节外侧，趾甲根角侧后方 0.1 寸	疝气、少腹痛，泌尿系疾病，月经病及前后阴疾病	癫痫
行间	第 1、2 趾间，趾蹼缘后方赤白肉际处	肝经风热疾病，妇科经带疾病，泌尿系疾病，阴中痛、疝气，胸胁满痛	—
太冲	第 1、2 跖骨间，跖骨底结合部前方凹陷中	肝经风热疾病，妇科疾病，肝胃疾病，癃闭、遗尿，下肢痿痹、足跗肿痛	—
蠡沟	小腿内侧，内踝尖上 5 寸，胫骨内侧面的中央	妇科疾病，小便不利、遗尿，疝气、睾丸肿痛	—
曲泉	膝部腘横纹内侧端，半腱肌肌腱内缘凹陷中	妇科疾病，男科疾病，小便不利、淋症、癃闭	—
章门	在侧腹部，第 11 肋游离端的下际	胃肠疾病，肝脾疾病	—
期门	在胸部，第 6 肋间隙，前正中线旁开 4 寸	胸胁肿痛、呕吐等肝胃病症	郁病、奔豚气，乳痈

命题趋势　考试多以 A1、B1 题型为主，考查经脉循行、重点穴位的定位及特殊作用。

金题直击

1. 太冲穴的定位是

A. 足背，当第 1、2 趾间的趾蹼缘上方纹头处

B. 足背，当第 2、3 趾间的趾蹼缘上方纹头处

C. 足背，第 1、2 跖骨结合部之前凹陷中

D. 足背，第 2、3 跖骨结合部之前凹陷中

E. 内踝前 1 寸，胫骨前肌腱内缘凹陷中　　【答案】C

【解题思路】

A. 足背，当第 1、2 趾间的趾蹼缘上方纹头处为行间；B. 足背，当第 2、3 趾间的趾蹼缘上方纹头处为内庭；C. 足背，第 1、2 跖骨结合部之前凹陷中为太冲；D. 足背，第 2、3 跖骨结合部之前凹陷中为陷谷；E. 内踝前 1 寸，胫骨前肌腱内缘凹陷中为中封穴。

2. 下列何经循行“环阴器”

A. 足太阴脾经　　B. 足阳明胃经

C. 足太阳膀胱经　　D. 足厥阴肝经

E. 足少阳胆经　　【答案】D

【解题思路】

足厥阴肝经循行：足厥阴肝经，起于足大趾背毫毛部，沿足背经内踝前上行，至内踝上 8 寸处交于足太阴经之后，上经腘窝内缘，沿大腿内侧，上入阴毛中，环绕阴器。

（3～4 题共用备选答案）

A. 期门　　B. 大敦
C. 隐白　　D. 章门
E. 曲泉

3. 常用于治疗疝气、阴中痛的腧穴是 【答案】B

4. 常用于治疗肝胃疾病、奔豚气的腧穴是 【答案】A

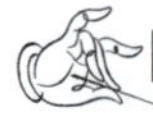【解题思路】

A. 期门常用于治疗肝胃疾病、奔肠气；B. 大敦常用于治疗泌尿系病症；C. 隐白常用于治疗月经过多、崩漏等妇科病；D. 章门常用于治疗胃肠、肝脾病症；E. 曲泉常用于治疗妇科、男科、泌尿系统病症。

高频考点速递

期门治疗奔豚气。

第十九单元　督脉、腧穴

一、经脉循行

（一）经文

《难经·二十八难》：督脉者，起于下极之俞，并于脊里，上至风府，入属于脑（此下《针灸甲乙经·奇经八脉第二》有"上巅，循额，至鼻柱"）。

（二）简单概括

1. **体表循行**　起于小腹内→尾骨尖下长强穴→腰背项部正中→巅顶→前额正中→鼻柱→人中沟→止于上唇系带与齿龈相接处的龈交穴。

2. **体内分布**　与生殖器、脊髓、脑、鼻有联系。

二、主治概要

1. **脏腑疾病**　五脏六腑相关病证。
2. **神志疾病、热疾**　失眠、健忘、癫痫、昏迷、发热、中暑、惊厥等。
3. **头面五官疾病**　头痛，眩晕，口、齿、鼻、目等疾病。
4. **经脉循行部位的其他疾病**　头项、脊背、腰骶疼痛，下肢痿痹等。

三、常用腧穴的定位和主治要点

1. 长强（络穴；督脉与足少阴经、足少阳经的交会穴）（助理不考）

【定位】在会阴区，尾骨下方，尾骨端与肛门连线的中点处。

【近治作用】

（1）肠腑疾病：腹泻、便血、便秘、痔疮、脱肛等。

（2）腰痛、尾骶骨痛、脊强反折。

【特殊作用】癫狂痫。

2. 腰阳关

【定位】在脊柱区，第 4 腰椎棘突下凹陷中，后正中线上。

【近治作用】
（1）腰骶疼痛、下肢痿痹。
（2）妇科疾病：月经不调、赤白带下等。
（3）男科疾病：遗精、阳痿等。

3. 命门（助理不考）

【定位】在脊柱区，第 2 腰椎棘突下凹陷中，后正中线上。
【近治作用】
（1）腰脊强痛、下肢痿痹。
（2）妇科疾病：月经不调、赤白带下、痛经、经闭、不孕等。
（3）男科疾病：遗精、阳痿、精冷不育等。
（4）肾虚病症：小腹冷痛、五更泄泻、小便频数。

4. 至阳（助理不考）

【定位】在脊柱区，第 7 胸椎棘突下凹陷中，后正中线上。
【近治作用】
（1）肝胆疾病：黄疸、胸胁胀满等。
（2）咳嗽、气喘。
（3）腰背疼痛、脊强。

5. 身柱（助理不考）

【定位】在脊柱区，第 3 胸椎棘突下凹陷中，后正中线上。
【近治作用】
（1）外感疾病：身热、头痛、咳嗽、气喘等。
（2）腰脊强痛。
（3）疔疮发背。
【特殊作用】神志疾病：惊厥、癫狂痫等。

6. 大椎（督脉与足三阳经的交会穴）

【定位】在脊柱区，第 7 颈椎棘突下凹陷中，后正中线上。
【近治作用】脊柱病证：项强、脊痛。
【特殊作用】
（1）外感疾病：热病、疟疾、恶寒发热、咳嗽、气喘等。
（2）热病，骨蒸潮热。
（3）神志疾病：癫狂痫、小儿惊风等。
（4）皮肤疾病：风疹、痤疮。

7. 哑门（督脉与阳维脉的交会穴）

【定位】在颈后区，第 2 颈椎棘突上际凹陷中，后正中线上。
【近治作用】头痛、颈项强痛。
【特殊作用】
（1）暴喑、舌强不语、聋哑。
（2）神志疾病：癫狂痫、癔症等。

8. 风府（督脉与阳维脉的交会穴）（助理不考）

【定位】在颈后区，枕外隆凸直下，两侧斜方肌之间凹陷中。
【近治作用】
（1）神志疾病：癫狂痫、癔症等。
（2）内风所致疾病：眩晕、头痛、中风、痴呆。
（3）外感疾病：恶寒发热、项强。
（4）头面部疾病：咽喉肿痛、失音、目痛、鼻衄等。

9. 百会（督脉与足太阳经的交会穴）

【定位】在头部，前发际正中直上 5 寸。
【近治作用】
（1）痴呆、中风、失语、瘛疭、失眠、健忘、癫狂、癔症等。
（2）头面疾病：头风、头痛、眩晕、耳鸣等。

【特殊作用】气虚下陷病证：脱肛、阴挺、胃下垂、肾下垂等。

10. 上星（助理不考）

【定位】在头部，前发际正中直上 1 寸。

【近治作用】头面部疾病：头痛、眩晕、目痛、鼻渊、鼻衄等。

【特殊作用】

（1）热病、疟疾。

（2）癫狂。

11. 素髎（助理不考）

【定位】在面部，鼻尖的正中央。

【近治作用】鼻病：鼻塞、流涕、鼻渊、鼻衄等。

【特殊作用】急危重症：昏迷、惊厥脱证、新生儿窒息休克、呼吸衰竭等。

12. 水沟（督脉与手、足阳明经的交会穴）

【定位】在面部，人中沟的上 1/3 与下 2/3 交界处。

【近治作用】面鼻口部疾病：鼻塞、鼻衄、面肿、口㖞、齿痛、牙关紧闭等。

【特殊作用】

（1）急危重症：昏迷、晕厥、中风、中暑、休克、呼吸衰竭等，为急救要穴之一。

（2）神志疾病：癔症、癫狂痫、急慢惊风等。

（3）闪挫腰痛、脊背强痛。

（4）风水面肿。

13. 印堂

【定位】在头部，两眉毛内侧端中间的凹陷中。

【近治作用】

（1）神志疾病：痴呆、痫证、失眠、健忘等。

（2）头痛、眩晕。

（3）鼻衄、鼻渊、鼻鼽。

【特殊作用】小儿惊风、产后血晕、子痫。

四、腧穴考点总结（表 19–1）

表 19–1　督脉腧穴考点总结

腧穴	定位	一般作用	重点作用
长强	在会阴区，尾骨下方，尾骨端与肛门连线的中点处	腰痛、尾骶骨痛、脊强反折	肠腑疾病、癫狂痫
腰阳关	在脊柱区，第 4 腰椎棘突下凹陷中，后正中线上	妇科、男科疾病，腰骶疼痛	—
命门	在脊柱区，第 2 腰椎棘突下凹陷中，后正中线上	妇科、男科疾病，小腹冷痛、腹泻等肾虚病症、腰脊强痛	—
至阳	在脊柱区，第 7 胸椎棘突下凹陷中，后正中线上	肝胆疾病、咳嗽、气喘、腰背疼痛、脊强	—
身柱	在脊柱区，第 3 胸椎棘突下凹陷中，后正中线上	外感疾病、腰脊强痛、疔疮发背、神志疾病	—
大椎	在脊柱区，第 7 颈椎棘突下凹陷中，后正中线上	项强、脊痛	外感疾病、神志疾病、骨蒸潮热、风疹、痤疮
风府	在颈后区，枕外隆突直下，两侧斜方肌之间凹陷中	神志疾病	内风所致疾病、外感疾病、头面部疾病
哑门	在颈后区，第 2 颈椎棘突上际凹陷中，后正中线上	头痛、颈项强痛	暴喑、舌强不语；神志疾病
上星	在头部，前发际正中直上 1 寸	头面部疾病	热病、疟疾；癫狂
素髎	在面部，鼻尖的正中央	鼻病	急危重病

续表

腧穴	定位	一般作用	重点作用
百会	在头部，前发际正中直上 5 寸	痴呆、头面疾病	气虚下陷病症
水沟	在面部，人中沟上 1/3 与下 2/3 交界处	面鼻口部疾病	急救、神志疾病、闪挫腰痛
印堂	在头部，两眉内侧端中间的凹陷中	产后血晕	小儿惊风、子痫

命题趋势 考试多以 A1、B1 型题为主。

金题直击

1. 位于颈后区，第 2 颈椎棘突上际凹陷中，后正中线上的腧穴是

A. 风府　　B. 哑门

C. 天柱　　D. 大椎

E. 安眠

【答案】B

【解题思路】

正确答案选 B。风府在枕外隆凸直下，两侧斜方肌之间凹陷中。大椎在第 7 颈椎棘突下。安眠在翳风与风池连线中点。

2. 下列各项中，不属于大椎穴主治病证的是

A. 热病、疟疾　　B. 项强、脊痛

C. 癫狂、惊风　　D. 痢疾、脱肛

E. 风疹、痤疮

【答案】D

【解题思路】

大椎主治：①热病、疟疾、恶寒发热、咳嗽、气喘等外感病证。②骨蒸潮热。③癫狂痫证、小儿惊风等神志疾病。④项强、脊痛。⑤风疹、痤疮。

3. 位于脊柱区，第 4 腰椎棘突下凹陷中，后正中线上的腧穴是

A. 命门　　B. 身柱

C. 至阳　　D. 膈俞

E. 腰阳关

【答案】E

【解题思路】

A 项命门在脊柱区，第 2 腰椎棘突下凹陷中，后正中线上。B 项身柱在脊柱区，第 3 胸椎棘突下凹陷中，后正中线上。C 项至阳在脊柱区，第 7 胸椎棘突下凹陷中，后正中线上。D 项膈俞在脊柱区，第 7 胸椎棘突下凹陷中，后正中线旁开 1.5 寸。

4. 下列腧穴中，不属于督脉的腧穴是

A. 腰阳关　　B. 上星

C. 水沟　　D. 承浆

E. 素髎

【答案】D

【解题思路】

承浆位于颏唇沟中，属于任脉的穴位。

（5 ～ 6 题共用备选答案）

A. 身柱　　B. 至阳

C. 风府　　　　　　　　　　D. 水沟

E. 大椎

5. 以上腧穴中，退热的要穴是　【答案】E

6. 既治疗急危重症，又治疗闪挫腰痛的腧穴是　【答案】D

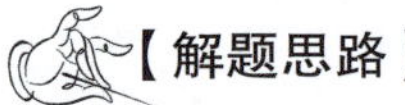

【解题思路】

A 项身柱是治疗疔疮发背的要穴。B 项至阳主要治疗肝胆病证及咳嗽、气喘、腰痛、脊强。C 项风府主要治疗内、外风为患的病证。

高频考点速递

水沟治疗闪挫腰痛。

第二十单元　任脉、腧穴

一、经脉循行

（一）经文

《素问·骨空论》：任脉者，起于中极之下，以上毛际，循腹里，上关元，至咽喉，上颐循面入目。

（二）简单概括

1. **体表循行**　起于小腹内→前后阴间会阴穴→腹胸颈前正中→止于颏唇沟中点承浆穴。
2. **体内分布**　与生殖器、唇、目有联系。

二、主治概要

1. **脏腑病**　腹部、胸部相关内脏病。
2. **妇科病、男科病、前阴疾病**　月经不调、痛经、崩漏、带下、遗精、阳痿、小便不利、遗尿等。
3. **颈及面口疾病**　瘿气、梅核气、咽喉肿痛、暴喑、口㖞、齿痛等。
4. **神志疾病**　癫痫、失眠等。
5. **虚证**　部分腧穴有强壮作用，主治虚劳、虚脱等证。

三、常用腧穴的定位和主治要点

1. 中极（膀胱之募穴；任脉与足三阴经的交会穴）

【定位】在下腹部，脐中下 4 寸，前正中线上。

【近治作用】

（1）泌尿系疾病：遗尿、尿频、尿急、癃闭等。

（2）男科疾病：遗精、阳痿、不育等。

（3）妇科疾病：月经不调、崩漏、痛经、阴挺、阴痒、不孕、产后恶露不止、带下等。

2. 关元（小肠之募穴；任脉与足三阴经的交会穴）

【定位】在下腹部，脐中下 3 寸，前正中线上。

【近治作用】

（1）少腹疼痛、疝气。

（2）肠腑疾病：腹泻、痢疾、脱肛、便血等。

（3）泌尿系疾病：五淋、尿血、尿闭、尿频、尿急等。

（4）男科疾病：遗精、阳痿、早泄、白浊、不育等。

（5）妇科疾病：月经不调、痛经、经闭、崩漏、带下、恶露不尽、胞衣不下等。

【特殊作用】
（1）元气虚损疾病：中风脱证、虚劳冷惫、羸瘦无力、阴挺等。
（2）保健灸常用穴。

3. 气海

【定位】在下腹部，脐中下 1.5 寸，前正中线上。
【近治作用】
（1）肠腑疾病：水谷不化、绕脐疼痛、腹泻、痢疾、便秘等。
（2）泌尿系疾病：小便不利、遗尿、癃闭等。
（3）男科疾病：遗精、阳痿、疝气。
（4）妇科疾病：月经不调、痛经、经闭、崩漏、带下、阴挺、产后恶露不止、胞衣不下等。
【特殊作用】
（1）气虚疾病：中风脱证、形体羸瘦、脱肛、阴挺、脏气衰惫、乏力等。
（2）保健灸常用穴。

4. 神阙

【定位】在脐区，脐中央。
【近治作用】肠腑疾病：腹痛、腹胀、腹泻、痢疾、便秘、脱肛等。
【特殊作用】
（1）元阳虚损证：虚脱、中风脱证阴挺、胃下垂等。
（2）水肿、小便不利。
（3）保健灸常用穴。

5. 下脘（任脉与足太阴经的交会穴）（助理不考）

【定位】在上腹部，脐中上 2 寸，前正中线上。
【近治作用】脾胃疾病：胃痛、腹胀、腹泻、呕吐、完谷不化、小儿疳积等。
【特殊作用】痞块。

6. 建里（助理不考）

【定位】在上腹部，脐中上 3 寸，前正中线上。
【近治作用】脾胃疾病：胃痛、呕吐、食欲不振、腹胀、腹痛等。
【特殊作用】水肿、小便不利。

7. 中脘（胃之募穴，八会穴之腑会，任脉与手少阳经、手太阳经、足阳明经的交会穴）

【定位】在上腹部，脐中上 4 寸，前正中线上。
【近治作用】脾胃疾病：胃痛、腹胀、纳呆、呕吐、吞酸、呃逆、小儿疳积等。
【特殊作用】
（1）黄疸。
（2）神志疾病：癫狂痫、失眠等。

8. 上脘（任脉与手少阳经、足阳明经的交会穴）（助理不考）

【定位】在上腹部，脐中上 5 寸，前正中线上。
【近治作用】胃腑疾病：胃痛、呕吐、呃逆、腹胀等。
【特殊作用】神志疾病：癫痫、不寐等。

9. 膻中（心包之募穴；八会穴之气会）

【定位】在胸部，横平第 4 肋间隙，前正中线上。
【近治作用】
（1）胸中气机不畅的疾病：咳嗽、气喘、胸闷、噎膈等。
（2）心疾：心痛、心悸等。
（3）胃气上逆证：呕吐、呃逆等。
（4）胸乳疾病：产后乳少、乳痈、乳癖等。

10. 天突（任脉与阴维脉的交会穴）（助理不考）

【定位】在颈前区，胸骨上窝正中央，前正中线上。
【近治作用】肺系疾病：咳嗽、哮喘、胸痛等。
【特殊作用】咽部疾病：瘿气、梅核气、噎膈、咽喉肿痛、暴喑等。

11. 廉泉（任脉与阴维脉的交会穴）

【定位】在颈前区，喉结上方，舌骨上缘凹陷中，前正中线上。

【近治作用】咽喉口舌疾病：中风失语、暴喑、吞咽困难、舌缓流涎、舌下肿痛、口舌生疮、喉痹等证。

12. 承浆（任脉与督脉及手、足阳明经的交会穴）

【定位】在面部，颏唇沟的正中凹陷处。

【近治作用】口㖞、齿龈肿痛、流涎、面肿等口面部疾病。

【特殊作用】

（1）癫狂。

（2）暴喑。

四、腧穴考点总结（表 20–1）

表 20–1 任脉腧穴考点总结

腧穴	定位	一般作用	特殊作用
中极	在下腹部，前正中线上，脐中下 4 寸	泌尿系疾病、男科疾病、妇科疾病	—
关元	在下腹部，前正中线上，脐中下 3 寸	男科疾病、妇科疾病、泌尿系疾病	中风脱证、虚劳羸瘦无力等元气虚损疾病、保健灸常用穴
气海	在下腹部，前正中线上，脐中下 1.5 寸	男科疾病、肠腑疾病、泌尿系疾病、妇科疾病	气虚疾病、保健灸
神阙	在脐区，在脐中央	肠腑疾病、水肿	元阳暴脱证、保健灸
下脘	在上腹部，前正中线上，脐中上 2 寸	脾胃疾病	痞块
建里	在上腹部，前正中线上，脐中上 3 寸	脾胃疾病	水肿
中脘	在上腹部，前正中线上，脐中上 4 寸	脾胃疾病	癫狂痫、脏躁、失眠、黄疸
上脘	在上腹部，前正中线上，脐中上 5 寸	胃腑疾病	神志疾病
膻中	在胸部，前正中线上，横平第 4 肋间隙	产后乳少、胸乳疾病	胸闷、呃逆等胸中气机不畅的疾病
天突	在颈前区，前正中线上，胸骨上窝正中	暴喑等肺系疾病	瘿气、梅核气、噎膈等气机不畅疾病
廉泉	在颈前区，前正中线上，喉结上方，舌骨上缘凹陷中	中风失语、舌下肿痛、口舌生疮、喉痹等	暴喑、吞咽困难、舌缓流涎
承浆	在面部，颏唇沟的正中凹陷处	口面部疾患	癫痫、暴喑

命题趋势 以 A1、B1 题型为主，考查经脉循行、重点穴位的定位及特殊作用。

金题直击

1. 下列哪项不是关元穴的主治病证

A. 中风脱证、虚劳冷惫　　B. 癫狂痫、失眠

C. 少腹疼痛、疝气　　D. 遗精、阳痿、早泄

E. 月经不调、痛经

【答案】B

【解题思路】

关元穴主治中风脱证、虚劳冷惫、羸瘦无力等元气虚损疾病；妇科、男科、泌尿系、肠腑疾病；少腹疼痛、疝气；保健灸常用穴。

2. 气海穴的定位是在下腹部，前正中线上

A. 脐中下 0.5 寸　　B. 脐中下 1 寸

C. 脐中下 1.5 寸　　D. 脐中下 2 寸

E. 脐中下 2.5 寸

【答案】C

【解题思路】

气海定位在下腹部，脐中下1.5寸，前正中线上。

（3～4题共用备选答案）

A. 下脘　　B. 建里

C. 中极　　D. 气海

E. 关元

3. 善于治疗形体羸瘦、脏气衰惫、乏力等气虚病证的腧穴是　【答案】D

4. 善于治疗遗尿、小便不利、癃闭等泌尿系病证的腧穴是　【答案】C

【解题思路】

A项善于治疗腹痛、腹胀、腹泻、呕吐、完谷不化、小儿疳积等。B项善于治疗胃痛、呕吐、食欲不振、腹胀、腹痛等。E项善于治疗中风脱证、虚劳冷惫、羸瘦无力等元气虚损疾病；妇科、男科、泌尿系、肠腑疾病；少腹疼痛、疝气；保健灸常用穴。

高频考点速递

神阙治疗元阳暴脱证：虚脱、中风脱证等。

第二十一单元　奇　穴

一、常用奇穴的定位和主治要点

1. 四神聪

【定位】在头部，百会前后左右各旁开1寸，共4穴。

【近治作用】

（1）头脑疾病：头痛、眩晕、健忘。

（2）神志疾病：失眠、癫痫等。

（3）目疾。

2. 太阳

【定位】在头部，当眉梢与目外眦之间，向后约一横指的凹陷处。

【近治作用】

（1）头痛。

（2）目疾：目赤肿痛，眼睑瞤动，色盲。

（3）面瘫、面痛。

3. 金津、玉液（助理不考）

【定位】在口腔内，舌下系带的静脉上。左侧为金津，右侧为玉液。

【近治作用】口疮、舌强、舌肿、口疮、喉痹、失语。

【特殊作用】呕吐、消渴、泄泻。

4. 牵正（助理不考）

【定位】在面颊部，耳垂前0.5～1寸处。

【近治作用】

（1）口㖞、口疮。

（2）牙痛。

5. 安眠（助理不考）

【定位】在项部，当翳风穴与风池穴连线的中点处。

【特殊作用】

（1）失眠、头痛、眩晕。
（2）心悸。
（3）癫狂。

6. 三角灸（助理不考）

【定位】在下腹部，以患者两口角之间的长度为边长，做等边三角形，将顶角置于患者脐心，底边呈水平线，两底角处取穴。

【特殊作用】

（1）疝气、奔豚、绕脐疼痛。
（2）不孕症。

7. 定喘（助理不考）

【定位】在脊柱区，横平第7颈椎棘突下，后正中线旁开0.5寸。

【特殊作用】

（1）哮喘、咳嗽。
（2）落枕、肩背痛、上肢疾病。

8. 夹脊（助理不考）

【定位】在脊柱区，第1胸椎至第5腰椎棘突下两侧，后正中线旁开0.5寸，一侧17穴。

【特殊作用】

（1）上背部的穴位治疗心肺、上肢疾病。
（2）下背部的穴位治疗胃肠疾病。
（3）腰部的穴位治疗腰腹及下肢疾病。

9. 胃脘下俞（助理不考）

【定位】在脊柱区，横平第8胸椎棘突下，后正中线旁开1.5寸。

【近治作用】胃痛、腹痛、胸胁痛。

【特殊作用】消渴。

10. 腰眼（助理不考）

【定位】在腰区，横平第4腰椎棘突下，后正中线旁开约3.5寸凹陷中。

【近治作用】腰痛。

【特殊作用】

（1）虚劳。
（2）月经不调、带下。

11. 腰痛点（助理不考）

【定位】在手背，第2、3掌骨及第4、5掌骨之间，腕背侧横纹远端与掌指关节中点处，一手2穴。

【特殊作用】急性腰扭伤。

12. 八邪（助理不考）

【定位】在手背，第1～5指间，指蹼缘后方赤白肉际处，左右共8穴。

【近治作用】手背肿痛、手指麻木。

【远治作用】烦热、目痛。

【特殊作用】毒蛇咬伤。

13. 四缝（助理不考）

【定位】在手指，第2～5指掌面的近侧指间关节横纹的中央，一手4穴。

【特殊作用】

（1）小儿疳积。
（2）百日咳。

14. 十宣

【定位】在手指，十指尖端，距指甲游离缘0.1寸（指寸），左右共10穴。

【特殊作用】

（1）昏迷。
（2）中风、癫痫。
（3）高热、中暑、咽喉肿痛。
（4）手指麻木。

15. 外劳宫

【定位】在手背，第 2、3 掌骨间，掌指关节后 0.5 寸（指寸）凹陷中。

【特殊作用】

（1）落枕、手臂肿痛。

（2）脐风。

16. 内膝眼

【定位】在膝部，髌韧带内侧凹陷处的中央。

【近治作用】

（1）膝痛、腿痛。

（2）脚气等下肢疾病。

17. 胆囊

【定位】在小腿外侧，腓骨小头直下 2 寸。

【近治作用】下肢痿痹。

【特殊作用】胆腑疾病：急、慢性胆囊炎，胆石症、胆道蛔虫病等。

18. 阑尾

【定位】在小腿前侧上部，当犊鼻下 5 寸，胫骨前缘旁开一横指。

【近治作用】下肢痿痹。

【远治作用】腹痛、胃痛，急、慢性阑尾炎。

【特殊作用】消化不良。

19. 八风（助理不考）

【定位】在足背，第 1 ～ 5 趾间，趾蹼缘后方赤白肉际处，左右共 8 穴。

【近治作用】

（1）足跗肿痛、趾痛。

（2）脚气。

【特殊作用】毒蛇咬伤。

二、奇穴考点总结（表 21-1）

表 21-1　奇穴考点总结

奇穴	定位	一般作用	特殊作用
四神聪	在头部百会前后左右各旁开 1 寸	头痛、眩晕、神志疾病、目疾	—
太阳	在头部眉梢与目外眦之间，向后约一横指的凹陷处	头痛、目疾、面瘫、面痛	—
金津、玉液	在口腔内，舌下系带的静脉上。左金津，右玉液	口疮、舌强、舌肿、失语	呕吐、消渴
牵正	在面颊部，耳垂前 0.5 ～ 1 寸处	口㖞、口疮、牙痛	—
安眠	在项部，当翳风穴与风池穴连线的中点处	—	失眠、头痛、眩晕、心悸
三角灸	在下腹部，以患者两口角之间的长度为边长，做等边三角形，将顶角置于患者脐心，底边呈水平线，两底角处	—	疝气、奔豚、绕脐痛、不孕症
定喘	在脊柱区，横平第 7 颈椎棘突下，后正中线旁开 0.5 寸	—	哮喘、咳嗽、肩背痛、上肢疾病、落枕
夹脊	在脊柱区，第 1 胸椎至第 5 腰椎棘突下两侧，后正中线旁开 0.5 寸	—	上背部的穴位治疗心肺、上肢疾病。下背部的穴位治疗胃肠疾病。腰部的穴位治疗腰腹及下肢疾病
胃脘下俞	在脊柱区，横平第 8 胸椎棘突下，后正中线旁开 1.5 寸	胃痛、腹痛、胸胁痛	消渴

续表

奇穴	定位	一般作用	特殊作用
腰眼	在腰区，横平第4腰椎棘突下，后正中线旁开约3.5寸凹陷中	腰痛	虚劳、月经不调、带下
腰痛点	在手背，第2、3掌骨及第4、5掌骨之间，腕背侧横纹远端与掌指关节中点处	—	急性腰扭伤
八邪	在手背，第1～5指间，指蹼缘后方赤白肉际处	手背肿痛、手指麻木、烦热、目痛	毒蛇咬伤
四缝	在手指，第2～5指掌面的近侧指间关节横纹的中央	—	小儿疳积、百日咳
十宣	在手指，十指尖端，距指甲游离缘0.1寸（指寸）	—	昏迷、高热、中暑、咽喉肿痛、手指麻木、中风、癫痫
外劳宫	在手背，第2、3掌骨间，掌指关节后0.5寸（指寸）凹陷中	—	手臂肿痛、落枕、脐风
内膝眼	在膝部，髌韧带内侧凹陷处的中央	膝痛、腿痛、脚气等下肢疾病	—
胆囊	在小腿外侧，在小腿外侧，腓骨小头直下2寸	下肢痿痹	胆腑疾病
阑尾	在小腿外侧，当犊鼻下5寸，胫骨前缘旁开一横指	下肢痿痹，急、慢性阑尾炎	消化不良
八风	在足背，第1～5趾间，趾蹼缘后方赤白肉际处	足跗肿痛、趾痛、脚气	毒蛇咬伤

命题趋势 考试多以A1、B1题型为主，考查重点穴位的定位及特殊作用。

金题直击

1. 夹脊穴位于脊柱区，后正中线旁开0.5寸

A. 第1颈椎至第12胸椎棘突下两侧
B. 第7颈椎至第5腰椎棘突下两侧
C. 第1胸椎至第5腰椎棘突下两侧
D. 第1胸椎至第12胸椎棘突下两侧
E. 第1胸椎至骶管裂孔棘突下两侧

【答案】C

【解题思路】

夹脊穴位于脊柱区第1胸椎至第5腰椎棘突下两侧，后正中线旁开0.5寸。

2. 不属于四神聪穴主治病证的是

A. 头痛，眩晕
B. 失眠，健忘
C. 癫痫
D. 目疾
E. 脱肛

【答案】E

【解题思路】

四神聪主治：①头痛、眩晕；②失眠、健忘、痫病等神志病证；③目疾。

3. 不属于十宣穴主治病证的是

A. 昏迷
B. 癫痫
C. 高热
D. 手指麻木
E. 牙松龈痛

【答案】E

【解题思路】

十宣穴主治：①昏迷；②痫病；③高热、咽痛；④手指麻木。

4. 十宣穴的定位是

A. 在足背侧，第 1 至第 5 趾间，趾蹼缘后方赤白肉际处

B. 在手背侧，当第 2、3 掌骨间，指掌关节后约 0.5 寸处

C. 在手背侧，微握拳，第 1 至第 5 指间，指蹼缘后方赤白肉际处

D. 在第 2 至第 5 指掌侧，近端指关节的中央

E. 在手十指尖端，距指甲游离缘 0.1 寸 【答案】E

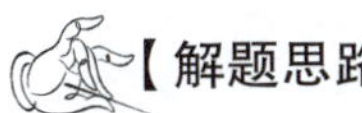
【解题思路】

十宣穴位于手十指尖端，距指甲游离缘 0.1 寸。选项 A 为八风。选项 B 为外劳宫。选项 C 为八邪。选项 D 为四缝。所以本题选 E。

高频考点速递

1. 四缝治疗小儿疳积。
2. 八风治疗毒蛇咬伤。

第二十二单元　毫针刺法

第一节　针刺准备

一、消毒

针刺前注意做好消毒工作，包括针具消毒、医生手指消毒、针刺部位消毒和治疗室内消毒。

1. 针具消毒

（1）高压蒸汽灭菌法。

（2）药液浸泡消毒法。

（3）煮沸消毒法。

2. 医生手指消毒

3. 针刺部位消毒　从腧穴部位中心点向外绕圈消毒。

4. 治疗室内消毒

二、体位

临床上针刺的常用体位见表 22-1。

表 22-1　临床上针刺的常用体位

体位	应用
仰卧位	适宜于取头、面、胸、腹部腧穴和上下肢部分腧穴
侧卧位	适宜于取身体侧面少阳经腧穴和上、下肢部分腧穴
俯卧位	适宜于取头、项、背、腰骶部腧穴和下肢背侧及上肢部分腧穴
仰靠坐位	适宜于取前头、颜面和颈前等部位的腧穴
俯伏坐位	适宜于取后头和项、背部的腧穴
侧伏坐位	适宜于取头部的一侧、面颊及耳前后部位的腧穴

除上述常用体位外，对某些腧穴应根据针刺的具体要求采取相应体位。对初诊、精神紧张或年老、体弱、病重的患者，应尽量采取卧位，以防患者感到疲劳或晕针；对患有严重心脏病和严重呼吸系统疾病的患者应慎用俯卧位。

第二节　进针方法

进针法是指将针刺入皮肤的方法。一般将持针的手称为“刺手”，辅助针刺的手称为“押手”。刺手的作用是进针时掌握针具，施行手法操作，运指力于针尖，而使针刺入皮肤，行针时便于左右捻转、上下提插和弹震刮搓以及出针时手法操作等。押手的作用主要是固定腧穴的位置，夹持针身协助刺手进针，使针身有所依附，力达针尖，以利于进针，减少刺痛和协助调节、控制针感。

进针方法包括单手进针、双手进针、管针进针等方法。临床常用的双手进针法见表 22-2。

表 22-2　临床常用的双手进针法

进针手法	概念及应用情况
指切进针法	用押手拇指或食指端切按在腧穴位置的旁边，刺手持针，紧靠手指甲面将针刺入腧穴。本法适用于短针的进针
夹持进针法	用押手拇、食二指持捏无菌干棉球，夹住针身下端，将针尖固定在所刺腧穴皮肤表面位置，刺手捻动针柄，将针刺入腧穴。本法适用于长针的进针
舒张进针法	用押手拇、食二指将欲针刺腧穴部位皮肤向两侧撑开，使之绷紧，刺手持针，使针从押手拇、食二指中间刺入。主要用于皮肤松弛部位腧穴的进针
提捏进针法	用押手拇、食二指将欲针刺腧穴部位的皮肤提起，刺手持针，从捏起皮肤的上端将针刺入。本法主要用于皮肉浅薄部位腧穴的进针，如印堂穴

第三节　针刺方向、角度和深度

针刺的方向、角度和深度，是对毫针刺入皮下后的具体操作要求。正确的针刺角度、方向和深度，是增强针感、提高疗效、防止意外的关键。

一、方向

针刺的方向是指针刺时针尖所朝的方向。针刺方向是否正确，是决定针刺疗效的因素之一。确定针刺的方向主要根据以下三方面。

1. 依经脉循行定方向　根据治疗需要使用针刺补泻手法，采用顺经脉而刺的补法，或逆经脉而刺的泻法。如“迎随补泻”手法，补法针尖须与经脉循行的方向一致；泻法针尖则与经脉循行的方向相反。

2. 依腧穴位置定方向　根据腧穴的局部解剖，针刺某些穴位时，必须朝向某一特定方向进针。如哑门穴，针尖应朝下颌方向缓慢刺入；廉泉穴，针尖应朝向舌根方向缓慢刺入；背部膀胱经第 1 侧线腧穴，针尖一般朝向脊柱方向等。

3. 依病性、病位定方向　根据病位的深浅、病性的虚实，选择针尖朝向阳经刺或朝向阴经刺。另外，为使针感达到病变所在的部位，即达到“气至病所”的目的，针尖应朝向病所。

二、角度

针刺角度是指针身与皮肤表面所形成的夹角。一般分为三种角度（表 22-3）。

表 22-3　针刺角度及应用情况

名称	角度	应用情况
直刺（图 22-1）	针身与皮肤表面呈 90° 刺入	此法适用于人体大部分腧穴
斜刺（图 22-2）	针身与皮肤表面约呈 45° 刺入	此法适用于肌肉浅薄处或内有重要脏器，或不宜直刺和深刺的腧穴
平刺（图 22-3）	（又称横刺、沿皮刺）即针身与皮肤表面呈约 15° 或沿皮以更小角度刺入	此法适用于皮薄肉少部位的腧穴，如头部的腧穴等

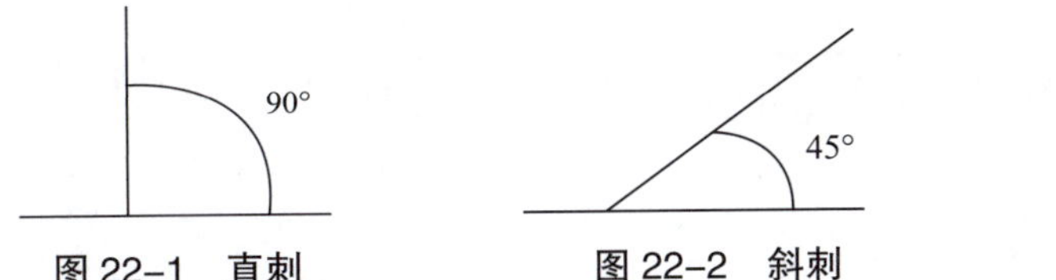

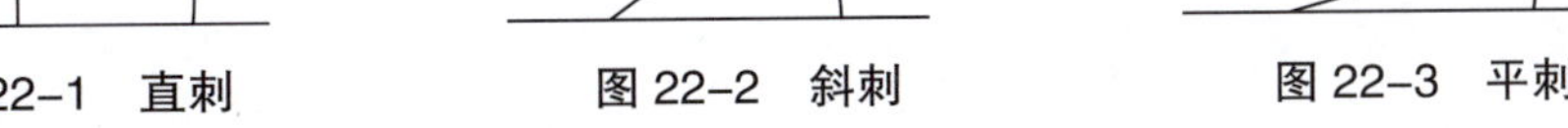

图 22-1　直刺　　图 22-2　斜刺　　图 22-3　平刺

三、深度

针刺深度的具体情况见表 22-4。

表 22-4　针刺深度的具体情况

因素	具体情况
年龄	年老体弱，气血衰退，小儿娇嫩，稚阴稚阳，均不宜深刺。中青年身强体壮者，可适当深刺
体质	对形瘦体弱者，宜相应浅刺；形盛体强者，宜深刺
病情	阳证、新病宜浅刺；阴证、久病宜深刺
部位	头面、胸及皮薄肉少处腧穴宜浅刺；四肢、臀、腹及肌肉丰满处的腧穴可深刺
其他	不同季节对针刺深浅的要求也不同，一般原则是春夏宜浅、秋冬宜深

针刺的角度和深度相互关联，一般来说，深刺多用直刺，浅刺多用斜刺、平刺。

第四节　行针手法

毫针进针后，为了使患者产生针刺感应，或进一步调整针感的强弱，以及使针感向某一方向扩散、传导而采取的操作方法，称为“行针”，亦称“运针”。行针手法包括基本手法和辅助手法两类。

一、基本手法

行针的基本手法见表 22-5。

表 22-5　行针的基本手法

基本手法	概念及应用
提插法	将针刺入腧穴一定深度后，施以上提下插的操作手法。针由浅层向下刺入深层的操作谓之插，从深层向上引退至浅层的谓之提，如此反复上下呈纵向运动的行针手法，即为提插法 操作时，指力要均匀一致，幅度不宜过大，一般以 3 ～ 5 分为宜，频率不宜过快，每分钟 60 次左右，保持针身垂直，不改变针刺角度、方向 行针时提插的幅度大，频率快，刺激量就大；反之，提插的幅度小，频率慢，刺激量就小
捻转法	将针刺入腧穴一定深度后，施向前向后捻转动作，使针在腧穴内反复前后来回旋转的行针手法 操作时，指力要均匀，角度要适当，一般应掌握在 180° ～ 360°，不能单向捻针，否则针身易被肌纤维等缠绕，引起局部疼痛和导致滞针而使出针困难；频率快慢要一致；用力要均匀，勿时轻时重。一般认为捻转角度大，频率快，用力重，其刺激量就大；反之，刺激量就小

二、辅助手法（助理不考）

行针的辅助手法，是基本手法的补充，是以促使得气和加强针刺感应、传导为目的的操作手法（表 22-6）。

表 22-6　行针的辅助手法

辅助手法	概念及应用
循法	医者用手指顺着经脉的循行径路，在腧穴的上下部轻柔地循按。本法可推动气血激发经气，有催气、行气作用
弹法	针刺后在留针过程中，以手指弹动针尾或针柄，使针体震摇，以加强针感，助气运行。本法有催气、行气的作用

续表

辅助手法	概念及应用
刮法	毫针刺入一定深度后，以拇指或食指指腹抵住针尾，用拇指、食指或中指指甲，频频刮动针柄。本法在针刺不得气时用之可激发经气，如已得气者可以加强针刺感应的传导和扩散
摇法	毫针刺入一定深度后，手持针柄，将针轻轻摇动。其法有二：一是直立针身而摇，以加强得气的感应；二是卧倒针身而摇，使经气向一定方向传导
飞法	针后不得气者，用刺手拇、食指执持针柄，细细捻搓数次，然后张开两指，一搓一放，反复数次，状如飞鸟展翅，故称飞法。本法的作用在于催气、行气，并使针刺感应增强。宜在肌肉丰厚处施术
震颤法	针刺入一定深度后，手持针柄，用小幅度、快频率的提插、捻转手法，使针身轻微震颤。本法可促使针下得气，增强针刺感应

毫针行针手法以提插、捻转为基本操作方法，并根据临证情况，选用相应的辅助手法。如刮法、弹法，可应用于一些不宜施行大角度捻转的腧穴；飞法可应用于某些肌肉丰厚部位的腧穴；摇法、震颤法可用于较为浅表部位的腧穴。

第五节　得　气

一、概念

得气，古称“气至”，近称“针感”，指毫针刺入腧穴一定深度后，施以提插或捻转等行针手法，使针刺部位获得“经气”感应，谓之得气。

针下是否得气，可以从患者对针刺的感觉和反应、医者对刺手指下的感觉等两方面加以判断。当针刺得气时，针刺部位有酸、麻、胀、重等自觉反应，有时可出现局部的热、凉、痒、痛、蚁行等感觉，或呈现沿一定方向和部位传导和扩散现象。少数患者还会出现循经性肌肤瞤动、震颤等反应，有的还可见到针刺腧穴部位的循经性皮疹带或红、白线状现象。

当患者有自觉反应的同时，医者的刺手也能体会到针下沉紧、涩滞或针体颤动等反应。

二、临床意义

临床上一般是得气迅速时，疗效较好；得气较慢时，效果就差；若不得气时，可能无治疗效果。《金针赋》所谓“气速效速，气迟效迟”即为此意。

第六节　针刺补泻

针刺补泻的方法及具体操作见表 22-7。

表 22-7　针刺补泻的方法及具体操作

针刺补泻名称		具体操作
捻转补泻	补法	针下得气后，捻转角度小，用力轻，频率慢，操作时间短，结合拇指向前、食指向后（左转用力为主）者为补法
	泻法	针下得气后，捻转角度大，用力重，频率快，操作时间长，结合拇指向后、食指向前（右转用力为主）者为泻法
提插补泻	补法	针下得气后，先浅后深，重插轻提，提插幅度小，频率慢，操作时间短者为补法
	泻法	针下得气后，先深后浅，轻插重提，提插幅度大，频率快，操作时间长者为泻法
疾徐补泻（助理不考）	补法	进针时徐徐刺入，少捻转，疾速出针者为补法
	泻法	进针时疾速刺入，多捻转，徐徐出针者为泻法
迎随补泻（助理不考）	补法	进针时针尖随着经脉循行去的方向刺入为补法
	泻法	进针时针尖迎着经脉循行来的方向刺入为泻法

续表

针刺补泻名称		具体操作
呼吸补泻（助理不考）	补法	患者呼气时进针，吸气时出针为补法，“呼进吸出”
	泻法	患者吸气时进针，呼气时出针为泻法，“吸进呼出”
开阖补泻（助理不考）	补法	出针后迅速揉按针孔为补法
	泻法	出针时摇大针孔而不按为泻法
平补平泻		进针得气后，施行均匀的提插、捻转手法

第七节　针刺异常情况

一、晕针

1. 概念　晕针是在针刺治疗中患者发生的晕厥现象。

2. 原因

（1）患者体质虚弱，精神紧张，或疲劳、饥饿、大汗、大泻、大出血之后。

（2）体位不当，或医者在针刺时手法过重。

3. 现象　患者突然出现精神疲倦，头晕目眩，面色苍白，恶心欲吐，多汗，心慌，四肢发冷，血压下降，脉象沉细，甚则神志昏迷，仆倒在地，唇甲青紫，二便失禁，脉微细欲绝。

4. 处理

（1）立即停止针刺，将针全部起出。

（2）使患者平卧，注意保暖，轻者仰卧片刻，给饮温开水或糖水后，即可恢复正常。

（3）重者在上述处理基础上，可刺人中、素髎、内关、足三里，灸百会、关元、气海等穴，即可恢复。

（4）若仍不省人事，呼吸细微，脉细弱者，应配合其他治疗或采用急救措施。

5. 预防　对于晕针应注重于预防，措施得当，晕针是可以避免的。

（1）对初次接受针刺治疗或精神过度紧张，身体虚弱者，应先做好解释安抚，消除对针刺的顾虑和恐惧，同时选择舒适的体位，最好采用卧位，选穴宜少，手法要轻。

（2）若饥饿、疲劳、大渴时，应在进食、休息、饮水后再行针刺。

（3）医者在针刺治疗过程中，要精神专一，注意观察患者的神色，询问其感觉，一旦有不适等晕针先兆，可及早采取处理措施，防患于未然。

二、滞针

1. 概念　滞针是指在行针时或留针期间出现医者感觉针下涩滞，捻转、提插、出针均感困难，而患者则感觉痛剧的现象。

2. 原因　患者精神紧张，针刺入腧穴后，患者局部肌肉强烈收缩，或行针手法不当，向单一方向捻针太过，以致肌肉组织缠绕针体而成滞针。若留针时间过长，有时也可出现滞针。

3. 现象　针在体内，捻转不动，提插、出针均感困难，若勉强捻转、提插时，患者痛不可忍。

4. 处理

（1）若患者精神紧张、局部肌肉过度收缩，可稍延长留针时间，或于滞针腧穴附近，进行循按或叩弹针柄，或在附近再刺一针，以宣散气血，而缓解肌肉的紧张。

（2）若行针不当，或单向捻针而致者，可向相反方向将针捻回，并用刮柄、弹柄法，使缠绕的肌纤维回释，即可消除滞针。

5. 预防　对精神紧张者，应先做好解释工作，消除患者不必要的顾虑。注意行针的操作手法和避免单向捻转，若用搓法时，应注意与提插法的配合，则可避免肌纤维缠绕针身，防止滞针的发生。

三、血肿

1. 概念　血肿是指针刺部位出现的皮下出血而引起的肿胀疼痛。

2. 原因　针尖弯曲带钩，使皮肉受损，或刺伤血管所致。

3. 现象　针刺过程中或出针后，针刺部位肿胀疼痛，继则皮肤呈现青紫色。

4. 处理

（1）若微量的皮下出血而局部小块青紫时，一般不必处理，可以自行消退。

（2）若局部肿胀疼痛较剧，青紫面积大而且影响到活动功能时，可先做冷敷止血后，再做热敷或在局部轻轻揉按，以促使局部瘀血消散吸收。

5. 预防　仔细检查针具，熟悉人体解剖部位，避开血管针刺，出针时立即用消毒干棉球揉按压迫针孔。

四、断针

1. 概念　断针又称折针，是指针体折断在人体内。

2. 原因　针具质量欠佳，针身或针根有损伤剥蚀。进针前失于检查，针刺时将针身全部刺入腧穴，行针时强力提插、捻转，肌肉猛烈收缩，留针时患者随意变更体位，或弯针、滞针未能进行及时正确处理等，均可造成断针。

3. 现象　行针时或出针后发现针身折断，其断端部分针身尚露于皮肤外，或断端全部没入皮肤之下。

4. 处理

（1）医者态度必须从容镇静，嘱患者切勿更动原有体位，以防断针向肌肉深部陷入。

（2）若残端部分针身显露于体外时，可用手指或镊子将针起出。

（3）若断端与皮肤相平或稍凹陷于体内者，可用左手拇、食二指垂直向下挤压针孔两旁，使断针暴露体外，右手持镊子将针取出。

（4）若断针完全深入皮下或肌肉深层时，应在 X 线下定位，手术取出。

5. 预防

（1）检查针具，避免过猛、过强的行针。

（2）行针或留针时，应嘱患者不要随意更换体位。

（3）针刺时更不宜将针身全部刺入腧穴，应留部分针身在体外，以便于针根折断时取针。

（4）进针行针过程中，如发现弯针时，应立即出针，切不可强行刺入、行针。

（5）对于滞针等亦应及时正确地处理，不可强行硬拔。

五、弯针

1. 概念　弯针是指进针时或将针刺入腧穴后，针身在体内形成弯曲。

2. 原因

（1）医者：进针手法不熟练，用力过猛、过速，以致针尖碰到坚硬组织器官。

（2）患者：在针刺或留针时移动体位，或因针柄受到某种外力压迫、碰击等，均可造成弯针。

3. 现象　针柄改变了进针或刺入留针时的方向和角度，提插、捻转及出针均感困难，而患者感到疼痛。

4. 处理

（1）出现弯针后，不得再行提插、捻转等手法。

（2）如针柄轻微弯曲，应慢慢将针起出。

（3）若弯曲角度过大时，应顺着弯曲方向将针起出。

（4）若由患者移动体位所致，应使患者慢慢恢复原来体位，局部肌肉放松后，再将针缓缓起出，切忌强行拔针以免将针体折断在体内。

5. 预防

（1）医者进针手法要熟练，指力要均匀，并要避免进针过速、过猛。

（2）选择适当体位，在留针过程中，嘱患者不要随意变动体位，注意保护针刺部位，针柄不得受外物硬碰和压迫。

六、气胸

1. 概念　针刺引起创伤性气胸是指针具刺穿了胸膜腔且伤及肺组织，气体积聚于胸膜腔，从而造成的气胸。

2. 原因　主要是针刺胸部、背部和锁骨附近的穴位过深，针具刺穿了胸膜腔且伤及肺组织，气体积聚于胸膜腔。

3. 现象

（1）自觉症状：患者突感胸闷、胸痛、气短、心悸，严重者呼吸困难、发绀、冷汗、烦躁、恐惧，到一定程度会发生血压下降、休克等危急现象。

（2）检查：患侧肋间隙变宽，胸廓饱满，叩诊鼓音，听诊肺呼吸音减弱或消失，气管可向健侧移位。如气窜至皮下，患侧胸部、颈部可出现握雪音，X 线胸部透视可见肺组织被压缩现象。有些病情轻者，出针后并不出现症状，而是过一定时间才慢慢感到胸闷、疼痛、呼吸困难。

4. 处理

（1）一旦发生气胸，应立即出针，采取半卧位休息，要求患者心情平静，切勿因恐惧而反转体位。

（2）一般漏气量少者，可自然吸收。同时要密切观察，随时对症处理，如给予镇咳消炎药物，防止肺组织因咳嗽扩大创孔，加重漏气和感染。

（3）对严重病例如发现呼吸困难、发绀、休克等现象需组织抢救，如胸腔排气、少量慢速输氧、抗休克等。

5. 预防

（1）针刺治疗时，术者必须思想集中，选好适当体位，注意选穴，根据患者体型肥瘦，掌握进针深度，施行提插手法的幅度不宜过大。

（2）对于胸部、背部及缺盆部位的腧穴，最好平刺或斜刺，且不宜太深，一般避免直刺，不宜留针时间过长。

（3）如有四肢部位的同效穴，尽量不用胸背部腧穴。更不可粗针深刺该部腧穴。

七、刺伤内脏

1. 概念　针刺引起内脏损伤是指针刺内脏周围腧穴过深，针具刺入内脏引起内脏损伤，出现各种症状的现象。

2. 原因　主要是术者缺乏解剖学和腧穴学知识，对腧穴和脏器的部位不熟悉，加之针刺过深。

3. 现象　刺伤内脏主要症状是疼痛和出血。

（1）刺伤肝、脾时，可引起内出血，患者可感到肝区或脾区疼痛，有的可向背部放射。如出血不止，腹腔内积血过多，会出现腹痛、腹肌紧张，并有压痛及反跳痛等急腹症症状。

（2）刺伤心脏时，轻者可出现剧烈的刺痛；重者有剧烈的撕裂痛，引起心外射血，立即导致休克、死亡。

（3）刺伤肾脏时，可出现腰痛，肾区叩击痛，呈血尿，严重时血压下降、休克。

（4）刺伤胆囊、膀胱、胃、肠等空腔脏器时，可引起局部疼痛、腹膜刺激征或急腹症症状。

4. 处理

（1）伤轻者，卧床休息后一般即可自愈。

（2）如果损伤严重或出血明显者，应密切观察，注意病情变化，特别是要定时检测血压。

（3）若损伤严重，出血较多，对于休克、腹膜刺激征，应立即采取相应措施，必须迅速进行输血等急救或外科手术治疗。

5. 预防

（1）注意学习腧穴学，明了穴下的脏器组织。

（2）操作时，注意凡有脏器组织，大的血管、神经处都应改变针刺方向，避免深刺。

（3）注意体位，避免视角产生的谬误。

（4）肝、脾、胆囊肿大，心脏扩大的患者，胸、背、胁、腋的穴位不宜深刺。

（5）尿潴留、肠粘连的患者，腹部的穴位不宜深刺。

八、刺伤脑与脊髓

1. 概念　刺伤脑与脊髓是指针刺颈项、背部腧穴过深，针具刺入脑、脊髓，引起头痛、恶心等现象。

2. 原因　脑与脊髓是中枢神经统帅周身各种机体组织的总枢纽、总通道，其表层分布有督脉及华佗夹脊等许多针刺要穴。针刺过深或进针方向不当，均可伤及脑脊髓，造成严重后果。

3. 现象

（1）误伤延髓：可出现头痛、恶心、呕吐、抽搐、呼吸困难、休克和神志昏迷等。

（2）刺伤脊髓：可出现触电样感觉向肢端放射，引起暂时性瘫痪，有时可危及生命。

4. 处理

（1）应立即出针。

（2）轻者，安静休息，经过一段时间可自行恢复。

（3）重则应配合有关科室，如神经外科，进行及时的抢救。

5. 预防　凡针刺督脉腧穴（12 胸椎以上的项、背部）及华佗夹脊穴，要认真掌握进针深度和进针方向。风府、哑门，不可向上斜刺，也不可过深。悬枢穴以上的督脉穴及华佗夹脊穴均不可过深。行针中只可用捻转手法，尽量避免提插，更不可行捣刺。

九、外周神经损伤

1. 概念 外周神经损伤是指针刺操作不当造成相应的神经干的损伤。

2. 原因 使用粗针强刺激，或出现触电感后仍然大幅度的提插，造成神经及神经干的损伤。

3. 现象 刺中神经干或神经根时，会出现触电样针感。当神经受损后，多出现麻木、灼痛等症状，甚至出现神经分布区域及所支配脏器的功能障碍或末梢神经炎等症状。

4. 处理 一旦出现神经损伤症状，勿继续提插捻转，应缓慢出针。可应用B族维生素类药物治疗。严重者可在相应经络腧穴上进行B族维生素类药物穴位注射，或根据病情需要应用激素冲击疗法以对症治疗。

5. 预防 针刺神经干附近穴位时，手法宜轻；出现触电感时，不可再使用强刺激手法。

第八节 针刺注意事项

一、特殊生理状态的针刺注意事项

1. 过于饥饿、疲劳，精神过于紧张者不宜立即进行针刺。
2. 年老体弱、针刺耐受程度差、初次针刺者，应使用卧位针刺，且不宜强刺激。
3. 妇女行经时，若非为了调经，三阴交、合谷、昆仑、至阴等一些通经活血的腧穴应慎刺。

二、妊娠妇女、小儿针刺时的注意事项

（一）妊娠妇女

1. 妇女妊娠3个月以内者，不宜针刺小腹部的腧穴。
2. 若妊娠3个月以上者，腹部、腰骶部腧穴也不宜针刺。
3. 三阴交、合谷、昆仑、至阴等腧穴，在妊娠期亦应予禁刺。
4. 此外，妊娠期需要针刺治疗者，应注意精简针刺穴位，不宜使用强刺激手法。
5. 习惯性流产的妊娠妇女则应慎用针刺。

（二）小儿

1. 囟门未闭时，头顶部的腧穴一般不宜针刺。
2. 对于不能合作的小儿，针刺时宜采用快针法，不宜留针。

三、颈项、眼区、胸胁腹背等部位腧穴的针刺注意事项

（一）颈项部腧穴的针刺注意事项

1. 颈部 针刺颈部的天突穴时，应注意针刺角度、方向和深度，避免刺伤气管、主动脉弓；针刺人迎穴要用押手拨开颈总动脉，缓慢进针。

2. 项部 针刺项部的风府、哑门等腧穴时，要注意掌握针刺角度、方向和深度，不宜大幅度提插、捻转，以免刺伤延髓。

（二）眼区腧穴的针刺注意事项

针刺眼区的睛明、承泣、上明、球后等腧穴时，应注意针刺的方向、角度、深度，缓慢进针，仔细体察针下感觉，避免使用大幅度提插、捻转手法。出针时动作轻柔，出针后按压针孔以防止或减少出血。

（三）胸胁、腰背部腧穴的针刺注意事项

对胸、胁、腰、背脏腑所居之处的腧穴，不宜直刺、深刺，肝脾肿大、肺气肿患者更应注意。如刺胸、背、腋、胁、缺盆等部位的腧穴，若直刺过深，都有伤及肺脏的可能，使空气进入胸膜腔，导致创伤性气胸。对此症应及时采取治疗措施。因此，医者在针刺过程中精神必须高度集中，令患者选择适当的体位，严格掌握进针的深度、角度，以防止事故的发生。

（四）腹部腧穴的针刺注意事项

1. 上腹部近胸部的腧穴不宜深刺或向上斜刺，以免刺伤胃、肝或心脏。
2. 针刺下腹部腧穴时，应了解患者膀胱充盈状况，如有尿潴留时要掌握适当的针刺方向、角度、深度等，

避免误伤膀胱。

3. 对于妇女，应注意询问其妊娠情况。

四、不宜针刺的疾病

1. 常有自发性出血或损伤后出血不止的患者，不宜针刺。

2. 皮肤有感染、溃疡、瘢痕或肿瘤的部位，不宜针刺。

命题趋势 考试多以A1题型为主，考查针刺进针、行针、补泻手法及针刺的异常处理。

金题直击

1. 适用于皮肤松弛部位腧穴的进针方法是

A. 单手进针法　　B. 舒张进针法

C. 提捏进针法　　D. 夹持进针法

E. 指切进针法

【答案】B

【解题思路】

单手进针法和指切进针法适用于短针的进针。夹持进针法适用于长针的进针。舒张进针法主要用于皮肤松弛部位的腧穴。提捏进针法用于皮肉浅薄部位的腧穴，如印堂穴。

2. 对捻转补泻中补法的叙述，下列哪项是错误的

A. 捻转角度小　　B. 用力重

C. 频率慢　　D. 操作时间短

E. 拇指向前，食指向右（左转用力为主）

【答案】B

【解题思路】

捻转补泻中补法为针下得气后，捻转角度小，用力轻，频率慢，操作时间短，结合拇指向前、食指向后（左转用力为主）者为补法。而B答案用力重为泻法，捻转补泻中泻法为针下得气后，捻转角度大，用力重，频率快，操作时间长，结合拇指向后、食指向前（右转用力为主）者为泻法。

3. 下列哪项属于行针的基本手法

A. 刮法　　B. 提插法

C. 摇法　　D. 弹法

E. 飞法

【答案】B

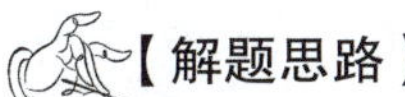【解题思路】

行针的基本手法是毫针刺法的基本动作，主要有提插法、捻转法两种。其余属于行针的辅助手法，如循法、弹法、刮法、摇法、飞法、震颤法等。

4. 有关晕针的处理方法，叙述不正确的是

A. 立即停止针刺，将针全部起出　　B. 使患者平卧，头部抬高

C. 宽衣解带，注意保暖　　D. 予以饮温开水或糖水

E. 可刺人中、素髎、内关、足三里等穴

【答案】B

【解题思路】

患者保持半卧体位是正确的，但是不能将头部抬高，会影响头部血液供应。其他项符合晕针处理操作，故选B。

高频考点速递

医者用手指顺着经脉的循行径路，在腧穴的上下部轻柔地循按。本法可推动气血激发经气，有催气、行气作用。

第二十三单元　灸　法

灸，灼烧的意思。灸法主要是借灸火的热力给人体以温热性刺激，通过经络腧穴的作用，以达到防治疾病目的的一种方法。《医学入门·针灸》载："药之不及，针之不到，必须灸之。"说明灸法有其独特的疗效。

第一节　灸法的作用

灸法的功效、作用及临床应用见表23-1。

表23-1　灸法的功效、作用及临床应用

功效	作用	临床应用
温经散寒	灸火的温和热力具有直接的温通经络、驱散寒邪之功效	临床上常用于治疗寒凝血滞、经络痹阻所引起的寒湿痹痛、痛经、经闭、胃脘痛、寒疝腹痛、泄泻等。灸法更适合治疗寒性病证
扶阳固脱	灸火的热力具有扶助阳气、举陷固脱的功能。《扁鹊心书》记载："真气虚则人病，真气脱则人死，保命之法，灼艾第一。"阳气下陷或欲脱之危证，皆可用灸法，以扶助虚脱之阳气	临床上多用于治疗虚寒证、寒厥证、脱证和中气不足、阳气下陷而引起的遗尿、脱肛、阴挺、崩漏、带下、久泄、久痢、痰饮等
消瘀散结	艾灸具有行气活血、消瘀散结的作用。气为血帅，血随气行，气得温则行，气行则血亦行。灸能使气机通畅，营卫调和，从而消瘀散结	临床常用于治疗气血凝滞之疾，如乳痈初起、瘰疬、瘿瘤等
防病保健	灸法可以激发人体正气，增强抗病能力，无病时施灸有防病保健的作用	常灸关元、气海、命门、足三里有防病保健作用，今人称之为"保健灸"
引热外行	艾火的温热能使皮肤腠理开放，毛窍通畅，引热外行。《医学入门·针灸》曰："热者灸之，引郁热之气外发。"	治疗某些实热病证，如疖肿、带状疱疹、丹毒、甲沟炎等。对阴虚发热也可使用灸法，如选用膏肓、四花穴等治疗骨蒸潮热、虚劳咳喘

第二节　灸法的种类

一、灸法的分类（助理不考）

灸法的分类见图23-1。

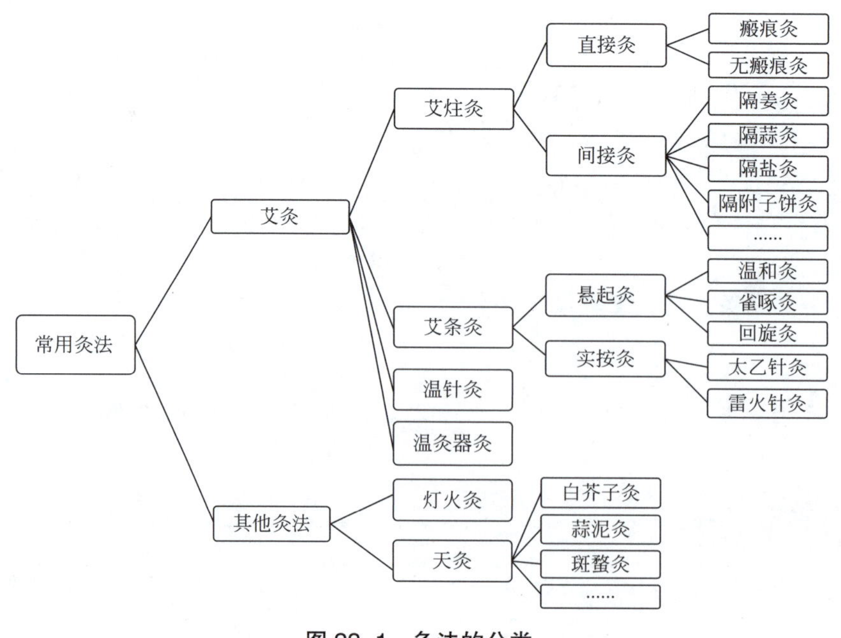

图23-1　灸法的分类

二、艾炷灸

艾炷灸是将艾绒制作成艾炷后，置于施灸部位点燃而治病的方法。艾炷灸又分直接灸与间接灸两类。

（一）直接灸

直接灸是将大小适宜的艾炷，直接放在皮肤上施灸的方法。又称明灸、着肤灸、着肉灸。若施灸时需将皮肤烧伤化脓，愈后留有瘢痕者，称为瘢痕灸；若不使皮肤烧伤化脓，不留瘢痕者，称为无瘢痕灸。直接灸分类及操作、应用见表 23-2。

表 23-2　直接灸分类及操作、应用

分类	具体操作、应用
瘢痕灸	又名化脓灸。先将所灸腧穴部位涂以少量的大蒜汁，以增加黏附和刺激作用，然后将艾炷置于腧穴上，用火点燃艾炷施灸。每壮艾炷必须燃尽，除去灰烬，继续易炷再灸，灸完规定壮数。施灸时由于艾火烧灼皮肤，因此可产生剧痛，此时可用手在施灸腧穴周围轻轻拍打，借以缓解疼痛。在正常情况下，灸后 1 周左右，施灸部位化脓形成灸疮，5 ～ 6 周，灸疮自行痊愈，结痂脱落后而留下瘢痕。临床上常用于治疗哮喘、肺痨、瘰疬等慢性顽疾
无瘢痕灸	又名非化脓灸。施灸时先在所灸腧穴部位涂以少量的凡士林，以使艾炷便于黏附，然后将艾炷置于腧穴上点燃施灸，当艾炷燃剩 2/5 至 1/4 而患者感到微有灼痛时，即可易炷再灸，待将规定壮数灸完为止。一般应灸至局部皮肤出现红晕而不起疱为度。一般虚寒性疾患，均可采用此法

（二）间接灸

间接灸是指用药物或其他材料将艾炷与施灸腧穴部位的皮肤隔开，进行施灸的方法，又称隔物灸。间接灸分类、操作及应用见表 23-3。

表 23-3　间接灸分类、操作及应用

分类	操作	应用
隔姜灸	将鲜姜切成直径 2 ～ 3cm，厚 0.2 ～ 0.3cm 的薄片，中间以针刺数孔，置于应灸的腧穴部位或患处，再将艾炷放在姜片上点燃施灸。艾炷燃尽，再易炷施灸。灸完所规定的壮数，一般 6 ～ 9 壮，以使皮肤红润而不起疱为度	本法有温胃止呕、散寒止痛的作用，常用于因寒而致的呕吐、腹痛以及风寒痹痛等病证
隔蒜灸	基本同隔姜灸	本法有清热解毒、杀虫等作用，多用于治疗瘰疬、肺痨及肿疡初起未溃等病证
隔盐灸	用干燥的食盐（以青盐为佳）填敷于脐部，或于盐上再置一薄姜片，上置大艾炷施灸，一般灸 5 ～ 9 壮	本法有回阳、救逆、固脱的作用，多用于伤寒阴证或吐泻并作、中风脱证等。治疗需连续施灸，不拘壮数，以脉起、肢温、证候改善为度
隔附子饼灸	将附子研成粉末，用酒调和做成直径约 3cm、厚约 0.8cm 的附子饼，中间以针刺数孔，放在应灸腧穴或患处，上面再放艾炷施灸，至灸完所规定壮数为止	本法有温补肾阳等作用。多用于治疗命门火衰而致的阳痿、早泄或疮疡久溃不敛等病证

三、艾条灸

艾条灸是将艾绒制作成艾条进行施灸，可分为悬起灸和实按灸两种方式。

（一）悬起灸

施灸时将艾条悬放在距离穴位一定高度上进行熏烤，不使艾条点燃端直接接触皮肤，称为悬起灸。悬起灸根据其操作方法不同，分为温和灸、雀啄灸和回旋灸（表 23-4）。

（二）实按灸

将点燃的艾条隔布或隔棉纸数层实按在穴位上，使热气透入皮肉，火灭热减后重新点火按灸，称为实按灸。实按灸分为太乙针灸、雷火针灸（二者药物处方有异）。

表 23-4 悬起灸的分类、操作及应用

分类	操作	应用
温和灸	施灸时将艾条的一端点燃，对准应灸的腧穴部位或患处，距皮肤 2 ～ 3cm 进行熏烤，使患者局部有温热感而无灼痛为宜。一般每处灸 5 ～ 10 分钟，至皮肤出现红晕为度	多用于慢性病
雀啄灸	施灸时，将艾条点燃的一端对准施灸部位皮肤，并不固定在一定的距离，而是像鸟雀啄食一样上下活动，以给施灸局部一个变量的刺激	多用于急性病
回旋灸	施灸时，艾条点燃的一端与施灸部位的皮肤虽然保持一定的距离，但不固定，而是向左右方向移动或反复回旋施灸	

太乙针灸、雷火针灸应用于风寒湿痹、肢体顽麻、痿弱无力、半身不遂等病证。

四、温针灸

温针灸是针刺与艾灸结合应用的一种方法，适用于既需要留针而又适宜用艾灸的病证。

第三节　灸法的注意事项

一、施灸的先后顺序（助理不考）

临床上一般先灸上部，后灸下部，先灸阳部，后灸阴部，壮数是先少而后多，艾炷是先小而后大。但在特殊情况下，可酌情而施。如脱肛时，即可先灸长强以收肛，后灸百会以举陷。因此不可过于拘泥。

二、施灸的禁忌

1. 实热证、阴虚发热者，一般均不适宜灸治。
2. 颜面、五官和有大血管的部位以及关节活动部位，不宜采用瘢痕灸。
3. 妊娠妇女的腹部和腰骶部也不宜施灸。
4. 一般空腹、过饱、极度疲劳和对灸法恐惧者，应慎施灸。
5. 体弱患者，灸治时艾炷不宜过大，刺激量不可过强，以防晕灸。一旦发生晕灸，应立即停止施灸，并做出及时处理，其方法同晕针。

三、灸后处理

1. 施灸后，局部皮肤出现微红灼热，属于正常现象，无须处理。
2. 如因施灸过量，时间过长，局部出现小水疱，只要注意不擦破，可任其自然吸收。
3. 如水疱较大，可用消毒的毫针刺破水疱，放出水液，或用注射针抽出水液，再涂以烫伤油等，并以纱布包敷。
4. 如用化脓灸者，在灸疮化脓期间，要注意适当休息，加强营养，保持局部清洁，并可用敷料保护灸疮，以防污染，待其自然愈合。
5. 如处理不当，灸疮脓液呈黄绿色或有渗血现象者，可用消炎药膏或玉红膏涂敷。

此外，施灸时应注意艾火勿烧伤皮肤或衣物。用过的艾条等，应装入小口玻璃瓶或筒内，以防复燃。

命题趋势 考试多以 A1、B1 题型为主，考查各种灸法的应用。

金题直击

1. 属于间接灸的是

A. 无瘢痕灸　　B. 隔附子饼灸

C. 蒜泥灸　　D. 太乙神灸

E. 温灸器灸

【答案】B

【解题思路】

间接灸包括：隔姜灸、隔蒜灸、隔盐灸、隔附子饼灸。

2. 属于艾炷灸的是

A. 温针灸

B. 隔盐灸

C. 回旋灸

D. 温和灸

E. 蒜泥灸

【答案】B

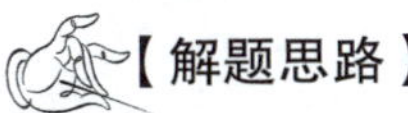【解题思路】

艾炷灸包括直接灸和间接灸。直接灸又分为瘢痕灸和无瘢痕灸，间接灸又根据所隔药物不同分为隔姜、盐、附子饼、蒜灸法。

3. 隔姜灸多用于治疗

A. 阳痿早泄

B. 中风脱证

C. 未溃疮疡

D. 肺痨瘰疬

E. 风寒痹痛

【答案】E

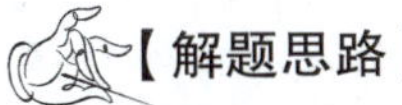【解题思路】

隔姜灸有温胃止呕、散寒止痛的作用，常用于因寒而致的呕吐、腹痛以及风寒痹痛等病证。

4. 瘢痕灸治疗的病证是

A. 肺痨、瘰疬

B. 虚寒病证

C. 风寒痹痛

D. 阳痿早泄

E. 疮疡久溃不敛

【答案】A

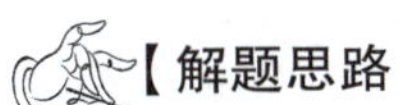【解题思路】

瘢痕灸在临床上常用于治疗哮喘、肺痨、瘰疬等慢性顽疾。

5. 化脓灸所属的灸法是

A. 直接灸

B. 间接灸

C. 悬起灸

D. 实按灸

E. 天灸

【答案】A

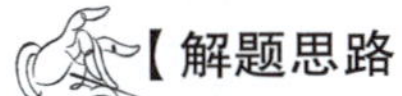【解题思路】

化脓灸也称为瘢痕灸，属于中医针灸直接灸的一种。

高频考点速递

瘢痕灸每壮艾炷必须燃尽，除去灰烬，继续易炷再灸，灸完规定壮数。

第二十四单元　拔罐法

一、拔罐方法

拔罐方法及操作考点见表 24-1。

拔罐操作时，应根据部位选择大小合适的罐，注意避免烧伤患者皮肤，留罐过程中应注意观察，一般避免出现水疱。皮肤有过敏、溃疡、水肿现象的部位，以及妊娠妇女的腹部和腰骶部不宜拔罐。

二、拔罐的作用和适用范围

1. 拔罐的作用　拔罐法具有通经活络、行气活血、消肿止痛、祛风散寒等作用。

表 24-1 拔罐方法及操作考点

拔罐方法	操作考点
留罐法	留罐的时间一般为 5 ～ 15 分钟；单罐、多罐皆可应用
走罐法	拔罐时先在施术部位的皮肤或罐口上，涂一层润滑油；所拔部位的皮肤红润、充血，甚或瘀血时为度；适用于面积较大，肌肉丰厚部位，如脊背、腰臀、大腿等部位
闪罐法	反复多次地拔住起下、起下拔住，直至皮肤潮红、充血或瘀血为度；多用于局部皮肤麻木、疼痛或功能减退等疾患，尤其适用于不宜留罐的部位，如小儿、年轻女性的面部
刺血拔罐法	施术部位的皮肤消毒后，用三棱针点刺或皮肤针叩刺出血后，再将火罐吸附于点刺的部位，使之出血，以加强刺血治疗的作用。出血量视病情而定，少则几滴，多则 3 ～ 5mL。一般刺血后拔罐留置 5 ～ 15 分钟。多用于热证、实证、瘀血证及某些皮肤病，如神经性皮炎、痤疮、丹毒、扭伤、乳痈等
留针拔罐法	针刺留针时，将罐拔在以针为中心的部位上；留置 5 ～ 10 分钟；待皮肤红润、充血或瘀血时，将罐起下后出针

2. 拔罐的适用范围 适用范围较为广泛，一般多用于风寒湿痹、腰背肩臂腿痛、关节痛、软组织闪挫扭伤、伤风感冒、头痛、咳嗽、哮喘、胃脘痛、呕吐、腹痛、痛经、中风偏枯、瘀血痹阻等。此外可用于防病保健、消除疲劳。

三、拔罐的注意事项

1. 动作要稳、准、轻、快，患者体位要舒适，拔罐后不要移动体位；同时拔多个罐时，罐间距离不宜太近；拔针罐时应避免碰压针柄；留罐过程中，若出现疼痛可减压放气或立即起罐；起罐时不可强拉或旋转罐具，以免引起疼痛或损伤。

2. 拔罐时要选择适当体位和肌肉丰满的部位。若体位不当、移动、骨骼凸凹不平，毛发较多的部位，火罐容易脱落，均不适用。

3. 拔罐时要根据所拔部位的面积大小而选择大小适宜的罐。

4. 用火罐时应注意勿灼伤或烫伤皮肤。若烫伤或留罐时间太长而皮肤起水疱时，小的无须处理，仅敷以消毒纱布，防止擦破即可。水疱较大时，用消毒针将水放出，涂以烫伤油等，或用消毒纱布包敷，以防感染。

5. 皮肤过敏、溃疡、水肿及心脏大血管分布部位，不宜拔罐；高热抽搐者，以及妊娠妇女的腹部、腰骶部位，不宜拔罐；有自发性出血倾向疾患、高热、抽搐等禁止拔罐。

命题趋势 考试多以 A1 题型为主，考查拔罐方法操作、拔罐作用、适用范围、注意事项。

金题直击

1. 治疗热证、实证、瘀血证时宜选用的拔罐法是

A. 闪罐法　　B. 留罐法

C. 走罐法　　D. 留针拔罐法

E. 刺血拔罐法

【答案】E

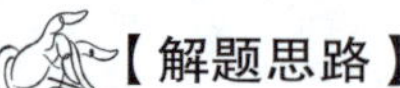【解题思路】

刺血拔罐法又称刺络拔罐法。多用于热证、实证、瘀血证及某些皮肤病，如神经性皮炎、痤疮、丹毒、扭伤、乳痈等。

2. 以下各项中，不属于拔罐治疗作用的是

A. 消肿止痛　　B. 解毒杀虫

C. 通经活络　　D. 祛风散寒

E. 行气活血

【答案】B

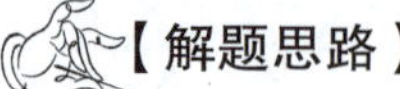【解题思路】

罐法具有通经活络、行气活血、消肿止痛、祛风散寒等作用。

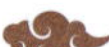

高频考点速递

闪罐法反复多次地拔住起下、起下拔住，直至皮肤潮红、充血或瘀血为度。

第二十五单元　其他针法

一、电针法

电针法是将针刺入腧穴得气后，在针具上通以适量脉冲电流，利用针和电两种刺激相结合，以防治疾病的一种方法。

（一）电针常用输出波形和适应证（表 25-1）

表 25-1　电针常用输出波形和适应证

波形	适应证
疏密波	促进气血循环、改善组织营养，消除炎性水肿。常用于各种痛症、软组织损伤、关节周围炎、面瘫、肌无力、局部冻伤、针刺麻醉等
断续波	常用于治疗痿证、瘫痪等
连续波	常用于治疗痿证和各种肌肉关节、韧带、肌腱的损伤等

（二）操作方法

1. 配穴处方　多选同侧肢体的穴位配对，以 1 ～ 3 对穴位为宜。

2. 电针方法　针刺入穴位有得气感应后，将输出电位器调至“0”位，将两根导线连接在两个配对的针柄上（或负极接主穴，正极接配穴），然后打开电源开关，选择波型，慢慢调高至适宜的输出电流量。通电时间一般在 5 ～ 20 分钟，如感觉弱时，可适当加大输出电流量，或暂时断电 1 ～ 2 分钟后再行通电。当达到预定时间后，先将输出电位器调至“0”位，然后关闭电源开关，取下导线，最后出针。

3. 电流的刺激强度　当电流开到一定强度时，患者有麻、刺感，这时的电流强度为“感觉阈”。若将电流强度继续增加至患者局部开始出现刺痛感时，此时的电流强度称为“痛阈”。所需强度因人、因部位、因病而异。一般情况下，应在感觉阈和痛阈之间调节适宜的刺激强度，以患者能耐受为宜。

为确保电针治疗的安全，连接导线时，一般应避免电流回路通过心脏、延髓、脊髓，输出电流强度不宜过大。此外，妊娠妇女慎用电针。

（三）适用范围

电针的适用范围基本和毫针刺法相同，故其治疗范围较广。临床常用于各种痛证、痹证和心、胃、肠、胆、膀胱、子宫等器官的功能失调，癫狂，肌肉、韧带、关节的损伤性疾病等，并可用于针刺麻醉。

二、三棱针法

用三棱针刺破人体的一定部位，放出少量血液，达到治疗疾病目的的方法，称三棱针法。

（一）操作方法

三棱针的针刺方法一般分为点刺法、散刺法、刺络法、挑刺法四种。

1. 点刺法　针刺前，在欲针刺部位上下用押手拇食指向针刺处推按，使血液积聚于针刺部位，继之用 2% 碘酒棉球消毒，再用 75% 酒精棉球脱碘，或用安尔碘局部消毒。针刺时，押手拇、食、中三指捏紧被刺部位，用刺手拇、食两指捏住针柄，中指指腹紧靠针身下端，针尖露出 2 ～ 5mm，对准已消毒的部位，刺入 2 ～ 5mm 深，随即将针迅速退出，轻轻挤压针孔周围，使出血少许，然后用消毒棉球按压针孔。此法多用于指、趾末端的十宣、十二井穴和耳尖及头面部的攒竹、上星、太阳等穴。

2. 散刺法　又称豹纹刺，是对病变局部周围进行点刺的一种方法。根据病变部位大小的不同，可刺

10～20针以上，由病变外缘环形向中心点刺，以促使瘀血或水肿得以排除，达到祛瘀生新、通经活络的目的。此法多用于局部瘀血、血肿或水肿、顽癣等。

3. 刺络法 先用带子或橡皮管，结扎在针刺部位上端（近心端），然后消毒。针刺时左手拇指压在被针刺部位下端，右手持三棱针对准针刺部位的静脉，刺入脉中（2～3mm），立即将针退出，使其流出少量血液，也可轻轻按压静脉上端，以助瘀血外出。出血停止后，再用无菌干棉球按压针孔。此法多用于曲泽、委中等穴，治疗急性吐泻、疼痛、中暑、发热等。

4. 挑刺法 用左手按压施术部位两侧，或捏起皮肤，使皮肤固定，右手持针迅速刺入皮肤1～2mm，随即将针身倾斜挑破皮肤，使之出少量血液或少量黏液。也有再刺入2～5mm深，将针身倾斜并使针尖轻轻挑起，挑断皮下部分纤维组织，然后出针，覆盖敷料。此法常用于肩周炎、胃痛、颈椎综合征、失眠、支气管哮喘、血管神经性头痛等。

（二）适用范围

三棱针疗法具有通经活络、开窍泻热、消肿止痛等作用。凡各种实证、热证、瘀血、疼痛等均可应用。较常用于某些急症和慢性病，如昏厥、高热、中暑、中风闭证、咽喉肿痛、目赤肿痛、顽癣、疖痈初起、扭挫伤、疳证、痔疮、顽痹、头痛、丹毒、指（趾）麻木等。

三、皮肤针法（助理不考）

皮肤针，又称“梅花针”“七星针”“罗汉针”，是以多支短针组成。运用皮肤针叩刺人体一定部位或穴位，激发经络功能，调整脏腑气血，以达到防治疾病目的的方法，叫皮肤针法。

（一）操作方法

1. 叩刺部位 皮肤针的叩刺部位，一般可分循经叩刺、穴位叩刺、局部叩刺三种。

2. 刺激强度与疗程 刺激的强度，是根据刺激的部位、患者的体质和病情的不同而决定的，一般分轻、中、重三种。刺激强度与表现见表25-2。

表25-2 刺激强度与表现

刺激强度	表现
轻刺	用力稍小，皮肤仅现潮红、充血为度
中刺	介于轻刺与重刺之间，以局部有较明显潮红，但不出血为度
重刺	用力较大，以皮肤有明显潮红，并有微出血为度

3. 操作

叩刺：针具和叩刺部位用酒精消毒后，以刺手拇指、中指、无名指握住针柄，食指伸直按住针柄中段，针头对准皮肤叩击，运用腕部的弹力，使针尖叩刺皮肤后，立即弹起，如此反复叩击。叩击时针尖与皮肤必须垂直，弹刺要准确，强度要均匀，可根据病情选择不同的刺激部位或刺激强度。

（二）适用范围

皮肤针的适用范围很广，临床各种病证均可应用，如近视、视神经萎缩、急性扁桃体炎、感冒、咳嗽、慢性肠胃病、便秘、头痛、失眠、腰痛、皮神经炎、斑秃、痛经等。

四、穴位注射法（助理不考）

（一）操作方法

1. 针具 消毒的注射器和针头，可根据需要选用不同型号。

2. 穴位选择 选穴原则同毫针刺法，同时，还可结合经络穴位诊察以选取阳性反应点。如在背部、胸腹部或四肢的特定穴部位出现的条索、结节、压痛，以及皮肤的凹陷、隆起、色泽变异等。软组织损伤可选取最明显的压痛点。一般每次2～4穴，不宜过多，以精为要。

3. 注射剂量 应根据药物说明书规定的剂量，不能过量。做小剂量注射时，可用原药物剂量的1/5～1/2。一般以穴位部位来分，耳穴可注射0.1mL，头面部可注射0.1～0.5mL，四肢部可注射1～2mL，胸背部可注射0.5～1mL，腰臀部可注射2～5mL或5%～10%葡萄糖液10～20mL。

4. 操作 首先使患者取舒适体位，选择适宜的消毒注射器和针头，抽取适量的药液，在穴位局部消毒后，手持注射器对准穴位或阳性反应点，快速刺入皮下，然后将针缓慢推进，达一定深度后产生得气感应，如无回血，便可将药液注入。凡急性病、体强者可用较强刺激，推液可快；慢性病、体弱者，宜用较轻刺激，推液可慢；一般疾病，则用中等刺激，推液也宜中等速度。如所用药液较多时，可由深至浅，边推药液边退针，或将注射针向几个方向注射药液。

5. 疗程 急症患者每日 1 ～ 2 次，慢性病一般每日或隔日 1 次，6 ～ 10 次为 1 疗程。反应强烈者，可隔 2 ～ 3 日 1 次，穴位可左右交替使用。每个疗程间可休息 3 ～ 5 日。

穴位注射操作时应严格消毒、预防感染，注意所用药物的配伍禁忌、副作用、过敏反应；避免损伤神经干，避免将药物注入关节腔、脊髓腔和血管内。

（二）适用范围

穴位注射法的适用范围很广，凡是针灸治疗的适应证大部分均可采用本法，如痹证、腰腿痛等。

五、火针法（助理不考）

火针法是将特制的针具用火烧红针体后，迅速刺入人体的腧穴或一定部位，达到治疗疾病目的的方法。

（一）操作方法

1. 术前准备

（1）选穴：与毫针的选穴规律基本相同。取穴一般宜少，实证和青壮年患者取穴可略多。要采取舒适体位，以防因患者治疗中改变姿势而影响取穴的准确性。

（2）消毒：对针刺部位用 75% 乙醇溶液消毒，或用 0.5% ～ 1% 碘伏棉球消毒后用 75% 乙醇棉球脱碘。

2. 烧针 用乙醇灯烧红针尖及针体，根据针刺深度，决定针体烧红长度。刺手拇指、食指、中指微曲夹持针柄，针尖指向病变部位，置针于火焰的上 1/3 处，先加热针体，再加热针尖。火针烧灼的热度应根据针刺深浅确定：若针刺较深，需烧至白亮；若针刺较浅，可烧至通红；若仅使针体在表皮部位轻而稍慢地烙熨，则烧至稍红即可。烧针是使用火针的关键步骤，一定要将针烧红才能使用，否则影响疗效。《针灸大成》说："灯上烧，令通红，用方有功。若不红，不能祛病，反损于人。"

3. 进针、出针 针体烧红后，应迅速、准确地刺入针刺部位，疾进疾退，也可刺入后留针 5 ～ 15 分钟再出针。出针后用无菌干棉球按压针孔，以减少疼痛并防止出血。

4. 火针常用刺法

（1）点刺法：在腧穴上施以单针点刺的方法。

（2）密刺法：在体表病灶上施以多针密集刺激的方法，每针间隔不超过 1cm。

（3）散刺法：在体表病灶上施以多针疏散刺激的方法，每针间隔 2cm 左右。

（4）围刺法：围绕体表病灶周围施以多针刺激的方法，针刺点在病灶与正常组织交界处。

（5）刺络法：用火针刺入体表血液瘀滞的血络，放出适量血液的方法。

5. 针刺深度 针刺的深度，要根据患者的病情、体质和年龄以及针刺部位的肌肉厚薄、血管深浅等而定。一般而言，四肢、腰背部腧穴针刺稍深，可刺 2 ～ 5 分，胸背部腧穴宜浅刺，可刺 1 ～ 2 分，痣、疣的针刺深度应以刺到其基底为宜。

6. 出针 操作完毕，火针出针提离皮肤后，要用消毒干棉球迅速按压针孔，以减轻疼痛。如针刺处出血，一般勿止，待其自止。

（二）适用范围

火针法具有温经散寒、活血化瘀、软坚散结、祛腐生肌、止痛缓急、清热解毒等作用。适应范围较为广泛，主要用于治疗疼痛类疾病，如风寒湿痹、颈痹、漏肩风、腰痛、膝痛、软组织扭伤；皮外科疾病，如蛇串疮、湿疹、神经性皮炎、痈疽、疮疡、瘘、痔、瘰疬等；也可用于胃下垂、泄泻、痢疾、脱肛、痛经、阳痿、小儿疳积、扁平疣、痣等疾病。

（三）注意事项

1. 治疗前应向患者做好解释工作，消除患者的恐惧心理。
2. 面部除用于治疗痣、疣等外，一般不宜用火针。
3. 血管和神经干分布部位不宜用火针。
4. 有自发性出血倾向的患者禁用火针。

5. 针后局部发痒，避免用手搔抓，以防感染。针刺后，局部呈现红晕或红肿未完全消失时，应注意局部清洁，以防感染。

6. 针刺较浅可不作特殊处理，若针刺3～5分，针刺后需用消毒纱布覆盖针孔，用胶布固定1～2天，以防感染。

命题趋势 以A1、B1题型为主，考查电针、三棱针、皮肤针、穴位注射法。

金题直击

1. 下列病症，不宜用三棱针治疗的是

A. 中风脱证

B. 急性腰扭伤

C. 丹毒

D. 咽喉肿痛

E. 高热惊厥

【答案】A

【解题思路】

三棱针刺法具有开窍泄热、活血化瘀、疏经通络、治疗顽固性痹证等作用，目前较常用于治疗中风闭证、咽痛、丹毒、扭挫伤、高热等。

2. 三棱针刺络法常取的腧穴是

A. 十宣、井穴

B. 曲泽、委中

C. 肺俞、胃俞

D. 合谷、太冲

E. 列缺、照海

【答案】B

【解题思路】

三棱针刺络法是指用三棱针刺入浅表血络放出适量血液的方法。常取的腧穴是曲泽、委中，用于治疗急性吐泻、中暑、发热等。

高频考点速递

三棱针疗法具有通经活络、开窍泻热、消肿止痛等作用。凡各种实证、热证、瘀血、疼痛等均可应用。

第二十六单元　头针、耳针（助理不考）

第一节　头　针

头针，又称头皮针，是在头部特定的穴线进行针刺防治疾病的一种方法。头针的理论依据主要有二：一是根据传统的脏腑经络理论；二是根据大脑皮层的功能定位在头皮的投影。

标准头穴线的定位和主治见表26-1。

表26-1　标准头穴线的定位和主治

标准线名称		定位	主治
额区4条	额中线	在额部正中，前发际线上下各0.5寸，从督脉神庭穴向下引一直线，长1寸	癫狂病、头痛、强笑、自哭、失眠、健忘、多梦、鼻病等
	额旁1线	在额部，直对目内眦，发际上下各半寸，从膀胱经眉冲穴向下引一直线，长1寸	冠心病、心绞痛、支气管哮喘、支气管炎、失眠等
	额旁2线	在额部，直对瞳孔，发际上下各半寸，从胆经头临泣穴向下引一直线，长1寸	急慢性胃炎、胃和十二指肠溃疡、肝胆疾病等
	额旁3线	在额部，从胃经头维穴内侧0.75寸起向下引一直线，长1寸	功能性子宫出血、阳痿、遗精、子宫脱垂、尿频、尿急等

标准线名称		定位	主治
顶区 5 条	顶中线	在头顶部，从督脉百会穴至前顶穴 1.5 寸	腰腿足病证（如瘫痪、麻木、疼痛）以及皮层性多尿、脱肛、小儿夜尿、高血压、头顶痛等
	顶颞前斜线	在头侧部，从督脉前顶穴至颞部胆经悬厘穴的连线	全线分 5 等分，上 1/5 治疗对侧下肢中枢性瘫痪，中 2/5 治疗对侧上肢中枢性瘫痪，下 2/5 治疗对侧中枢性面瘫、运动性失语、流涎、脑动脉粥样硬化等
	顶颞后斜线	在头侧部，顶颞前斜线之后 1 寸，与其平行的线。从督脉百会至颞部胆经曲鬓穴的连线	全线分 5 等分，上 1/5 治疗对侧下肢感觉异常，中 2/5 治疗对侧上肢感觉异常，下 2/5 治疗对侧头面部感觉异常
	顶旁 1 线	在头顶部，督脉旁 1.5 寸，从膀胱经承光穴向后引一直线，长 1.5 寸	腰腿足病证，如瘫痪、麻木、疼痛等
	顶旁 2 线	在头顶部，督脉旁开 2.25 寸，从胆经正营穴向后引一直线，长 1.5 寸	肩、臂、手等病证，如瘫痪、麻木、疼痛等
颞区 2 条	颞前线	在头侧面，从胆经颔厌穴至悬厘穴的连线	偏头痛、运动性失语、周围性面神经麻痹和口腔疾病
	颞后线	在头侧面，从胆经率谷穴向下至曲鬓穴的连线	偏头痛、耳鸣、耳聋、眩晕等
枕区 3 条	枕上正中线	在枕部，即督脉强间穴至脑户穴的连线	眼病
	枕上旁线	枕部，枕外隆凸，督脉脑户穴旁开 0.5 寸起，向上引一直线，长 1.5 寸	皮层性视力障碍、白内障、近视等
	枕下旁线	在枕部，从膀胱经玉枕穴向下引一直线，长 2 寸	小脑疾病引起的平衡障碍、后头痛等

第二节　耳　针

耳针，是用针刺或其他方法刺激耳郭穴位，以防治疾病的一种方法。其治疗范围较广，操作方便，且对疾病的诊断也有一定的参考意义。

一、常用耳穴的部位和主治

（一）耳轮穴位

将耳轮分为 12 个区。耳轮脚为耳轮 1 区。耳轮脚切迹到对耳轮下脚上缘之间的耳轮分为 3 等分，自下向上依次为耳轮 2 区、3 区、4 区；对耳轮下脚上缘到对耳轮上脚前缘之间的耳轮为耳轮 5 区；对耳轮上脚缘到耳尖之间的耳轮为耳轮 6 区；耳尖到耳轮结节上缘为耳轮 7 区；耳轮结节上缘到耳轮结节下缘为耳轮 8 区。耳轮结节下缘到轮垂切迹之间的耳轮分为 4 等分，自上而下依次为耳轮 9 区、10 区、11 区和 12 区。

耳轮穴位见表 26-2。

表 26-2　耳轮穴位

穴位名称	部位	主治
耳中	在耳轮脚处，即耳轮 1 区	呃逆、荨麻疹、皮肤瘙痒症、小儿遗尿、咯血、出血性疾病
外生殖器	在对耳轮下脚前方的耳轮处，即耳轮 4 区	睾丸炎、附睾炎、外阴瘙痒症
耳尖	在耳郭向前对折的上部尖端处，即耳轮 6 区、7 区交界处	发热、高血压、急性结膜炎、麦粒肿、牙痛、失眠

（二）耳舟穴位

将耳舟分为 6 等分，自上而下依次为耳舟 1 区、2 区、3 区、4 区、5 区、6 区。

耳舟穴位见表 26-3。

表 26–3　耳舟穴位

穴位名称	部位	主治
风溪	在耳轮结节前方，指区与腕区之间，即耳舟 1 区、2 区交界处	荨麻疹、皮肤瘙痒症、过敏性鼻炎
肘	在腕区的下方处，即耳舟 3 区	肱骨外上髁炎、肘部疼痛
肩	在肘区的下方处，即耳舟 4 区、5 区	肩关节周围炎、肩部疼痛

（三）对耳轮穴位

将对耳轮分为 13 区。

对耳轮上脚分为上、中、下 3 等分；下 1/3 为对耳轮 5 区，中 1/3 为对耳轮 4 区；再将上 1/3 分为上、下 2 等分，下 1/2 为对耳轮 3 区，再将上 1/2 分为前后 2 等分，后 1/2 为对耳轮 2 区，前 1/2 为对耳轮 1 区。

对耳轮下脚分为前、中、后 3 等分，中、前 2/3 为对耳轮 6 区，后 1/3 为对耳轮 7 区。

对耳轮体从对耳轮上、下脚分叉处至轮屏切迹分为 5 等分，再沿对耳轮耳甲缘将对耳轮体分为前 1/4 和后 3/4 两部分，前上 2/5 为对耳轮 8 区，后上 2/5 为对耳轮 9 区，前中 2/5 为对耳轮 10 区，后中 2/5 为对耳轮 11 区，前下 1/5 为对耳轮 12 区，后下 1/5 为对耳轮 13 区。

对耳轮穴位见表 26-4。

表 26–4　对耳轮穴位

穴位名称	部位	主治
跟	在对耳轮上脚前上部，即对耳轮 1 区	足跟痛
膝	在对耳轮上脚中 1/3 处，即对耳轮 4 区	膝关节疼痛、坐骨神经痛
坐骨神经	在对耳轮下脚的前 2/3 处，即对耳轮 6 区	坐骨神经痛、下肢瘫痪
交感	在对耳轮下脚末端与耳轮内缘相交处，即对耳轮 6 区前端	胃肠痉挛、心绞痛、胆绞痛、输尿管结石、自主神经功能紊乱
腰骶椎	在腹区后方，即对耳轮 9 区	腰骶部疼痛

（四）三角窝穴位

将三角窝由耳轮内缘至对耳轮上、下脚分叉处分为前、中、后 3 等分，中 1/3 为三角窝 3 区；再将前 1/3 分为上、中、下 3 等分，上 1/3 为三角窝 1 区，中、下 2/3 为三角窝 2 区；再将后 1/3 分为上、下 2 等分，上 1/2 为三角窝 4 区，下 1/2 为三角窝 5 区。

三角窝穴位见表 26-5。

表 26–5　三角窝穴位

穴位名称	部位	主治
内生殖器	在三角窝前 1/3 的下部，即三角窝 2 区	痛经、月经不调、白带过多、功能性子宫出血、阳痿、遗精、早泄
神门	在三角窝后 1/3 的上部，即三角窝 4 区	失眠、多梦、戒断综合征、癫痫、高血压、神经衰弱
盆腔	在三角窝后 1/3 的下部，即三角窝 5 区	盆腔炎、附件炎

（五）耳屏穴位

将耳屏分成 4 区。耳屏外侧面分为上、下 2 等分，上部为耳屏 1 区，下部为耳屏 2 区。将耳屏内侧面分为上、下 2 等分，上部为耳屏 3 区，下部为耳屏 4 区。

耳屏穴位见表 26-6。

（六）对耳屏穴位

将对耳屏分为 4 区。由对屏尖及对屏尖至轮屏切迹连线之中点分别向耳垂上线作两条垂线，将对耳屏外侧面及其后部分成前、中、后 3 区，前为对耳屏 1 区，中为对耳屏 2 区，后为对耳屏 3 区。对耳屏内侧面为对耳屏 4 区。

对耳屏穴位见表 26-7。

表 26-6　耳屏穴位

穴位名称	部位	主治
外鼻	耳屏外侧面中部，即耳屏 1 区、2 区之间	鼻前庭炎、鼻炎
肾上腺	在耳屏游离缘下部尖端，即耳屏 2 区后缘处	低血压、风湿性关节炎、腮腺炎、链霉素中毒、眩晕、哮喘、休克
咽喉	在耳屏内侧面上 1/2 处，即耳屏 3 区	声音嘶哑、咽炎、扁桃体炎、失语、哮喘
内鼻	在耳屏内侧面下 1/2 处，即耳屏 4 区	鼻炎、上颌窦炎、鼻衄

表 26-7　对耳屏穴位

穴位名称	部位	主治
枕	在对耳屏外侧面的后部，即对耳屏 3 区	头晕、头痛、癫痫、哮喘、神经衰弱
皮质下	在对耳屏内侧面，即对耳屏 4 区	痛证、间日疟、神经衰弱、假性近视、失眠
缘中	在对耳屏游离缘上，对屏尖与轮屏切迹之中点处，即对耳屏 2 区、3 区、4 区交点处	遗尿、内耳眩晕症、尿崩症、功能性子宫出血
脑干	在轮屏切迹处，即对耳屏 3 区、4 区之间	眩晕、后头痛、假性近视

（七）耳甲穴位

将耳甲用标志点、线分为 18 个区。在耳轮的内缘上，设耳轮脚切迹至对耳轮下脚间中、上 1/3 交界处为 A 点；在耳甲内，由耳轮脚消失处向后作一水平线与对耳轮耳甲缘相交，设交点为 D 点；设耳轮脚消失处至 D 点连线中、后 1/3 交界处为 B 点；设外耳道口后缘上 1/4 与下 3/4 交界处为 C 点；从 A 点向 B 点作一条与对耳轮耳甲艇缘弧度大体相仿的曲线；从 B 点向 C 点作一条与耳轮脚下缘弧度大体相仿的曲线。

将 BC 线前段与耳轮脚下缘间分成 3 等分，前 1/3 为耳甲 1 区，中 1/3 为耳甲 2 区，后 1/3 为耳甲 3 区。ABC 线前方，耳轮脚消失处为耳甲 4 区。将 AB 线前段与耳轮脚上缘及部分耳轮内缘间分成 3 等分，后 1/3 为耳甲 5 区，中 1/3 为耳甲 6 区，前 1/3 为耳甲 7 区。将对耳轮下脚下缘前、中 1/3 交界处与 A 点连线，该线前方的耳甲艇部为耳甲 8 区。将 AB 线前段与对耳轮下脚下缘间耳甲 8 区以后的部分，分为前、后 2 等分，前 1/2 为耳甲 9 区，后 1/2 为耳甲 10 区。在 AB 线后段上方的耳甲艇部，将耳甲 10 区后缘与 BD 线之间分成上、下 2 等分，上 1/2 为耳甲 11 区，下 1/2 为耳甲 12 区。由轮屏切迹至 B 点作连线，该线后方、BD 线下方的耳甲腔部为耳甲 13 区。以耳甲腔中央为圆心，圆心与 BC 线间距离的 1/2 为半径作圆，该圆形区域为耳甲 15 区。过 15 区最高点及最低点分别向外耳门后壁作两条切线，切线间为耳甲 16 区。15、16 区周围为耳甲 14 区。将外耳门的最低点与对耳屏耳甲缘中点相连，再将该线以下的耳甲腔部分为上、下 2 等分，上 1/2 为耳甲 17 区，下 1/2 为耳甲 18 区。

耳甲穴位见表 26-8。

表 26-8　耳甲穴位

穴位名称	部位	主治
口	在耳轮脚下方前 1/3 处，即耳甲 1 区	面瘫、口腔炎、胆囊炎、胆石症、戒断综合征、牙周炎、舌炎
胃	在耳轮脚消失处，即耳甲 4 区	胃痉挛、胃炎、胃溃疡、失眠、牙痛、消化不良、恶心呕吐、前额痛
大肠	在耳轮脚及部分耳轮与 A、B 线之间的前 1/3 处，即耳甲 7 区	腹泻、便秘、咳嗽、牙痛、痤疮
艇角	在对耳轮下脚下方前部，即耳甲 8 区	前列腺炎、尿道炎
膀胱	在对耳轮下脚下方中部，即耳甲 9 区	膀胱炎、遗尿、尿潴留、腰痛、坐骨神经痛、后头痛
肾	在对耳轮下脚下方后部，即耳甲 10 区	腰痛、耳鸣、神经衰弱、肾盂肾炎、遗尿、哮喘、月经不调、阳痿、遗精、早泄
胰胆	在耳甲艇的后上部，即耳甲 11 区	胆囊炎、胆石症、胆道蛔虫病、偏头痛、带状疱疹、中耳炎、耳鸣、急性胰腺炎

续表

穴位名称	部位	主治
肝	在耳甲艇的后下部，即耳甲 12 区	胁痛、眩晕、经前期紧张症、月经不调、更年期综合征、高血压、假性近视、单纯青光眼
脾	在 BD 线下方，耳甲腔的后上部，即耳甲 13 区	腹胀、腹泻、便秘、食欲不振、功能性子宫出血、白带过多、内耳眩晕症
心	在耳甲腔正中凹陷处，即耳甲 15 区	心动过速、心律不齐、心绞痛、无脉症、神经衰弱、癔症、口舌生疮
肺	在心、气管区周围处，即耳甲 14 区	咳嗽、胸闷、声音嘶哑、皮肤瘙痒症、荨麻疹、便秘、戒断综合征
三焦	在外耳门后下，肺与内分泌区之间，即耳甲 17 区	便秘、腹胀、上肢外侧疼痛
内分泌	在屏间切迹内，耳甲腔的前下部，即耳甲 18 区	痛经、月经不调、更年期综合征、痤疮、间日疟、甲状腺功能减退或亢进症

（八）耳垂穴位

耳垂分为 9 区。在耳垂上线至耳垂下缘最低点之间作两条等距离平行线，于上平行线上引两条垂直等分线，将耳垂分为 9 个区，上部由前到后依次为耳垂 1 区、2 区、3 区；中部由前到后依次为耳垂 4 区、5 区、6 区；下部由前到后依次为耳垂 7 区、8 区、9 区。

耳垂穴位见表 26-9。

表 26–9　耳垂穴位

穴位名称	部位	主治
牙	在耳垂正面前上部，即耳垂 1 区	牙痛、牙周炎、低血压
眼	在耳垂正面中央部，即耳垂 5 区	急性结膜炎、电光性眼炎、麦粒肿、假性近视
面颊	在耳垂正面与内耳区之间，即耳垂 5 区、6 区交界处	周围性面瘫、三叉神经痛、痤疮、扁平疣、面肌痉挛、腮腺炎
扁桃体	在耳垂正面下部，即耳垂 7 区、8 区、9 区	扁桃体炎、咽炎

（九）耳背穴位

将耳背分为 5 区。分别过对耳轮上、下脚分叉处耳背对应点和轮屏切迹耳背对应点作两条水平线，将耳背分为上、中、下 3 部，上部为耳背 1 区，下部为耳背 5 区，再将中部分为内、中、外 3 等分，内 1/3 为耳背 2 区，中 1/3 为耳背 3 区，外 1/3 为耳背 4 区。

耳背沟

【部位】在对耳轮沟和对耳轮上下脚沟处。

【作用】高血压、皮肤瘙痒症。

（十）耳根穴位（略）

二、临床选穴原则及注意事项

（一）选穴原则

1. 按相应部位选穴　当机体患病时，在耳郭的相应部位上有一定的敏感点，它便是本病的首选穴位，如胃痛取“胃”穴等。

2. 按脏腑辨证选穴　根据脏腑学说的理论，按各脏腑的生理功能和病理反应进行辨证取穴。如脱发取“肾”穴，皮肤病取“肺”“大肠”穴等。

3. 按经络辨证选穴　即根据十二经脉循行和其病候选取穴位。如坐骨神经痛取“膀胱”或“胰胆”穴，牙痛取“大肠”穴等。

4. 按西医学理论选穴　耳穴中一些穴名是根据西医学理论命名的，如“交感”“肾上腺”“内分泌”等。这些穴位的功能基本上与西医学理论一致，故在选穴时应考虑其功能，如炎性疾病取“肾上腺”穴。

5. 按临床经验选穴 临床实践发现有些耳穴具有治疗本部位以外疾病的作用，如“外生殖器”穴可以治疗腰腿痛。

（二）注意事项

1. 严格消毒，防止感染。有创面和炎症部位禁针。针刺后如针孔发红、肿胀，应及时涂2.5%碘酒，防止化脓性软骨膜炎的发生。
2. 对扭伤和运动障碍的患者，进针后应嘱其适当活动患部，有助于提高疗效。
3. 有习惯性流产的妊娠妇女应禁针。
4. 患有严重器质性病变和伴有高度贫血者不宜针刺，对严重心脏病、高血压者不宜行强刺激法。
5. 耳针治疗时亦应注意防止发生晕针，一旦发生应及时处理。

高频考点速递

1. 顶颞前斜线——全线分5等分，上1/5治疗对侧下肢中枢性瘫痪，中2/5治疗对侧上肢中枢性瘫痪，下2/5治疗对侧中枢性面瘫、运动性失语、流涎、脑动脉粥样硬化等。
2. 顶旁1线——腰腿病证，如瘫痪、麻木、疼痛等。

第二十七单元　针灸治疗总论

第一节　针灸治疗原则

针灸的治疗原则可归纳为补虚泻实、清热温寒、标本缓急、三因制宜。

一、补虚泻实

疾病有虚实，针灸分补泻，虚者宜补，实者宜泻。

（一）虚则补之，陷下则灸之

1. 虚则补之 是指虚证采用补法治疗。针刺治疗虚证，主要是通过选择具有补虚作用的腧穴，选用具有补虚作用的针灸方法，采用刺灸手法之补法等来实现的。如特定穴中背俞穴、原穴偏于补益，脏腑经脉的虚损之证，取相应的脏腑背俞穴、原穴治疗，可改善脏腑功能，补益阴阳气血的不足。

2. 陷下则灸之 属于“虚则补之”的范畴，即指气虚下陷的治疗原则是以灸治为主。对于因脏腑经络之气虚弱，中气不足，气血及内脏失于固摄而出现的一系列病证，如久泻、久痢、遗尿、脱肛等，常灸百会、神阙、气海、关元等穴以补中益气、升阳举陷。

（二）实则泻之，菀陈则除之

1. 实则泻之 是指实证采用泻法治疗。同义者还有“满则泻之”“邪盛则虚之”。针刺治疗实证，主要是通过选择具有泻实作用的腧穴，选用具有泻实作用的针灸方法，采用刺灸手法之泻法等来实现的。如特定穴中井穴、募穴偏于泻实，脏腑经脉的实证，取相应的井穴、募穴，可调节脏腑功能，疏泄脏腑邪气。

2. 菀陈则除之 属于“实则泻之”的范畴，是实证用泻法的一种。“菀”同“瘀”，有瘀结、瘀滞之义。“陈”即“陈旧”，引申为时间长久。“菀陈”泛指体表络脉瘀阻之类的病证。“除”即“清除”，指清除瘀血的刺血疗法。“菀陈则除之”指络脉瘀阻之类的病证可用清除瘀血的刺血疗法。对于病久入络及跌仆损伤、毒蛇咬伤、丹毒、腱鞘囊肿等病证，宜采用三棱针或皮肤针等方法使之出血，达到活血化瘀、消肿止痛的目的。

（三）不盛不虚以经取之

指由于病变脏腑、经脉本身的病变，而不涉及其他脏腑、经脉，属于本经自病者，治疗应当取本经穴。此“不盛不虚”，并非病证本身无虚实可言，而是脏腑、经络虚实表现不明显。临床应用时还要注意，当针下得气后，一般再行均匀的提插捻转手法（即平补平泻），使本经的气血调和，脏腑功能恢复正常。

二、清热温寒

清热是指治疗热证用清法，温寒是指治疗寒证用温法。

（一）热则疾之

指热性病证的治疗原则是浅刺疾出或点刺放血，手法宜轻而快，可以不留针或短暂留针，以清泻热毒。如风热感冒，常取大椎、曲池、合谷、外关等穴，浅刺疾出，可达到清热解表的目的。若伴有咽喉肿痛者，可用三棱针在少商穴点刺出血，以加强泻热、消肿、止痛的作用。

（二）寒则留之

指寒性病证的治疗原则是深刺而久留针，以达温经散寒的目的。因寒性凝滞而主收引，针刺时不易得气，故应留针候气；加艾灸更能助阳散寒，使阳气得复，寒邪乃散。如寒邪在表，留于经络者，艾灸法较为适宜；若寒邪在里，凝滞脏腑，则针刺应深而久留，或配合"烧山火"针刺手法，或加用艾灸，以温针法最为适宜。

三、治病求本

"标""本"是相对的概念。正气为本，邪气为标；病因为本，症状为标；旧病、原发病为本，新病、继发病为标等。治病分标本缓急，就是抓主要矛盾。

1. 急则治标 指标病急于本病时，首先要治疗标病，治标是在紧急情况下的一种权宜之计，而治本才是治病的根本目的。如不论何种原因引起的尿潴留，均应首先针刺中极、膀胱俞、水道、秩边、委阳，急利小便，然后再根据疾病的发生原因从本论治。

2. 缓则治本 尤其对于慢性病和急性病的恢复期有重要的指导意义。如脾胃虚弱，气血化生不足而引起的月经量少或闭经，经少或闭经为标，脾胃虚弱为本，治宜针灸足三里、三阴交、血海、中脘以补益脾胃，脾胃和气血足，则月经自调。

3. 标本同治 当标病和本病处于俱重或俱缓的状态时，单纯地扶正或祛邪都不利于病情的恢复，应当采取标本同治的方法。如肾虚腰痛，治当补肾壮腰、通络止痛，可取肾俞、大钟补肾壮腰以治本，取阿是、委中通络止痛以治标。

四、三因制宜

三因制宜是指因人、因时、因地制宜，即根据治疗对象、地理环境、季节（包括时辰）等具体情况制订适宜的治疗方法。

1. 因人制宜 是指根据患者的体质、性别、年龄等不同特点而选择适宜的治疗方法。

2. 因时制宜 是根据不同的季节和时辰特点，选择适宜的治疗方法。如治疗痛经一般在月经来潮前几天开始针灸。

3. 因地制宜 是根据不同的地理环境特点选择适宜的治疗方法。

第二节 针灸治疗作用

一、疏通经络

疏通经络是指针灸通过调理经气，使瘀阻的经络通畅而发挥其正常生理功能，是针灸最基本和最直接的治疗作用。要达到疏通经络的作用，临床中主要是通过经络、腧穴配伍和针灸方法的作用，使经络通畅，气血运行正常，从而达到治疗疾病的目的。在具体针灸方法上，可选择相应腧穴，采用毫针刺、三棱针点刺出血、皮肤针叩刺、拔罐等。

二、调和阴阳

调和阴阳是指针灸可使机体从阴阳失衡的状态向平衡状态转化，是针灸治疗最终要达到的根本目的。针灸调和阴阳的作用，也是通过经络、腧穴配伍和针灸方法来实现的。此外，由于阴阳之间可相互化生，相互影响，故治阴应顾及阳，治阳应顾及阴，临床上常用的刺募穴治疗六腑病，刺背俞穴治疗五脏病，便是"从阴引阳，从阳引阴"刺法的典型应用，其核心仍是调和阴阳。

三、扶正祛邪

扶正祛邪是指针灸可扶助正气而祛除病邪。扶正祛邪既是疾病向良性方向转归的基本保证，又是针灸治疗疾病的作用过程。其扶正祛邪的作用主要是通过相应的腧穴配伍和针灸方法来实现的。针灸相关的经络、穴位，通过补虚泻实，既可以调和人体自身的气血，又可以祛除入侵的病邪，起到扶正祛邪的作用。

第三节　针灸处方

一、选穴原则

选穴原则及意义见表 27-1。

表 27-1　选穴原则及意义

选穴原则	意义
近部选穴	体现了“腧穴所在，主治所在”的治疗规律，如眼病取睛明，耳病取听宫，鼻病取迎香，胃痛取中脘，膝痛取膝眼等
远部选穴	体现了“经脉所通，主治所及”的治疗规律，如胃痛选足阳明胃经的足三里，腰背痛选足太阳膀胱经的委中，上牙痛选足阳明胃经的内庭，下牙痛选手阳明大肠经的合谷等
辨证选穴	辨证选穴是根据疾病的证候特点，分析病因病机而辨证选取穴位的方法。需辨证选穴，如肾阴不足导致的虚热选肾俞、太溪，心肾不交导致的失眠选心俞、肾俞等
对症选穴	对症选穴是针对疾病的个别突出的症状而选取穴位，又称为“经验选穴”，如发热取大椎，痰多取丰隆、哮喘取定喘，虫证取百虫窝，落枕取外劳宫，腰痛取腰痛点，面瘫取牵正，目赤取耳尖等

二、配穴方法

主要包括按部位配穴和按经脉配穴两大类。按部位配穴方法及应用见表 27-2，按经配穴方法及应用见表 27-3。

表 27-2　按部位配穴方法及应用

配穴方法	应用
远近配穴法	如眼病以局部的睛明、邻近的风池、远端的光明相配
上下配穴法	如头项强痛，上取大椎、下配昆仑；胸腹满闷，上取内关、下配公孙；子宫脱垂，上取百会、下配气海；胃脘痛，上取内关、下取足三里；咽痛，上取鱼际、下取太溪。八脉交会穴的配对应用即属于上下配穴法
前后配穴法	如肺病前取中府，后取肺俞；心胸疾病前取巨阙，后取心俞；胃脘疼痛，前取中脘、梁门，后取胃俞、筋缩等。俞募配穴属于前后配穴法
左右配穴法	如胃痛可选双侧足三里、梁丘穴等。但左右配穴法并不局限于选双侧同一腧穴，如右侧面瘫可取右侧的地仓、颊车和左侧合谷，左侧偏头痛选左侧的太阳和右侧的外关同样属于左右配穴。另外，左右配穴法既可以左右同取，也可以左病取右、右病取左

表 27-3　按经配穴方法及应用

配穴方法	应用
本经配穴法	如胆经郁热导致的少阳头痛，可取率谷、风池、侠溪；胃火循经上扰牙痛，可取颊车、内庭
表里经配穴法	如风热袭肺导致的感冒咳嗽，可选肺经尺泽配大肠经曲池、合谷。另外，原络配穴法是表里经配穴法在临床上具体运用
同名经配穴法	如阳明头痛取手阳明经的合谷配足阳明经的内庭

命题趋势　以 A1、B1 题型为主，考查针灸的治疗原则、治疗作用及针灸处方。

金题直击

1. 根据针灸治疗原则，菀陈则应采用的治疗原则是

A. 留之

B. 泻之

C. 补之

D. 疾之

E. 除之

【答案】E

【解题思路】

根据针灸治疗原则：虚则补之，陷下则灸之；实则泻之，菀陈则除之；不盛不虚以经取之。

2. 属于针灸选穴原则的是

A. 前后选穴

B. 对症选穴

C. 远近取穴

D. 左右取穴

E. 上下取穴

【答案】B

【解题思路】

针灸选穴原则有近部选穴、远部选穴、辨证选穴、对症选穴；而前后选穴、远近取穴、左右取穴、上下取穴均属于配穴方法。

3. 下列各项中，属于近部选穴的是

A. 头痛取膈俞

B. 脱肛取百会

C. 咳嗽取列缺

D. 鼻病选迎香

E. 牙痛选合谷

【答案】D

【解题思路】

迎香位于鼻旁，近部选穴用于治疗鼻塞、鼻不闻香臭等，头痛选膈俞、脱肛选百会为辨证选穴，牙痛选合谷为远部取穴。

4. 下列各项中，属于远部选穴的是

A. 面瘫选风池

B. 胃痛选中脘

C. 耳聋选听宫

D. 扭伤取阿是穴

E. 头痛选至阴

【答案】E

【解题思路】

ABCD 选项都属于近部选穴。E 选项中，至阴是治疗头痛的主穴，也属于远部选穴。

5. 下列各项中，不属于同名经配穴的是

A. 耳鸣取中渚、足临泣

B. 头痛取外关、阳陵泉

C. 失眠取神门、三阴交

D. 牙痛取合谷、内庭

E. 便秘取天枢、曲池

【答案】C

【解题思路】

同名经配穴是指同名手足经，如手阳明和足阳明、手太阴和足太阴等。神门是手少阴腧穴，三阴交为足太阴腧穴，不属于同名经配穴。

6. 下列各组取穴中，属于前后配穴法的是

A. 厥阴俞、巨阙

B. 三焦俞、京门

C. 肝俞、章门

D. 心俞、膻中

E. 胆俞、日月

【答案】E

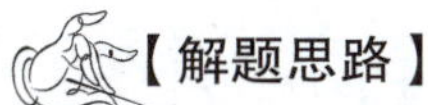【解题思路】

将人体前部和后部的腧穴配合应用的方法，主要指将胸腹部和背腰部的腧穴配合应用，又称“腹背阴阳配穴法”。俞募配穴属于前后配穴法。

高频考点速递

“菀陈则除之”指络脉瘀阻之类的病证可用清除瘀血的刺血疗法。

第二十八单元　内科病证的针灸治疗

考试分值

节	年份／级别	2019	2020	2021	2022	2023
头痛	执业	2	1	1	2	2
	助理	1	0	1	1	1
面痛	执业	0	1	0	1	0
	助理	—	—	—	—	—
腰痛	执业	1	1	1	1	1
	助理	1	1	1	1	1
痹证	执业	2	2	1	1	1
	助理	1	1	1	0	0
坐骨神经痛	执业	0	0	1	0	0
	助理	—	—	—	—	—
中风	执业	1	2	1	1	2
	助理	1	1	1	1	0
眩晕	执业	0	1	0	0	1
	助理	1	1	0	0	1
面瘫	执业	1	2	2	1	1
	助理	0	2	1	1	1
痿证（助理不考）	执业	0	1	1	1	0
痫病（助理不考）	执业	0	0	1	0	0
不寐	执业	0	1	1	1	1
	助理	0	0	0	0	0
郁证（助理不考）	执业	0	1	0	0	0
痴呆（助理不考）	执业	1	1	1	1	1
心悸（助理不考）	执业	1	0	0	1	1
感冒	执业	1	1	2	1	1
	助理	1	1	1	1	1
咳嗽（助理不考）	执业	0	1	0	0	1

续表

节	年份/级别	2019	2020	2021	2022	2023
哮喘	执业	2	2	2	1	2
	助理	1	1	0	0	1
呕吐	执业	0	1	1	1	1
	助理	0	0	1	1	1
胃痛	执业	1	2	2	1	1
	助理	1	1	2	1	1
泄泻（助理不考）	执业	1	1	1	1	1
便秘	执业	1	1	1	1	1
	助理	1	1	1	1	1
癃闭（助理不考）	执业	0	0	1	0	1
消渴（助理不考）	执业	1	1	1	1	0

第一节　头　痛

一、辨证要点

头痛与外感风邪等因素有关。病位在头，与肝、脾、肾关系密切。头为诸阳之会，所有阳经均循行到头，足厥阴肝经上行至巅顶，故头痛与手足三阳经、足厥阴经、督脉密切相关，各种外邪或内伤因素导致头部经络不通则痛，不荣则痛。

头痛辨证要点见表 28-1。

表 28-1　头痛辨证要点

分类		要点	
经络辨证	阳明头痛（前）	前额痛或兼眉棱骨、鼻根部痛	
	少阳头痛（中）	两侧头疼痛	
	太阳头痛（后）	后枕痛连及项部	
	厥阴头痛	巅顶痛或连于目系	
外感辨证	风寒	头痛较急，痛无休止，外感表证明显	头痛连及项背，伴恶风畏寒，苔薄白，脉浮紧
	风湿		头痛如裹伴肢体困重，苔白腻，脉濡
	风热		头胀痛，伴发热，苔黄，脉浮数
内伤辨证	肝阳上亢	反复发作，时轻时重，常伴头晕，和劳累、情志刺激有关	胀痛、掣痛或两侧、巅顶痛伴口苦、易怒、脉弦
	痰浊上蒙		昏蒙，伴胸闷脘胀，苔白腻，脉滑
	瘀血阻络		头部有外伤史，痛处固定不移，舌紫暗，脉细涩
	气血虚弱		空痛、昏痛，伴乏力，面色无华，舌淡苔白，脉细弱

命题趋势 以 A1、B1 题型为主，考查经络辨证诊断。

金题直击

（1 ～ 2 题共用备选答案）

A. 太阳经　　B. 少阳经

C. 阳明经　　D. 少阴经

E. 厥阴经

1. 后头部痛连项部的病位是 【答案】A

2. 巅顶部痛的病位是 【答案】E

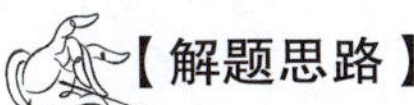【解题思路】

根据疼痛部位进行经络辨证：后枕痛连于项部为太阳头痛；前额或眉棱、鼻根部痛为阳明头痛；两侧头疼痛为少阳头痛；巅顶痛或连于目系为厥阴头痛。简单来说就是“阳少太——前中（侧）后”。

二、治法

疏通经络，调和气血。根据头痛部位循经取穴和取阿是穴为主。

三、处方

1. 主要取穴 合谷、百会、太阳、阿是穴、风池。

2. 记忆歌诀 合谷会太阳，是风池头痛了。

3. 取穴方义 百会、太阳、风池、阿是穴，来疏通局部经气；风池为足少阳胆经与阳维脉交会穴，能祛风活血，通络止痛；合谷是行气止痛要穴，善治头面诸疾。

4. 配伍取穴

（1）经络辨证

① 太阳头痛：天柱、后溪、昆仑。

② 阳明头痛：印堂、内庭。

③ 少阳头痛：率谷、外关、足临泣。

④ 厥阴头痛：四神聪、太冲、内关。

（2）外感头痛

① 风寒头痛：风门、列缺。

② 风热头痛：曲池、大椎。

③ 风湿头痛：头维、阴陵泉。

（3）内伤头痛

① 肝阳上亢：太溪、太冲。

② 痰浊头痛：中脘、丰隆。

③ 瘀血头痛：血海、膈俞。

④ 血虚头痛：脾俞、足三里。

命题趋势 以A1题型为主，考查病证的主穴和配穴。

金题直击

3. 治疗头痛的主穴是

A. 百会、太阳、风池、合谷

B. 百会、风池、太冲、内关

C. 百会、风池、肝俞、肾俞、足三里

D. 百会、神门、三阴交、照海、申脉

E. 颈夹脊、天柱、风池、曲池、悬钟

【答案】A

【解题思路】

头痛的主穴是百会、太阳、合谷、风池、阿是穴。大家记住头痛的主穴歌诀，“合谷会太阳，是风池头痛了”，答案自然而然就出来了。

【易错点】

往往学生把头痛、眩晕、不寐的主穴相混淆。答案B是眩晕的实证取穴，答案C是眩晕的虚证取穴，答案D是不寐的取穴，答案E是颈椎病的取穴。

4. 针刺治疗太阳头痛应选取的腧穴是

A. 天柱、后溪、昆仑

B. 印堂、合谷、内庭

C. 率谷、外关、足临泣　　　　　　　　　D. 四神聪、太冲、内关

E. 风门、列缺、足三里　　　　　　　　　　　　　　　　　　【答案】A

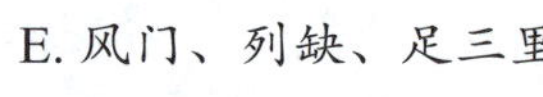

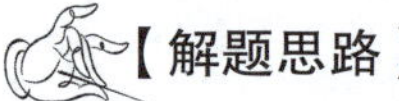【解题思路】

本题主要考查的是头痛的配穴，首先按者头痛的经络辨证分型来确定太阳头痛是指的后头痛及枕后痛，所以我们在选择穴位的时候，可以选择穴位在后头的穴位即是答案，比如天柱位于后枕部就是在后头，所以答案就选 A。另一种解题思路是，太阳头痛，我们就选择太阳经的穴位，比如后溪、昆仑分别是手太阳和足太阳经的穴位，为远端循经取穴，则答案就是 A。同理 B 答案是阳明头痛，C 答案是少阳头痛，D 答案是厥阴头痛。

【易错点】

穴位的定位和分经不清楚，所以在判断的时候就容易出错误。

5. 治疗瘀血头痛应配用的腧穴是

A. 风门、列缺　　　　　　　　　　　　　B. 脾俞、足三里

C. 血海、膈俞　　　　　　　　　　　　　D. 太冲、太溪

E. 中脘、丰隆　　　　　　　　　　　　　　　　　　　　　【答案】C

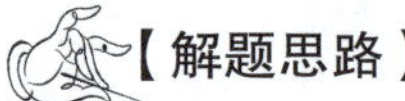【解题思路】

头痛的配穴处方，头痛的治法为调和气血，通络止痛，根据头痛部位循经取穴和取阿是穴为主。临床配伍血海、膈俞以活血通络止痛。所以本题选 C。

【易错点】

配伍固定搭配错误。

四、操作方法

（一）基本方法

毫针虚补实泻法。寒者加灸；瘀血头痛在阿是穴点刺出血。头痛剧烈者，在阿是穴进行强刺激和久留针。

（二）其他重要治疗

1. 耳针法　毫针刺或埋针法、压丸法。取皮质下、枕、神门、肝、额，每次 2～3 穴，适用于顽固性头痛，亦可在耳背静脉点刺放血。

2. 穴位注射法　选风池穴，以 1% 利多卡因或维生素 B_{12} 注射液注射，每穴注射 0.5～1.0mL，每日或隔日 1 次。此法用于顽固性头痛。

3. 皮肤针法　选太阳、印堂、阿是穴，用中、重度手法叩刺，使之明显潮红或有少量出血。此法用于外感头痛、瘀血头痛。

附：偏头痛（助理不考）

一、辨证要点

病位在头，与肝、胆关系密切。侧头部是足少阳胆经所经之处，临床上常因恼怒、紧张或风火痰浊等邪气而致侧头部经络功能失常，脉络不通而致头痛，以实证多见。

（一）主症

偏头痛常局限于颞部、额部和枕部，以一侧疼痛常见。

1. 疼痛起初为剧烈搏动性疼痛，随后即可转为持续性钝痛。

2. 可发生于任何时间，且以早晨起床时多发，症状可持续数小时到数天。

3. 典型偏头痛常有先兆症状出现，如视野缺损、眼前闪烁暗点、单盲或者同侧偏盲出现。

4. 发作时，头痛部位可由头的一个部位传到另一个部位，并同时放射至颈、肩部。

（二）兼证

1. **肝阳上亢** 头胀痛，眩晕，胸胁胀痛，舌红少苔，脉弦或细数。

2. **痰湿偏盛** 头痛昏沉，胸脘痞闷，苔白腻，脉滑。

3. **瘀血阻络** 头痛日久，痛有定处，刺痛，舌紫暗或有瘀点、瘀斑，苔薄脉细涩。

二、治法

疏肝泄胆，通经止痛。以手足少阳、足厥阴经穴、局部穴为主。

三、处方

1. **主要取穴** 率谷、阿是穴、足临泣、风池、太冲、外关。

2. **记忆歌诀** 阿谷临池冲关。

3. **配伍取穴**

（1）肝阳上亢：百会、行间。

（2）痰湿偏盛：中脘、丰隆。

（3）瘀血阻络：血海、膈俞。

四、操作

毫针用泻法。发作时重点取远端穴为主，用较强刺激。

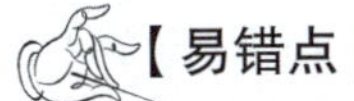

以 A1 题型为主，考查偏头痛的主穴。

金题直击

6. 治疗偏头痛的主穴应选取的是

A. 百会、风池、行间、阿是穴

B. 风池、太冲、足临泣、头维

C. 天柱、昆仑、后溪、阿是穴

D. 上星、合谷、足三里、阿是穴

E. 以上都不是

【答案】B

【解题思路】

本题考查的是偏头痛的主穴，偏头痛是指一侧头痛，属于少阳头痛，所以取穴时，应取少阳经穴和头两侧穴为主，因头维位于头两侧，为局部取穴，风池、足临泣为足少阳胆经穴位，太冲为肝经原穴，肝胆相表里，故答案选 B。

【易错点】

答案 A 和答案 B 容易混淆，本题所问是主穴，百会、行间是处方中的配穴，所以应选择 B。

第二节 面 痛

一、辨证要点

面部疼痛突然发作，疼痛剧烈，痛时可引起面部肌肉抽搐，多由轻触鼻翼、颊部和舌而诱发，称之为扳机点。一般持续时间很短，数秒至数分钟，发作次数不定，间歇期无症状。疼痛以面颊、上下颌和舌部最明显。按疼痛部位进行经络辨证见表 28-2。

面痛辨证分型见表 28-3。

二、治法

疏经通络，祛风止痛。以手足阳明和足太阳经穴为主。

表 28-2　按疼痛部位进行经络辨证

分类	位置		归经
眼部痛	三叉神经第 1 支	眼支痛	属足太阳经病证
上颌部痛	三叉神经第 2 支	上颌支痛	手、足阳明，手太阳经病证
下颌部痛	三叉神经第 3 支	下颌支痛	

表 28-3　面痛辨证分型

证型	症状特点
外感风寒	遇寒痛甚，舌淡，苔白，脉浮紧
外感风热	痛处灼热，舌红，苔薄黄，脉浮数
气血瘀滞	痛处固定不移，舌暗或有瘀斑、瘀点，脉细涩
阴虚阳亢	消瘦，颧红，脉细数无力

三、处方

1. 主要取穴　攒竹、四白、下关、地仓、合谷、太冲、内庭。

2. 记忆歌诀　面痛竹白下地，合谷太冲内庭取。

3. 取穴方义　“面口合谷收”，合谷、太冲相配为“四关”穴，能祛风通络，止痛定痉；内庭为足阳明胃经荥穴，和面部穴相配，起到清泻阳明热邪，疏通阳明经气血之功。

4. 配伍取穴

（1）眼部疼痛：丝竹空、阳白、外关。

（2）上颌支痛：颧髎、迎香。

（3）下颌支痛：承浆、颊车、翳风。

（4）外感风寒：风池、列缺。

（5）外感风热：曲池、外关。

（6）气血瘀滞：内关、三阴交。

（7）肝胃郁热：行间、内庭。

（8）阴虚阳亢：风池、太溪。

命题趋势　以 A1、B1 题型为主，考查病证的主配穴和选用的经脉。

金题直击

1. 治疗面痛，应首选的经络是

A. 足阳明经、手足太阴经　　B. 足阳明经、手太阴经

C. 手足阳明经、足太阳经　　D. 手足阳明经、手足太阴经

E. 手阳明经、足太阴经

【答案】C

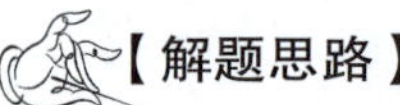

【解题思路】

面痛的治法是疏通经络，祛风止痛。取手足阳明和足太阳经为主。所以本题选 C。

【易错点】

面痛的治法中 C、D 易混淆。手太阳经主治后头、肩胛、神志病，不经过前面；而足太阳经主治后头、目、项、背腰、脏腑病。所以正确答案选 C。

2. 针刺治疗面痛阴虚阳亢证，应选取的腧穴是

A. 颧髎、迎香　　B. 内关、三阴交

C. 风池、太溪　　D. 行间、内庭

E. 曲池、外关

【答案】C

【解题思路】

面痛的治法为疏通经络，祛风止痛。取手足阳明和足太阳经穴为主。主穴为攒竹、四白、下关、地仓、合谷、太冲、内庭。阴虚阳亢配风池、太溪。颧髎、迎香为上颌支痛的配穴；内关、三阴交为气血瘀滞的配穴；行间、内庭为肝胃郁热的配穴；曲池、外关为外感风热的配穴。所以本题选C。

3. 患者右面部疼痛2年，间断发作，呈闪电样剧痛，持续数秒，痛时面部抽搐，伴流泪、有灼热感，舌红，苔薄黄，脉浮数。其辨证为

A. 外感风寒　　B. 外感风热

C. 气血瘀滞　　D. 肝胃郁热

E. 阴虚阳亢

【答案】B

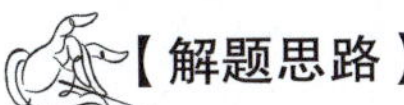
【解题思路】

面痛，外感风寒证：遇寒则甚，舌淡，苔白，脉浮紧；外感风热证：痛处有灼热感，舌红，苔薄黄，脉浮数；气滞血瘀证：有外伤史，或病程日久，痛点多固定不移，舌暗或有瘀斑，脉细涩；肝胃郁热证：烦躁易怒，口渴便秘，舌红，苔黄，脉数；阴虚阳亢：形体消瘦，颧红，脉细数无力。

四、操作

（一）基本方法

毫针泻法。宜先取远端穴针刺，重刺激。面部腧穴在急性期宜轻刺。风寒证可酌情选择加灸。

（二）其他治疗

1. 皮内针法　先在面部寻找扳机点，然后将揿针刺入，最后用胶布固定，2～3日天更换一次。

2. 刺络拔罐法　用三棱针在颧髎、颊车、地仓点刺并留罐。

3. 耳针法　在面颊、额、神门、颌穴位上，用毫针刺或用压丸法或用埋针法。

第三节　腰　痛

一、辨证要点

（一）病位

病位在腰部。

（二）病因

本病发生与感受外邪、年老体衰、劳欲太过、跌仆损伤等因素有关。

（三）病机

气血阻滞，经络失于温煦、濡养，均可致腰痛。临床上有虚证、实证、虚实夹杂之证。因腰为肾之府，肾经贯脊属肾，督脉并于脊里，膀胱经夹脊络肾，因此本病与肾和足太阳膀胱经及督脉等关系密切。

（四）辨证

1. 根据疼痛部位进行经络辨证

（1）痛在腰脊中部：督脉病证。

（2）痛在腰脊两侧：足太阳经证。

2. 根据临床症状进行证型辨证

（1）寒湿腰痛：腰部冷痛重着、拘挛不可俯仰者，并且有明显腰部受寒史。

（2）瘀血腰痛：腰部刺痛，痛有定处，腰部有明显损伤或陈伤史。

（3）肾虚腰痛：腰痛起病缓慢，隐隐作痛，反复发作。

二、治法

通经活络止痛。以局部阿是穴及足太阳经穴为主。

三、处方

1. 主要取穴 大肠俞、阿是穴、委中。

2. 记忆歌诀 腰是委大。

3. 取穴方义 大肠俞、阿是穴可疏通腰局部经络气血，通经止痛；膀胱经夹脊抵腰络肾，“腰背委中求”，循经远取委中，来疏通足太阳经气，委中是治疗腰背疼痛的要穴。

4. 配伍取穴

（1）督脉病证：后溪。

（2）足太阳经证：申脉。

（3）腰椎病变：腰夹脊。

（4）寒湿腰痛：命门、腰阳关。

（5）瘀血腰痛：膈俞、次髎。

（6）肾虚腰痛：肾俞、太溪。

四、操作

（一）基本方法

毫针虚补实泻法。寒湿腰痛、肾虚腰痛加灸法；瘀血腰痛在阿是穴刺络拔罐；痛势较急者委中点刺放血。

（二）其他治疗

1. 耳针法 取腰骶椎、肾、膀胱、神门，每次选 2 ～ 3 穴，毫针刺或用埋针法、压丸法。施治过程中同时活动腰部。

2. 刺络拔罐法 取阿是穴。适用于瘀血腰痛或寒湿腰痛。

3. 穴位注射法 选阿是穴，用地塞米松注射液 5mL 和普鲁卡因注射液 2mL 混合液，每穴注射 0.5 ～ 1mL，2 ～ 3 日 1 次。

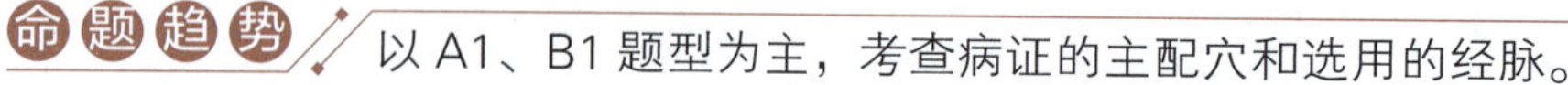

命题趋势 以 A1、B1 题型为主，考查病证的主配穴和选用的经脉。

金题直击

1. 肾虚腰痛的配方取穴是

A 肾俞、风府、委中、腰阳关

B. 肾俞、委中、膈俞、昆仑

C. 肾俞、志室、命门、委中

D. 肾俞、承山、昆仑、委中

E. 以上都不是

【答案】E

【解题思路】

腰痛的处方：1. 主穴为阿是穴、大肠俞、委中。2. 配穴为寒湿腰痛者，加腰阳关；瘀血腰痛者，加膈俞、次髎；肾虚腰痛者，加肾俞与太溪；督脉病证者，加后溪；足太阳经证者，加申脉。

2. 患者，女，38 岁。腰部冷痛重着，天气变化或阴雨风冷时加重。治疗除取主穴外，还应选用

A. 腰阳关

B. 膈俞

C. 肾俞

D. 次髎

E. 足三里

【答案】A

【解题思路】

腰部冷痛重着，天气变化或阴雨风冷时加重，此为寒湿腰痛。所以治疗除取主穴外，还应选用命门、腰阳关进行治疗。故本题选 A。

3. 患者，男，59 岁。诉腰部疼痛，值天气变化时加重，酸麻，有时甚至不可俯仰，舌淡，脉紧。针灸时选

A. 手足太阳经和夹脊穴为主
B. 手足阳明经和足太阳经为主
C. 手足少阳经和手足阳明经为主
D. 局部阿是穴及足太阳经穴为主
E. 手足阳明经和肝经为主

【答案】D

【解题思路】

腰痛针灸时以局部阿是穴及足太阳经穴为主。

4. 痛在腰脊中部，与之相关的经脉是

A. 足太阳膀胱经
B. 足少阴肾经
C. 足少阳胆经
D. 带脉
E. 督脉

【答案】E

【解题思路】

腰痛病位在腰部，腰为肾之府，肾经贯脊属肾，膀胱经夹脊络肾，督脉并于脊里，行于后背正中。督脉在脊中部。故本题选 E。

5. 患者，男，38 岁。素有腰痛，近日因劳累后症状加重，腰部触之僵硬，俯仰困难，其痛固定不移，舌紫黯，脉弦涩。治疗除取主穴外，还应加

A. 膈俞、次髎
B. 命门、阳陵泉
C. 命门、志室
D. 腰阳关、养老
E. 次髎、阳陵泉

【答案】A

【解题思路】

寒湿腰痛者，加命门、腰阳关；瘀血腰痛者，加膈俞、次髎；肾虚腰痛者，加肾俞、命门、志室；故本题瘀血腰痛，答案选 A。

第四节 痹 证

一、辨证要点

（一）病位

病位在肉、筋、骨。

（二）病因

本病发生与外感风、寒、湿、热等邪气及人体正气不足等因素有关。

（三）病机

关节肌肉经络痹阻，气血运行不畅，而导致痹证。根据感邪性质的偏盛和症状特点，可分为行痹（风痹）、痛痹（寒痹）、着痹（湿痹）等。临床上痹证以实证多见。

（四）主症

关节肌肉疼痛，屈伸不利。

（五）兼证

1. 行痹 痛无定处，舌质淡，苔薄白，脉浮。
2. 痛痹 痛剧，痛有定处，遇寒痛甚，苔薄白，脉弦紧。
3. 着痹 疼痛重着，或肿胀麻木，苔白腻，脉濡缓。
4. 热痹 红肿热痛，舌红，苔黄燥，脉滑数。

二、治法

通络止痛。取局部穴位为主，适当配合循经取穴和辨证选穴。

三、处方

1. 主要取穴 阿是穴、局部经穴。

2. 取穴方义 阿是穴及局部经穴用来疏通患部经络气血，调和营卫，则风寒湿热等外邪无所依附，痹证自除。

3. 配伍取穴

（1）行痹：膈俞、血海。

（2）痛痹：肾俞、关元。

（3）着痹：阴陵泉、足三里。

（4）热痹：大椎、曲池。

另外可根据疼痛的部位循经配穴。

四、操作

（一）基本方法

毫针泻法或平补平泻。痛痹、着痹者加用灸法。大椎、曲池点刺放血，局部腧穴可加用拔罐法。

（二）其他治疗

1. 皮肤针法 选阿是穴，中、重度叩刺，使之少量出血。

2. 拔罐法 取阿是穴，用闪罐法拔至皮肤潮红；或用留罐法，每次留罐 10 分钟，隔日治疗 1 次。

3. 穴位注射法 选阿是穴、局部经穴，用 1% 的利多卡因、维生素 B_{12} 注射液或当归注射液等，每穴注射 0.5 ～ 1.0mL，每日或隔日 1 次。此法适用于顽固性疼痛。

命题趋势 以 A1、B1 题型为主，考查病证的主配穴和选用的经脉。

金题直击

1. 辨证为行痹者，治疗应加用

A. 肾俞、关元　　B. 大椎、曲池

C. 肝俞、太冲　　D. 膈俞、血海

E. 阴陵泉、足三里

【答案】D

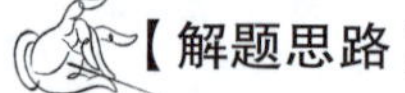

【解题思路】

行痹配膈俞、血海；痛痹配肾俞、关元；着痹配阴陵泉、足三里；热痹配大椎、曲池。另可根据疼痛的部位循经配穴。

2. 患者，男，52 岁。两膝关节红肿热痛，兼身热，口渴，舌苔黄燥，脉滑数。治疗除选取主穴外，应加用的腧穴是

A. 脾俞、气海　　B. 肾俞、合谷

C. 脾俞、胃俞　　D. 血海、曲池

E. 大椎、曲池

【答案】E

【解题思路】

痹证的配穴是，热痹配大椎、曲池；行痹配膈俞、血海；痛痹配肾俞、关元；着痹配阴陵泉、足三里；行痹配膈俞、血海；本题答案为 E。

3. 患者肘关节肌肉酸痛重着不移 2 个月，伴有肿胀，肌肤麻木不仁，阴雨天加重，苔白腻，脉濡缓。针灸治疗除主穴外，应加取

A. 膈俞、血海　　B. 曲池、尺泽

C. 曲池、大椎　　　　　　　　D. 肾俞、关元

E. 足三里、阴陵泉　　　　　　　　【答案】E

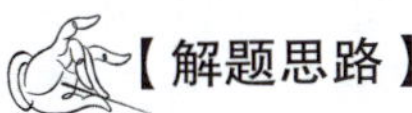
【解题思路】

痹证的配穴是，热痹配大椎、曲池；行痹配膈俞、血海；痛痹配肾俞、关元；着痹配阴陵泉、足三里；行痹配膈俞、血海；本题故选E。

第五节　坐骨神经痛

一、辨证要点

（一）病位

病位主要在足太阳、足少阳经脉和经筋。

（二）病因

本病发生与感受外邪、跌仆损伤等有关。

（三）病机

感受风寒湿邪或湿热下注而致痹阻经脉；腰部跌仆闪挫，损伤筋脉，亦可导致经络不通，气血瘀滞而发生本病。本病临床多以实证为主，也有虚证及虚实夹杂之证。

（四）主症

腰或臀、大腿后侧、小腿后外侧及足外侧放射样、电击样、烧灼样疼痛。

（五）兼证

1. 根性坐骨神经痛　腰部病变使神经根受压迫或刺激引起。

2. 干性坐骨神经痛　坐骨神经干受压迫或刺激引起。

3. 足太阳经证　疼痛以下肢后侧为主。

4. 足少阳经证　以下肢外侧为主。

5. 寒湿证　腰腿冷痛重着，遇冷加重，舌质淡，苔白滑，脉沉迟。

6. 瘀血阻络证　腰腿疼痛剧烈，痛处固定不移，有外伤史，舌质紫暗，脉涩。

7. 气血不足证　痛势隐隐，喜揉喜按，舌淡，脉细。

二、治法

通经止痛。循经取足太阳、足少阳经穴为主。

三、处方

1. 主要取穴

（1）足太阳经证：腰夹脊、秩边、委中、承山、昆仑。

（2）足少阳经证：腰夹脊、环跳、阳陵泉、悬钟、丘墟。

2. 取穴方义　腰夹脊穴是治疗腰腿痛的要穴，起到疏通局部气血的作用。治病求本，分别取足太阳、足少阳经诸穴，能疏导本经痹阻不通之气血，而达到“通则不痛”的目的。

3. 配伍取穴

（1）寒湿证：命门、腰阳关。

（2）瘀血阻络证：血海、阿是穴。

（3）气血不足证：足三里、三阴交。

四、操作

毫针补虚泻实法。秩边、环跳以针感沿腰腿部足太阳、足少阳经向下传导为佳，切记不宜多次重复。

命题趋势 以A1题型为主，考查病证的主配穴和选用的经脉。

金题直击

1. 治疗坐骨神经痛足少阳经证应选取的主穴为

A. 阿是穴、大肠俞俞、秩边、昆仑　　B. 腰夹脊、环跳、阳陵泉、悬钟、丘墟

C. 腰夹脊、秩边、委中、承山、昆仑　　D. 大肠俞、阿是穴、委中

E. 腰夹脊、肾俞、大肠俞、环跳、秩边、委中、阳陵泉

【答案】B

【解题思路】

坐骨神经痛的治法为通经止痛，循经取足太阳、足少阳经穴为主。疼痛以下肢外侧为主者，为足少阳经证，其主穴为腰夹脊、环跳、阳陵泉、悬钟、丘墟。所以本题选B。

2. 有关针灸治疗坐骨神经痛的叙述，不正确的是

A. 以通经止痛为法　　B. 以足太阳、足少阳经穴为主

C. 腰部取腰夹脊　　D. 属于气血不足者，配足三里、三阴交

E. 向下肢的放射样针感以多次重复出现为佳

【答案】E

【解题思路】

秩边、环跳以针感沿腰腿部足太阳、足少阳经向下传导为佳，但不宜多次重复。

3. 坐骨神经痛足太阳经证，兼有寒湿侵袭腰部，配穴应取

A. 阳陵泉、悬钟　　B. 命门、腰阳关

C. 足三里、三阴交　　D. 血海、阿是穴

E. 环跳、丘墟

【答案】B

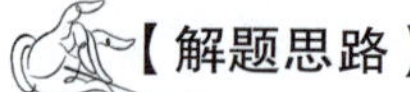【解题思路】

坐骨神经痛，寒湿证配命门、腰阳关；气血不足证配足三里、三阴交；瘀血阻络证配血海、阿是穴。坐骨神经痛足少阳经证主穴为腰夹脊、环跳、阳陵泉、悬钟、丘墟。

第六节　中　风

一、辨证要点

（一）病位

病位在脑，与心、肝、脾、肾关系密切。

（二）病因

中风的发生以风、火、痰、瘀为主要病因。本病多在内伤积损的基础上，又因情志不遂、饮食不节、烦劳过度、外邪侵袭等因素而诱发。

（三）病机

脏腑阴阳失调，气血逆乱，上扰清窍，窍闭神匿，神不导气所致。

（四）病性

病性为本虚标实，上盛下虚。肝肾阴虚，气血虚弱为致病之本，风、火、痰、瘀为致病之标。

（五）主症

1. 中经络

（1）主症：意识清楚，半身不遂，口角㖞斜，语言不利。

（2）兼证

① 肝阳暴亢：面红目赤，眩晕头痛，口苦，舌红或绛，苔黄，脉弦有力。

② 风痰阻络：肢体麻木、手足拘急，头晕目眩，苔腻，脉弦滑。

③ 痰热腑实：口黏痰多，腹胀便秘，舌红，苔黄腻或灰黑，脉弦滑大者。

④ 气虚血瘀：肢体软弱，偏身麻木，气短乏力，面色淡白，舌暗，苔白腻，脉细涩。

⑤ 阴虚风动：肢体麻木，手足拘挛，眩晕耳鸣，舌红，苔少，脉细数。

2. 中脏腑

（1）主症：突然昏仆，不省人事，或神志恍惚、嗜睡，兼见半身不遂，口角㖞斜。

（2）兼证

① 闭证：神昏，牙关紧闭，两手握固，口噤不开，肢体强痉，大小便闭。

② 脱证：昏聩无知，目合口开，手撒肢冷，四肢瘫软，二便自遗，脉微细欲绝。

二、治法

（一）中经络

疏通经络，醒脑调神。取督脉、手厥阴及足太阴经穴为主。

（二）中脏腑

1. 闭证　平肝息风，醒脑开窍。取督脉、手厥阴和十二井穴为主。

2. 脱证　回阳固脱。以任脉经穴为主。

三、处方

（一）中经络

1. 主要取穴　水沟、内关、三阴交、极泉、尺泽、委中。

2. 记忆歌诀　水沟内唯剩三尺泉水。

3. 取穴方义　水沟是督脉要穴，可醒脑开窍、调神导气。内关是心包经络穴，可调理心气、疏通气血。三阴交是足三阴经交会穴，可滋补肝肾。极泉、尺泽、委中用来疏通肢体经络之气。

4. 配伍取穴

（1）肝阳暴亢：太冲、太溪。

（2）风痰阻络：丰隆、合谷。

（3）痰热腑实：曲池、内庭、丰隆。

（4）气虚血瘀：气海、血海、足三里。

（5）阴虚风动：太溪、风池。

（6）上肢不遂：肩髃、曲池、手三里、合谷。

（7）下肢不遂：环跳、足三里、风市、阳陵泉、悬钟、太冲。

（8）病侧肢体屈曲拘挛者：①肘部取曲泽；②腕部取大陵；③膝部取曲泉；④踝部取太溪；⑤足内翻取丘墟透照海；⑥足外翻取太溪、中封；⑦足下垂取解溪；⑧口角㖞斜取地仓、颊车、合谷、太冲；⑨语言謇涩取廉泉、通里、哑门；⑩吞咽困难取廉泉、金津、玉液。

（二）中脏腑

1. 闭证

（1）主要取穴：水沟、十二井、太冲、丰隆、劳宫。

（2）记忆歌诀：闭证督脉十二井，水沟太冲隆劳宫。

（3）取穴方义：①十二井穴点刺出血，并泻水沟，开窍启闭；②太冲用泻法，降肝气以平肝潜阳，③丰隆是足阳明经络穴，豁痰开窍，是祛痰的要穴；④劳宫是手厥阴经荥穴，“荥主身热”，故清心泄热。

2. 脱证

（1）主要取穴：关元、神阙。

（2）记忆歌诀：脱证关元神阙灸。

（3）取穴方义：①关元为任脉与足三阴经交会穴，任脉为阴脉之海，关元为三焦元气所出，联系命门真阳，能回阳救逆；②神阙是任脉穴，为真气所系，故用大艾炷隔盐重灸，以回阳固脱。

四、操作

（一）基本方法

根据虚补实泻的原则。水沟向上方斜刺，用雀啄法，以眼球湿润为度；内关毫针泻法；三阴交毫针补法；针刺极泉时，在原穴位置下 1 寸取穴，避开腋动脉，直刺进针，用提插泻法，以患者上肢有麻胀感和抽动感为度；尺泽、委中毫针直刺，用提插法使肢体有抽动感。

十二井穴用三棱针点刺放血；太冲、丰隆、劳宫用毫针泻法；神阙用隔盐大艾炷灸，关元用大艾炷灸，灸到四肢转温为止。

（二）其他方法

1. 头针法 选顶颞前斜线、顶颞后斜线、顶旁 1 线及顶旁 2 线，快速捻转 2 ～ 3 分钟，每次留针 30 分钟，间歇反复捻转 2 ～ 3 次，行针时嘱患者活动患侧肢体。此法用于半身不遂早期。

2. 电针法 在患侧上、下肢各选一组穴位，采用断续波或疏密波，以肌肉微颤为度，每次通电 20 ～ 30 分钟。用于半身不遂患者。

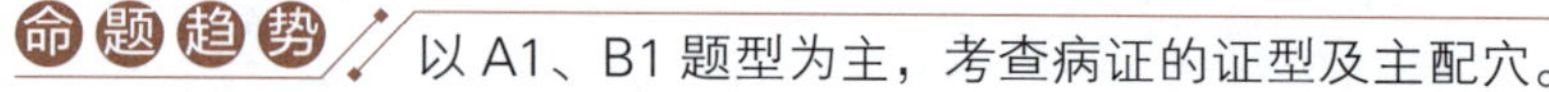
命题趋势 以 A1、B1 题型为主，考查病证的证型及主配穴。

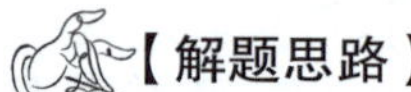
金题直击

1. 患者，女，53 岁。2 小时前突然发现右半身麻木，口角㖞斜，言语不利。神志清醒，头晕目眩，苔白腻，脉弦滑。其诊断是

A. 中经络，风痰阻络证
B. 中经络，肝阳暴亢证
C. 中经络，阴虚风动证
D. 中脏腑，气虚血瘀证
E. 中脏腑，阴虚风动证

【答案】A

【解题思路】

中风中经络，主症：意识清楚，半身不遂，口角㖞斜，语言不利。兼肢体麻木或手足拘急，头晕目眩，苔腻，脉弦滑者为风痰阻络证。

2. 治疗中风语言謇涩者，宜加用

A. 太溪、中封
B. 商丘、解溪
C. 丘墟透照海
D. 颊车、合谷、太冲
E. 廉泉、通里、哑门

【答案】E

【解题思路】

中风中经络表现为语言謇涩配廉泉、通里、哑门；足外翻配太溪、中封；足下垂配解溪；足内翻配丘墟透照海；口角㖞斜配地仓、颊车、合谷、太冲。

3. 治疗中风中经络主穴除内关、水沟、三阴交外，还应选的腧穴是

A. 曲池、内庭、丰隆
B. 关元、神阙
C. 极泉、尺泽、委中
D. 极泉、尺泽、水沟
E. 太冲、丰隆、劳宫

【答案】C

【解题思路】

中风的处方里治疗中风中经络的主穴是水沟、内关、三阴交、极泉、尺泽、委中。太冲、丰隆、劳宫是治疗中风中脏腑闭证的主穴。关元、神阙是治疗中风中脏腑脱证的主穴。中风中经络痰热腑实配曲池、内庭、丰隆。所以本题选 C。

4. 患者突然出现右半身活动不利，舌强语謇，兼眩晕头痛，烦躁，舌红，苔黄，脉弦而有力。针灸治疗除主穴外，应加用的腧穴是

A. 丰隆、合谷　　B. 曲池、内庭
C. 太冲、太溪　　D. 足三里、气海
E. 太溪、风池

【答案】C

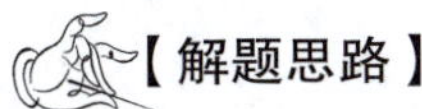【解题思路】

根据眩晕头痛，烦躁，舌红，苔黄，脉弦而有力辨证为肝阳上亢型中风。肝阳暴亢配太冲、太溪；风痰阻络配丰隆、合谷；痰热腑实配曲池、内庭、丰隆；气虚血瘀配气海、血海、足三里；阴虚风动配太溪、风池。

第七节　眩　晕

一、辨证要点

（一）病位

病位在脑，与肝、脾、肾相关。

（二）病因

本病发生多与忧郁恼怒、恣食厚味、劳伤过度、跌仆损伤等因素有关。

（三）病机

不外乎虚实两端，虚证为髓海不足或气血虚弱，清窍失养；实证多与气、血、痰、瘀扰乱清窍有关。

（四）主症

头晕目眩、视物旋转。轻者如坐车船，飘摇不定，闭目少顷即可复常；重者两眼昏花缭乱，视物不明，旋摇不止，难以站立，昏昏欲倒，甚则跌仆。

（五）兼证

1. **肝阳上亢**　面红目赤，目胀耳鸣，烦躁易怒，舌红，苔黄，脉弦数。
2. **痰湿中阻**　头重如裹，视物旋转，舌淡，苔白腻，脉弦滑。
3. **气血两虚**　目眩，面白或萎黄，神倦乏力，舌淡，苔薄白，脉弱。
4. **肾精不足**　眩晕久作不已，兼少寐健忘，耳鸣，腰酸膝软，舌红，脉弦细。

二、治法

1. **实证**　平肝潜阳，化痰定眩。取足少阳、足厥阴经穴及督脉穴为主。
2. **虚证**　益气养血，填精定眩。以督脉穴和相应背俞穴为主。

三、处方

（一）实证

1. **主要取穴**　百会、风池、太冲、内关。
2. **记忆歌诀**　百风冲内关实在晕。
3. **取穴方义**　百会可以清头目、止眩晕。风池为近部取穴，疏调头部气机。太冲为肝经之原穴，可平肝潜阳。内关是八脉交会穴，通于阴维脉，可宽胸理气，和胃化痰，宁心安神；又与太冲相配以加强平肝之力。
4. **配伍取穴**

（1）肝阳上亢：行间、侠溪、太溪。
（2）痰湿中阻：头维、中脘、丰隆。

（二）虚证

1. **主穴**　百会、风池、肝俞、肾俞、足三里。

2. 记忆歌诀 眩晕风池会，肝肾虚三里。

3. 取穴方义 百会升提气血；风池疏调头部气血；肝俞、肾俞滋补肝肾，益精填髓，培元固本；足三里补益气血，充髓止晕。

4. 配伍取穴

（1）气血两虚：气海、脾俞、胃俞。

（2）肾精不足：太溪、悬钟、三阴交。

四、操作

（一）基本治疗

实证用泻法，虚证百会、风池用平补平泻法，余穴用补法，可灸。

（二）其他治疗

1. 头针法 在顶中线、枕下旁线，将毫针沿头皮刺入，快速捻转，留针 30 分钟。

2. 耳针法 肾上腺、皮质下、枕、神门、额、内耳，每次取 3 ～ 5 穴，毫针刺或用压丸法。

3. 三棱针法 取百会、太阳、印堂、头维等穴，用三棱针点刺出血数滴。适用于眩晕实证者。

命题趋势 以 A1、B1 题型为主，考查病证的证型及主配穴。

金题直击

1. 治疗眩晕虚证，应选取的腧穴是

A. 风池、百会、内关、太冲　　B. 百会、行间、侠溪、太冲

C. 风池、气海、脾俞、胃俞　　D. 风池、太溪、悬钟、三阴交

E. 风池、百会、肝俞、肾俞、足三里

【答案】E

【解题思路】

眩晕虚证治法为益气养血，填精定眩，以督脉穴及相应背俞穴为主。主穴为百会、风池、肝俞、肾俞、足三里。肝俞、肾俞滋补肝肾、益精填髓、固本培元；足三里补益气血；风池疏调头部气血，百会提升气血，二穴配合以充养脑髓而缓急治标。所以本题选 E。

2. 患者，男，44 岁。头晕 2 个月，加重 3 天，伴有心烦，胸脘满闷，恶心呕吐，食欲不振，舌苔厚腻，脉滑。治疗应首选

A. 风池、肝俞、行间、内庭　　B. 丰隆、中脘、内关、头维

C. 脾俞、足三里、气海、太冲　　D. 肝俞、血海、三阴交、合谷

E. 脾俞、肝俞、风池、行间

【答案】B

【解题思路】

患者头晕、胸脘满闷、心烦、恶心呕吐，为痰湿中阻，气机不畅所致，痰湿上蒙清阳可见头晕。治疗应以健脾化痰为主。丰隆穴可健脾化痰、和胃降逆，内关穴有益心安神、宽胸理气镇静作用，头维穴主要清利头目。故正确答案选为 B。A、C、D、E 虽有和胃降逆、镇静作用，但化痰效果不显著，所以不是最佳选择。

第八节　面　瘫

一、辨证要点

（一）病位

病位在面部，与太阳、阳明经筋有关。

（二）病因

本病发生多与正气不足，脉络空虚，风寒或风热之邪乘虚而入等因素有关。

（三）病机

手足阳经均上行头面部，当邪气阻滞面部经络，尤其是手太阳和足阳明经筋功能失调，可导致面瘫的发生。

（四）主症

以口眼㖞斜为特点。通常急性发作，常在睡眠醒来时发现一侧面部肌肉板滞、麻木、瘫痪，额纹消失，眼裂变大，露睛流泪，鼻唇沟变浅，口角下垂歪向健侧，病侧不能皱眉、蹙额、闭目、露齿、鼓颊；部分患者初起时有耳后疼痛，还可出现患侧舌前2/3味觉减退或消失，听觉过敏等症状。部分患者病程迁延日久，可因瘫痪肌肉出现挛缩，口角反牵向患侧，甚则出现面肌痉挛，形成“倒错”现象。

（五）兼证

1. 发病初期

（1）面部有受凉史，舌淡，苔薄白，脉浮紧为风寒外袭。

（2）继发于风热感冒或其他头面部炎症性、病毒性疾病，舌红，苔薄黄，脉浮数为风热侵袭。

2. 恢复期　病程较长者，若兼见肢体困倦无力，舌淡，苔白，脉沉细为气血不足。

二、治法

祛风通络，疏调经筋。取局部穴、手足阳明经穴为主。

三、处方

1. 主要取穴　攒竹、阳白、四白、颧髎、颊车、地仓、合谷、太冲。

2. 记忆歌诀　攒四百车阳白钱全冲地谷了，面瘫了。

3. 取穴方义　攒竹、阳白、四白、颧髎、颊车、地仓能疏通局部经筋气血，活血通络。合谷为循经远端取穴，“面口合谷收”，可祛除阳明、太阳经筋之邪气，祛风通络。太冲是足厥阴原穴，肝经循行“上出额”，“下颊里，环唇内”，与合谷相配，具有加强疏调面颊部经气作用。

4. 配伍取穴

（1）风寒外袭：风池、风府。

（2）风热侵袭：外关、关冲。

（3）气血不足：足三里、气海。

（4）眼睑闭合不全：鱼腰、丝竹空、申脉。

（5）鼻唇沟变浅：迎香。

（6）人中沟歪斜：水沟。

（7）颏唇沟歪斜：承浆。

（8）乳突部疼痛：翳风。

（9）舌麻、味觉减退：廉泉。

四、操作

（一）基本方法

面部腧穴行平补平泻法。

1. 恢复期可加灸法，足三里行补法，合谷、太冲行平补平泻法。

2. 发病初期，面部腧穴手法不宜过重，针刺不宜过深，肢体远端腧穴行泻法且手法宜重。

（二）其他治疗

1. 皮肤针法　取阳白、颧髎、地仓、颊车，轻叩，以局部潮红为度，每日或隔日1次。适用于恢复期。

2. 刺络拔罐法　取阳白、颧髎、地仓、颊车。用皮肤针叩刺或三棱针点刺出血后加拔火罐。适用于恢复期。

3. 电针法　取太阳、阳白、地仓、颊车。断续波，刺激10～20分钟，强度以患者面部肌肉微见跳动而能耐受为度。适用于面瘫中、后期。

命题趋势 以A1、A2题型为主，考查病证的所选经脉及分型治疗和主配穴。

金题直击

1. 与面瘫主要相关的是

A. 手太阳、足阳明经筋　　B. 手阳明、足太阳经筋

C. 足少阳、足太阳经筋　　D. 手阳明、足厥阴经筋

E. 手少阳、足太阳经筋

【答案】A

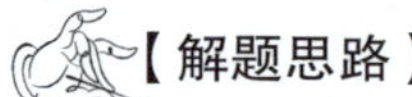【解题思路】

手足阳经均上行头面部，当邪气阻滞面部经络，尤其是手太阳和足阳明经筋功能失调，可导致面瘫的发生。

2. 患者2天前受凉后出现右侧面部肌肉板滞，额纹消失，眼裂变大，鼻唇沟变浅，口角歪向左侧，舌淡，苔薄白，脉浮紧。治疗除面部穴位、合谷外，还应取

A. 外关、关冲　　B. 风府、风池

C. 太冲、曲池　　D. 列缺、风池

E. 内庭、足三里

【答案】B

【解题思路】

根据舌淡，苔薄白，脉浮紧辨证为外感风寒型面瘫。风寒外袭配风池、风府；风热侵袭配外关、关冲。

第九节　痿证（助理不考）

一、辨证要点

（一）病位

病位在筋脉肌肉，与肺、脾、肝、肾有关。

（二）病因

本病发生常与感受外邪、饮食不节、久病房劳、跌仆损伤、药物损伤等因素有关。

（三）病机

筋脉失于濡润，肌肉弛纵不收而成痿证。以虚证为主，或本虚标实。

（四）主症

肢体软弱无力，筋脉弛缓，甚则肌肉萎缩或瘫痪。

（五）兼证

1. 肺热津伤　发热多汗，热退后突然出现肢体软弱无力，舌红苔黄，脉细数。
2. 湿热浸淫　肢体逐渐痿软无力，下肢为重，兼麻木不仁，舌红苔黄腻，脉濡数。
3. 脾胃虚弱　肢体痿软无力日久，食少纳呆，腹胀便溏，面浮不华，舌淡苔白，脉细缓。
4. 肝肾亏虚　肢体痿软失用，肌肉萎缩，兼腰膝酸软，舌红，少苔，脉细数。

二、治法

祛邪通络，濡养筋脉。以手足阳明经穴和夹脊穴为主。

三、处方

1. 主要取穴

（1）上肢：肩髃、曲池、外关、合谷，颈、胸段夹脊穴。

（2）下肢：髀关、足三里、阳陵泉、悬钟、三阴交、解溪、腰部夹脊穴。

2. 取穴方义 上、下肢阳明经穴可以疏通经络，调理气血。夹脊穴位于督脉之旁，与膀胱经经气相通，可调脏腑阴阳，通行气血。外关、阳陵泉、悬钟是少阳经穴，能辅佐阳明经通行气血。阳陵泉、悬钟分别为筋会、髓会，有强筋壮骨之功。三阴交可以健脾养肝益肾，濡养筋脉。

3. 配伍取穴

（1）肺热津伤：尺泽、大椎。

（2）湿热浸淫：阴陵泉、内庭。

（3）脾胃虚弱：脾俞、胃俞。

（4）肝肾亏虚：肝俞、肾俞。

四、操作

（一）基本方法

毫针刺，按虚补实泻法常规操作；尺泽可点刺出血。

（二）其他治疗

1. 皮肤针法 沿患肢阳明经及相应夹脊穴反复叩刺，以微出血为度，隔日 1 次。

2. 穴位注射法 取肩髃、曲池、外关、合谷、足三里、阳陵泉、悬钟、三阴交。每次 2 ～ 4 穴。选用维生素 B_1 或维生素 B_{12} 注射液，每穴注入 0.5 ～ 1.0mL，隔日 1 次。

3. 电针法 在瘫痪肌肉处选取穴位。针刺后加电针仪，以患者能耐受为度，每次 20 分钟。

第十节　痫病（助理不考）

一、辨证要点

（一）病位

病位在脑，与肝、心、脾、肾功能失调有关。

（二）病因

痫病常因情志失调、禀赋不足、饮食不节、脑络瘀阻而发病。

（三）病机

各种外因与内伤因素导致风、痰、火、瘀蒙蔽清窍，扰乱神明均可发病。本病发作期实证较多，或实中夹虚；间歇期多虚，或虚中夹实。

1. 发作期

（1）大发作：发作前常有眩晕头痛，神疲乏力，胸闷不舒等先兆，旋即突然昏仆，不省人事，两目上视，牙关紧闭，四肢抽搐，口吐白沫或口中发出怪叫，二便自遗，发作后平复如常人。

（2）小发作：动作突然中断，手中物件落地，头部低垂，呼之不应，两目瞪视，数秒至数分钟后即可恢复。

2. 间歇期

（1）痰火扰神：急躁易怒，咳痰不爽，舌红，苔黄腻，脉弦滑而数。

（2）风痰闭阻：胸闷，痰多，舌淡，苔白腻，脉弦滑。

（3）瘀阻脑络：头部刺痛，或有脑部外伤史，舌质紫暗，脉涩。

（4）心脾两虚：神疲乏力，面色苍白，舌淡，苔白腻，脉沉弱。

（5）肝肾阴虚：神志恍惚，两目干涩，腰膝酸软，舌红，苔薄黄，脉细数。

二、治法

1. 发作期 醒脑开窍。以督脉、手厥阴经穴为主。

2. 间歇期 化痰息风，理气通络。取任脉及手足厥阴经穴为主。

三、处方

（一）发作期

1. 主要取穴 水沟、百会、后溪、内关、涌泉。

2. 记忆歌诀 水沟百会后溪，内关涌泉。

3. 取穴方义 水沟、百会为督脉穴，脑为元神之府，督脉入络脑，能醒脑开窍。后溪通督脉，可醒脑开窍，解痉止搐。内关为心包经络穴，和胃化浊，调畅心气，醒神开窍。涌泉肾经井穴，开窍醒神。

（二）间歇期

1. 主要取穴 印堂、鸠尾、间使、太冲、丰隆、腰奇。

2. 记忆歌诀 间歇丰隆太冲，鸠尾印堂奇间。

3. 取穴方义 印堂醒脑宁神。鸠尾为任脉络穴，是治疗痫病的要穴。间使为心包经经穴，有理心气，调心神之功，与腰奇同为治疗痫证的经验穴。太冲为肝之原穴，可平息肝风，理气通络。丰隆为化痰要穴，以豁痰化浊。

4. 配伍取穴

（1）痰火扰神：神门、行间、内庭。

（2）风痰闭阻：合谷、风池、阴陵泉。

（3）瘀阻脑络：膈俞、内关、血海。

（4）心脾两虚：心俞、脾俞、足三里。

（5）肝肾阴虚：肝俞、肾俞、三阴交。

四、操作

（一）基本方法

1. 发作期 用毫针泻法，水沟宜强刺激。

2. 间歇期 太冲、丰隆行泻法，其余主穴行平补平泻法。

（二）其他疗法

1. 穴位注射法 取足三里、内关、大椎、风池，每次选用2穴，用维生素B_1注射液，或维生素B_{12}注射液，或当归注射液，每穴注入0.5mL。

2. 耳针法 取心、肝、皮质下、神门，毫针刺，或埋针法，或压丸法。

命题趋势 以A1题型为主，考查病证主配穴。

金题直击

1. 下列各组腧穴中，痫病发作期宜选

A. 印堂、神门、少府、太冲　　B. 水沟、百会、后溪、涌泉

C. 风池、百会、太冲、劳宫　　D. 素髎、行间、丰隆、后溪

E. 关元、水沟、大陵、神门

【答案】B

【解题思路】

主要考查痫病的主穴，痫病发作期的主要取穴：水沟、百会、后溪、内关、涌泉。

2. 痫病间歇期，主穴宜选

A. 水沟、百会、后溪、涌泉　　B. 素髎、行间、丰隆、后溪

C. 神门、头维、三阴交、百会　　D. 印堂、鸠尾、间使、丰隆

E. 风府、四神聪、太溪、关元

【答案】D

【解题思路】

主要考查疾病的主穴，痫病间歇期的主穴是：印堂、鸠尾、间使、太冲、丰隆、腰奇。记忆歌诀：间歇丰隆太冲，鸠尾印堂奇间。

3. 治疗痫病发作期的主穴，除水沟、百会、后溪外，还有

A. 十宣、涌泉　　B. 内关、涌泉

C. 神门、神庭　　D. 鸠尾、印堂

E. 太冲、丰隆

【答案】B

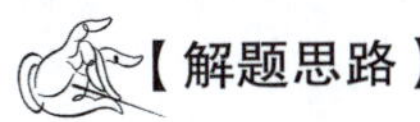【解题思路】

痫病发作期治法宜醒脑开窍，以督脉及手厥阴经穴为主。主穴为水沟、百会、后溪、内关、涌泉。所以本题选 B。

第十一节　不　寐

一、辨证要点

（一）病位

病位在心，与肝、脾、肾等脏腑功能失调密切相关。

（二）病因

本病发生常与饮食不节、情志失调、劳逸失度、病后体虚等因素有关。

（三）病机

各种情志刺激及内伤因素导致火、痰等病理产物存留于体内，影响于心，使心神失养或心神被扰，心神不安，阴阳跷脉功能失于平衡，而出现不寐。不寐以虚实夹杂之证多见。

（四）主症

经常不能获得正常睡眠。轻者入寐困难或寐而易醒，醒后不寐；重者彻夜难眠。

（五）兼证

1. **心脾两虚**　多梦易醒，心悸健忘，舌淡苔薄白，脉细弱。
2. **心肾不交**　心烦不寐或时寐时醒，手足心热，颧红潮热，舌红苔少，脉细数。
3. **心胆气虚**　夜寐多梦，易惊善恐，舌淡苔薄，脉弦细。
4. **肝火扰神**　难以入睡，急躁易怒，舌红苔黄，脉弦数。
5. **脾胃不和**　眠而不安，胸闷脘痞，舌红苔黄腻，脉滑数。

二、治法

舒脑宁心，安神利眠。以督脉、手少阴及足太阴经穴、八脉交会穴为主。

三、处方

1. **主要取穴**　百会、安眠、神门、三阴交、照海、申脉。

2. **记忆歌诀**　安眠百会带神门，申脉照海加三阴。

3. **取穴方义**　百会为督脉穴，督脉入络脑，脑为元神之府，取百会可镇静安神，舒脑安眠。安眠是治疗不寐的经验效穴。神门为心之原穴，心主神明，取之宁心安神。三阴交为足三阴经交会穴，能调和肝脾肾三脏。照海通阴跷脉，跷脉主寤寐，司眼睑开阖。申脉通阳跷脉，与照海同用可调节阴阳跷脉以安神助眠。

4. **配伍取穴**

（1）心脾两虚：心俞、脾俞。

（2）心肾不交：太溪、肾俞。

（3）心胆气虚：心俞、胆俞。

（4）肝火扰神：行间、侠溪。

（5）脾胃不和：足三里、内关。

（6）噩梦多：厉兑、隐白。
（7）头晕：风池、悬钟。
（8）重症不寐：夹脊、四神聪。

四、操作

（一）基本方法

毫针平补平泻，照海用补法，申脉用泻法。配穴则虚补实泻，心胆气虚者可配合灸法。

（二）其他治疗

1. 耳针法 取神门、皮质下、心、肾、肝。毫针刺或用埋针法、压丸法。
2. 拔罐法 自项至腰部沿足太阳膀胱经来回走罐，以潮红为度。
3. 皮肤针法 自项至腰部的督脉和足太阳膀胱经背部第1侧线，用皮肤针叩刺至皮肤潮红即可。

命题趋势 以A1题型为主，考查病证主配穴。

金题直击

1. 与不寐关系密切的经脉是
A. 心经、阳维脉　　B. 心经、阴维脉
C. 阳维脉、阴维脉　　D. 阳跷脉、阴跷脉
E. 督脉、脾经
【答案】D

【解题思路】

照海通阴跷脉，跷脉主寤寐，司眼睑开阖；申脉通阳跷脉，与照海同用可调节阴阳跷脉以安神助眠，故不寐和阴跷脉、阳跷脉关系密切。

2. 患者，女，37岁。经常不易入睡，急躁易怒，胸胁胀满，舌红，脉弦。针灸时选
A. 申脉、照海、侠溪、行间　　B. 支沟、阳陵泉、期门、丘墟
C. 肝俞、肾俞、期门、三阴交　　D. 肝俞、肾俞、太冲、三阴交
E. 大包、阳陵泉、三阴交、足三里
【答案】A

【解题思路】

患者经常不易入睡，急躁易怒，胸胁胀满，舌红，脉弦，为不寐之肝阳上扰证。治宜调理跷脉，安神利眠。针灸时以相应八脉交会穴、手少阴经及督脉穴为主。主穴为照海、申脉、神门、印堂、四神聪、安眠。肝火扰心者，加行间、侠溪，所以答案是A。

3. 治疗脾胃不和型不寐，应配用哪一组腧穴
A. 行间、侠溪　　B. 心俞、胆俞
C. 心俞、脾俞　　D. 足三里、内关
E. 太溪、肾俞
【答案】D

【解题思路】

脾胃不和型不寐，要首先健脾和胃，选用足三里、内关，故答案是D。

4. 治疗失眠取照海穴，宜用
A. 毫针补法　　B. 毫针泻法
C. 毫针平补平泻法　　D. 温和灸
E. 点刺出血
【答案】A

【解题思路】

不寐证毫针刺法宜平补平泻，照海用补法，申脉用泻法。

5. 患者寐而易醒，头晕耳鸣，腰膝酸软，五心烦热，舌红，脉细数。除主穴外，还应选取

A. 行间、侠溪
B. 心俞、脾俞
C. 心俞、胆俞
D. 太溪、肾俞
E. 足三里、内关

【答案】D

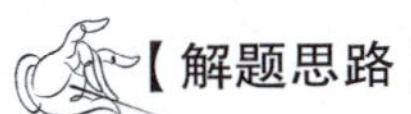【解题思路】

头晕耳鸣，腰膝酸软，五心烦热，舌红，脉细数为心肾不交。心脾两虚配心俞、脾俞；心肾不交配太溪、肾俞；心胆气虚配心俞、胆俞；肝火扰神配行间、侠溪；脾胃不和配足三里、内关。

6. 患者，女，48岁。失眠1年，多梦少寐，入睡迟，易惊醒，多疑善惊，气短头晕，舌淡，脉弦细。治疗除选取主穴外，应加用的腧穴是

A. 肝俞、间使
B. 脾俞、胃俞
C. 心俞、胆俞
D. 心俞、肾俞
E. 心俞、脾俞

【答案】C

【解题思路】

由患者多梦少寐，入睡迟，易惊醒，多疑善惊可以判断病人是心胆气虚型，可加用心俞、胆俞。故答案选C。

7. 耳针法治疗不寐，应选取

A. 肝、心、神门、交感、皮质下
B. 肝、心、神门、交感
C. 胸、心、肺、交感、神门
D. 皮质下、心、神门
E. 心、交感、神门、皮质下

【答案】D

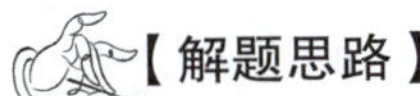【解题思路】

不寐的其他操作耳针法取神门、皮质下、心、肾、肝。

第十二节　郁证（助理不考）

一、辨证要点

（一）病位

病位在肝，可涉及心、脾、肾。

（二）病因

本病发生多与情志不舒、思虑过度、饮食不节等因素有关。

（三）病机

肝气郁结，郁火、痰湿、神乱均可致气机郁滞，心神被扰，或心神失养而出现郁证。病久则肝肾不足，或心脾两虚。郁证以实证为多见，也可由实转虚。

（四）主症

精神抑郁善忧，情绪不宁或易怒易哭。

（五）兼证

1. **肝气郁结**　胸胁胀痛，舌苔薄白，脉弦者。
2. **气郁化火**　急躁易怒，口干而苦，舌红，苔黄，脉弦数。
3. **痰气郁结**　咽中如有物梗塞，舌苔白腻，脉弦滑。
4. **心神惑乱**　精神恍惚，多疑易惊，悲忧善哭，舌淡，脉弦。

5. **心脾两虚** 多思善疑，失眠健忘，神疲纳差，舌淡苔薄，脉细。
6. **肝肾阴虚** 情绪不宁，五心烦热，两目干涩，舌红，少苔，脉细数。

二、治法

调神解郁，疏利气机。取督脉、手足厥阴、手少阴经穴为主。

三、处方

1. 主要取穴 百会、印堂、水沟、内关、神门、太冲。

2. 记忆歌诀 百水堂冲关神，抑郁了。

3. 取穴方义 百会、印堂、水沟为督脉穴，督脉入络脑，脑为元神之府，故取之可通督导气，调神解郁。内关为心包经络穴，神门为心之原穴，两穴可调理心气，舒心解郁。太冲为肝之原穴，用之疏肝理气，通畅气机。

4. 配伍取穴

（1）肝气郁结：膻中、期门。
（2）气郁化火：行间、侠溪。
（3）痰气郁结：丰隆、阴陵泉、天突。
（4）心神惑乱：通里、心俞、三阴交。
（5）心脾两虚：心俞、脾俞、足三里、三阴交。
（6）肝肾阴虚：肝俞、肾俞、太溪、三阴交。
（7）咽部异物哽塞感明显者：天突、照海。

四、操作

（一）基本方法

水沟行泻法，其余主穴行平补平泻法。

（二）其他治疗

1. 耳针法 肝、心、神门、交感，毫针刺或用埋针法、压丸法。
2. 电针法 百会、印堂、内关、神门、太冲，用连续波。
3. 穴位注射法 心俞、内关，用丹参注射液，每穴 0.3 ～ 0.5mL。

命题趋势 以 A1 题型为主，考查病证主配穴。

金题直击

1. 治疗郁证的主穴是
A. 内关、水沟、丰隆、后溪、百会、印堂
B. 百会、印堂、内关、水沟、太冲、神门
C. 百会、神庭、列缺、照海、太溪、肾俞
D. 照海、申脉、神门、印堂、心俞、脾俞
E. 内关、郄门、神门、巨阙、太溪、三阴交

【答案】B

【解题思路】

治疗郁证的主穴是百会、印堂、水沟、内关、神门、太冲。记忆歌诀：百水堂冲关神，抑郁了。所以答案是 B。

2. 患者，女，37 岁。精神抑郁善忧，情绪不宁，伴胸胁胀满，脘闷嗳气，不思饮食，大便不调，脉弦。治疗除取主穴外，还应选用的穴位是
A. 行间、侠溪、外关
B. 太溪、三阴交、肝俞、肾俞
C. 膻中、期门、曲泉
D. 心俞、脾俞、足三里、三阴交
E. 三阴交、太溪、通里、心俞

【答案】D

【解题思路】

本病属郁证，又见脾胃不和之象，故本病还应选用心俞来调节心志，疏理情志，配脾俞、足三里以调理脾胃之气，对症治疗，再加三阴交穴以健脾益气，柔肝益阴，以疏理情志。所以本题答案是D。

第十三节　痴呆（助理不考）

一、辨证要点

（一）病位

病位在脑，与肝、心、脾、肾等脏腑功能失常关系密切。

（二）病因

痴呆发生常与老年精气亏虚、情志失调、外伤及中毒有关。

（三）病机

由于禀赋不足或年事渐高，脏腑功能逐渐低下，瘀血、痰湿瘀阻脑络或气血、脑髓不足，脑窍失养，最终导致神明失用而发生痴呆。

（四）主症

患者表现为呆傻愚笨。

1. **轻者**　神情淡漠，寡言少语，反应迟钝，记忆减退等。
2. **重者**　神情呆滞，言辞颠倒，行为怪僻，记忆障碍，智力衰退，生活不能自理等。

（五）兼证

1. **肝肾亏虚**　头晕耳鸣，腰酸骨软，舌质红，苔薄白，脉沉细。
2. **气血不足**　步态不稳，面色淡白，气短乏力，舌淡，苔白，脉细弱无力。
3. **痰浊蒙窍**　脘腹胀满，倦怠思卧，舌质淡，苔白腻。
4. **瘀血阻络**　善惊易恐，肌肤甲错，或肢体麻木不遂，舌质紫暗，脉细涩。

二、治法

醒脑调神，充髓益智。取督脉、手厥阴、足少阴经穴为主。

三、处方

1. **主要取穴**　百会、印堂、四神聪、内关、太溪、悬钟。
2. **记忆歌诀**　百神堂关溪钟，痴呆了。
3. **取穴方义**　百会、印堂、内关与四神聪相配，能醒脑调神。脑为髓海，肾主骨生髓，悬钟是髓会，太溪是肾之原穴，合用可充养髓海，健脑益智。
4. **配伍取穴**

（1）肝肾亏虚：肝俞、肾俞。

（2）气血不足：足三里、气海、血海。

（3）痰浊蒙窍：丰隆、中脘。

（4）瘀血阻络：膈俞、太冲。

四、操作

（一）基本方法

太溪、悬钟毫针行补法，其余主穴平补平泻。

（二）其他治疗

1. 头针法 取额中线、顶中线、顶颞前斜线、顶颞后斜线，毫针行较强捻转刺激，或配合使用电针。

2. 耳针法 取皮质下、枕、心、肝、肾、神门，毫针刺或用埋针法、压丸法。

命题趋势 以 A1 题型为主，考查病证主配穴。

金题直击

1. 针灸治疗痴呆的主穴，除百会、印堂、四神聪、内关外，还包括

A. 膈俞、太冲　　B. 太溪、悬钟

C. 丰隆、中脘　　D. 肝俞、肾俞

E. 足三里、气海

【答案】B

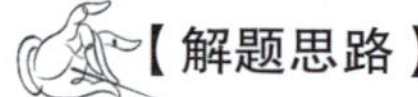【解题思路】

重点考查的是疾病的主穴，痴呆的主穴是百会、印堂、四神聪、内关、太溪、悬钟，要想答对这样的题，必须要熟记歌诀，本题答案为 B。

2. 患者，痴呆，伴有痰浊蒙窍等症状，针灸治疗除主穴外，还应选取的腧穴是

A. 肝俞、肾俞　　B. 足三里、气海、血海

C. 丰隆、中脘　　D. 膈俞、太冲

E. 百会、印堂

【答案】C

【解题思路】

痴呆的配穴的选取，肝肾亏虚证配肝俞、肾俞；气血不足证配足三里、气海、血海；痰浊蒙窍证配丰隆、中脘；瘀血阻络证配膈俞、太冲。

第十四节　心悸（助理不考）

一、辨证要点

（一）病位

病位在心，与肝、脾、肾功能失调密切相关。

（二）病因

本病发生多与体虚劳倦、七情所伤、感受外邪、药食不当等因素有关。

（三）病机

七情刺激、素体胆怯及脏腑功能失常均可内犯于心，进而导致心神失养，或心神受扰而发病。心悸临床多以虚证为主，也可见虚实夹杂之证。

（四）主症

自觉心中悸动，惊惕不安，甚则不能自主。

（五）兼证

1. 心胆虚怯 因惊恐而发，兼气短自汗，少寐多梦，舌淡，苔薄，脉细弦。

2. 心脾两虚 兼失眠健忘，头晕乏力，舌淡，苔薄白，脉弱无力。

3. 阴虚火旺 兼少寐多梦，五心烦热，舌红少苔，脉细数。

4. 水气凌心 兼胸闷，动则气短，咳吐痰涎，面浮足肿，舌淡，苔白滑，脉沉细。

5. 心脉瘀阻 兼心痛阵发，唇甲青紫，舌质紫暗，或有瘀斑，脉细涩或结代。

二、治法

宁心安神，定悸止惊。取手少阴、手厥阴经穴及脏腑俞募穴为主。

三、处方

1. 主要取穴 内关、神门、郄门、心俞、巨阙。

2. 记忆歌诀 心俞巨阙二门关。

3. 取穴方义 内关为心包经络穴，理气通络、安神定悸，为治疗心悸的要穴。神门是心之原穴，可调理心经气血。郄门是手厥阴经郄穴，可宽胸理气，宁心安神。心俞、巨阙是俞募相配，养心安神、镇惊定悸。

4. 配伍取穴

（1）心胆虚怯：胆俞。

（2）心脾两虚：脾俞、足三里。

（3）阴虚火旺：太溪、肾俞。

（4）水气凌心：气海、阴陵泉。

（5）心脉瘀阻：膻中、膈俞。

四、操作

（一）基本方法

毫针平补平泻。心脉瘀阻在膈俞穴刺络拔罐。

（二）其他治疗

1. 耳针法 取心、交感、神门、皮质下。毫针刺或用埋针法、压丸法。

2. 皮肤针法 取心俞、厥阴俞、巨阙、内关、膻中。叩至局部出现红晕略有出血点为度。

3. 穴位注射法 取心俞、厥阴俞、内关、膻中。用维生素 B_1 或 B_{12} 注射液，每次选用 1 ～ 2 穴，每穴注射 0.5mL，隔日 1 次。

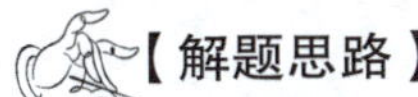

以 A1 题型为主，考查病证主配穴。

金题直击

1. 治疗心脉瘀阻型心悸宜加用

A. 胆俞、内关　　B. 气海、阴陵泉

C. 膻中、膈俞　　D. 太溪、肾俞

E. 脾俞、足三里

【答案】C

【解题思路】

心胆虚怯配胆俞；心脾两虚配脾俞、足三里；阴虚火旺配太溪、肾俞；水气凌心配气海、阴陵泉；心脉瘀阻配膻中、膈俞。

2. 患者，男，47 岁。自觉心慌心烦，时息时作，健忘失眠。治疗时主穴应首选

A. 神门　　B. 合谷

C. 太溪　　D. 足三里

E. 三阴交

【答案】A

【解题思路】

心悸的主穴是内关、神门、郄门、心俞、巨阙，所以答案是 A。

第十五节　感　冒

一、辨证要点

（一）病位

病位在肺卫。

（二）病因

本病发生常与风邪或时行疫毒之邪侵袭、体虚等因素有关。

（三）病机

卫阳被遏，营卫失和，肺气失宣，发为本病。以风邪为主因，每与当令之气（寒、热、暑湿）或非时之气（时行疫毒）夹杂为患。

（四）主症

恶寒发热，鼻塞流涕，咳嗽，头痛，周身酸楚不适。

（五）兼证

1. 风寒感冒　恶寒重，发热轻或不发热，无汗，喷嚏，苔薄白，脉浮紧。
2. 风热感冒　微恶风寒，发热重，浊涕，痰稠或黄，咽喉肿痛，苔薄黄，脉浮数。
3. 夹湿夹暑　夹湿则头重如裹，胸闷纳呆；夹暑则汗出不解，心烦口渴。

二、治法

祛风解表。取手太阴、手阳明经穴及督脉穴为主。

三、处方

1. 主要取穴　列缺、合谷、风池、大椎、太阳。
2. 记忆歌诀　列谷风太大，感冒了。
3. 取穴方义　列缺、合谷祛邪解表。风池为足少阳经与阳维脉的交会穴，“阳维为病苦寒热”，故风池可疏散风邪，又与太阳穴相配可清利头目。督脉主一身之阳气，温灸大椎可通阳散寒，刺络出血可清泻热邪。
4. 配伍取穴
（1）风寒感冒：风门、肺俞。
（2）风热感冒：曲池、尺泽。
（3）夹湿：阴陵泉。
（4）夹暑：委中。
（5）体虚感冒：足三里。
（6）咽喉疼痛：少商、商阳。

四、操作

（一）基本方法

主穴用毫针泻法。风寒感冒可加灸法，风热感冒在大椎穴行刺络拔罐法；配穴中足三里用补法，尺泽、委中、少商、商阳可点刺出血。

（二）其他治疗

1. 拔罐法　取大椎、风门、肺俞、身柱，拔罐后留罐 15 分钟，或用闪罐法。适用于风寒感冒。
2. 耳针法　取肺、气管、内鼻、脾、三焦、耳尖。耳尖点刺放血，余穴选 2 ～ 3 穴，采用毫针刺或用压丸法。
3. 三棱针法　取大椎、尺泽、委中、耳尖、少商。在大椎穴刺络放血，并拔火罐 5 ～ 10 分钟。委中、尺泽局部常规消毒后，用三棱针点刺出血，令其血流自止。少商、耳尖点刺出血数滴。适用于风热感冒。

命题趋势 以A1题型为主，考查病证主配穴。

金题直击

1. 治疗感冒的主穴是

A. 列缺、合谷、肺俞、太渊、大椎　　B. 太渊、肺俞、合谷、鱼际、三阴交

C. 列缺、合谷、大椎、太阳、风池　　D. 鱼际、尺泽、膻中、肺俞、定喘

E. 尺泽、肺俞、膏肓、太溪、足三里

【答案】C

【解题思路】

本题考查的是感冒的主穴，其主穴为列缺、合谷、风池、大椎、太阳，主穴歌诀，列谷风太大，感冒了。

2. 治疗体虚感冒者，宜加用

A. 阴陵泉　　B. 太冲

C. 委中　　D. 尺泽

E. 足三里

【答案】E

【解题思路】

足三里为保健要穴，是胃经的合穴，又是下合穴，培补脾胃，增强人体的免疫力，抵抗力。

3. 患者，男，25岁。发热恶寒，寒重热轻，头痛身痛，鼻塞流涕，咳嗽，咳痰清稀，舌苔薄白，脉浮紧。治疗应首选

A. 手少阴、手太阳经穴　　B. 手太阴、足太阳经穴

C. 手太阴、手少阳经穴　　D. 手阳明、足阳明经穴

E. 手太阴、手阳明经穴

【答案】E

【解题思路】

感冒的针灸治法：祛风解表。取手太阴、手阳明经穴及督脉穴为主。

4. 风热感冒，针灸时选

A. 风门、合谷、风池、列缺　　B. 风门、尺泽、经渠、孔最

C. 风门、太渊、鱼际、列缺　　D. 风门、少商、曲池、合谷

E 大椎、曲池、合谷、风池、列缺

【答案】E

【解题思路】

感冒的针灸处方：①主穴为列缺、合谷、大椎、太阳、风池。②配穴为风寒感冒者，加风门、肺俞；风热感冒者，加曲池、尺泽；鼻塞者，加迎香；体虚感冒者，加足三里；咽喉疼痛者，加少商、商阳；全身酸楚者，加身柱；夹湿者加阴陵泉；夹暑者，加委中。

第十六节　咳嗽（助理不考）

一、辨证要点

（一）病位

病位在肺，与肝、脾、肾关系最为密切。

（二）病因

本病发生常与外感、内伤等因素有关。

（三）病机

外感咳嗽是由外邪从口鼻皮毛而入，肺卫受邪，肺气不宣所致，多属于邪实；内伤咳嗽则为脏腑功能失常，肺气不利，肺失宣降所致，邪实与正虚并见。

（四）辨证

1. 外感咳嗽

（1）主症：起病急，病程短，常伴肺卫表证。

（2）兼证

① 风寒袭肺：咳嗽声重，痰稀色白，伴风寒表证，舌苔薄白，脉浮紧。

② 风热犯肺：咳嗽频剧，咳痰黄稠，伴风热表证，舌苔薄黄，脉浮数。

2. 内伤咳嗽

（1）主症：咳嗽反复发作，病程长，可伴他脏兼症。

（2）兼证

① 痰湿阻肺：若咳嗽痰多色白，胸脘痞闷，苔白腻，脉濡滑。

② 肝火灼肺：气逆咳嗽，阵阵而作，胁痛口苦，舌红，苔薄黄少津，脉弦数。

③ 肺阴亏虚：干咳声短，少痰或痰中带血，潮热盗汗，舌红少苔，脉细数。

二、治法

1. 外感咳嗽　疏风解表，宣肺止咳。取手太阴、手阳明经穴为主。

2. 内伤咳嗽　肃肺理气，止咳化痰。取手、足太阴经穴为主。

三、处方

（一）外感咳嗽

1. 主要取穴　肺俞、列缺、合谷。

2. 取穴方义　肺俞为肺气所注之处，位邻肺脏，可调理肺脏气机，使其清肃有权。列缺为肺经络穴，散风祛邪，宣肺解表。合谷为大肠之原穴，与列缺配合共奏宣肺解表、止咳之功。

3. 配伍取穴

（1）风寒袭肺：风门、太渊。

（2）风热犯肺：大椎、曲池。

（3）咽喉痛：少商。

（二）内伤咳嗽

1. 主要取穴　肺俞、太渊、三阴交。

2. 取穴方义　肺俞调理肺气。太渊为肺之原穴，本经真气所注，可利肺化痰。三阴交是肝脾肾三经之交会穴，疏肝健脾，化痰止咳。

3. 配伍取穴

（1）痰湿阻肺：丰隆、阴陵泉。

（2）肝火灼肺：行间、鱼际。

（3）肺阴亏虚：膏肓。

（4）咯血：孔最。

（5）胁痛：阳陵泉

（6）咽喉干痒：太溪。

（7）盗汗：阴郄。

（8）气短乏力：足三里、气海。

四、操作

（一）基本方法

外感咳嗽用毫针泻法，少商点刺放血，风寒袭肺者宜针灸并用，或针后在背部腧穴拔罐；内伤咳嗽用毫针平补平泻，酌情加灸。

（二）其他治疗

1. 拔罐法 取背部第1～12胸椎两侧足太阳膀胱经第1侧线，用留罐法，每侧5～6只罐，至皮肤瘀血为度。或选取大杼至膈俞，用走罐法，至局部皮肤潮红为度。

2. 皮肤针法 选取后颈部5～7颈椎两侧、气管两侧、天突、肘窝及大、小鱼际部进行叩刺，适用于外感咳嗽；或选取项后至背部1～7胸椎两侧足太阳膀胱经、颈前气管两侧、膻中、天突叩刺，适用于咳嗽日久，反复发作者。

3. 穴位贴敷法 选肺俞、定喘、风门、膻中、丰隆。以白附子16%，洋金花48%，川椒33%，樟脑3%的比例制成粉剂。将药粉少许置穴位上，用胶布贴敷，每3～4日更换1次。

命题趋势 以A1及A2题型为主，考查病证主配穴。

金题直击

1. 治疗肺阴亏虚型咳嗽，宜加用

A. 曲池　　B. 孔最

C. 膏肓　　D. 少商

E. 阳陵泉

【答案】C

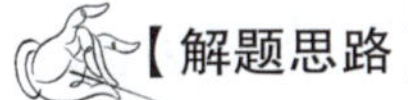【解题思路】

治疗肺阴虚咳嗽加用膏肓穴，膏肓可治疗虚损病证，治疗肺阴虚盗汗效果更佳，故答案选C。

2. 患者，女，53岁。咳嗽月余，加重1周，咳引胸胁疼痛，痰少而稠，面赤咽干，舌苔黄少津，脉弦数。治疗应首选

A. 手太阴、手阳明经穴　　B. 足阳明、手阳明经穴

C. 手阳明、足厥阴经穴　　D. 足厥阴、手太阴经穴

E. 手太阴、足太阴经穴

【答案】D

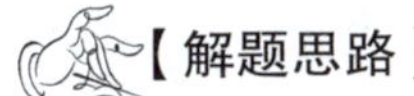【解题思路】

从本患者的症状可辨证为肝火灼肺型咳嗽，病位主要在肝、肺，故治疗主要用手太阴肺经及足厥阴肝经的穴位。

3. 治疗外感咳嗽，宜选用

A. 手太阴、手太阳经穴为主　　B. 手太阴、足太阴经穴为主

C. 手太阴、手阳明经穴为主　　D. 手太阴、足太阳经穴为主

E. 手太阴、手少阳经穴为主

【答案】C

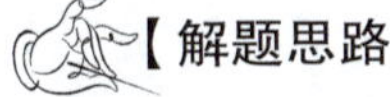【解题思路】

外感咳嗽治则疏风解表，宣肺止咳。取手太阴、手阳明经穴为主。

4. 有关针灸治疗咳嗽的叙述，不正确的是

A. 外感咳嗽取手太阴、手阳明经穴为主　　B. 风寒咳嗽可针灸并用

C. 外感咳嗽毫针用泻法　　D. 内伤咳嗽以手、足太阴经穴为主

E. 内伤咳嗽毫针用补法

【答案】E

【解题思路】

外感咳嗽——疏风解表，宣肺止咳，取手太阴、手阳明经穴为主。内伤咳嗽——肃肺理气，止咳化痰，取手、足太阴经穴为主。外感咳嗽用毫针泻法，少商点刺放血，风寒袭肺者宜针灸并用，或针后在背部腧穴拔罐；内伤咳嗽用毫针平补平泻，酌情加灸。

第十七节　哮　喘

一、辨证要点

（一）病位

病位在肺，与脾、肾关系密切。

（二）病因

本病发生常与外邪、饮食、情志、体虚等因素有关，病理因素以痰为根本。

（三）病机

痰饮伏肺，以致痰壅气道，肺气宣降功能失常而致哮喘。哮喘的发生多因痰饮伏肺，复外邪侵袭、饮食不当、情志刺激、体虚劳倦等诱因引动而触发。

（四）辨证

发作期表现为气阻痰壅的实证，也有素体肺肾不足或正气耗伤者，发作时表现为虚哮。缓解期多表现为肺、肾等脏气虚弱，兼有痰浊内阻之证。

1. 实证

（1）主症：病程短或值发作期，哮喘声高气粗，呼吸深长有余，呼出为快，体质较强，脉象有力。

（2）兼证

① 风寒外袭：若喉中哮鸣如水鸡声，痰多色白，稀薄或多泡沫，伴风寒表证，苔薄白，脉浮紧。

② 痰热阻肺：喉中痰鸣如吼，胸高气粗，痰色黄或白，黏腻稠厚，伴口渴便秘，舌红苔黄腻，脉滑数。

2. 虚证

（1）主症：病程长，反复发作或值缓解期，哮喘声低气怯，气息短促，深吸为快，体质虚弱，脉弱无力。

（2）兼证

① 肺气虚：若喘促气短，动则加剧，喉中痰鸣，痰稀，神疲，汗出，舌淡苔白，脉细弱。

② 肾气虚：气息短促，呼多吸少，动则喘甚，耳鸣，膝酸，舌淡苔薄白，脉沉细。

二、治法

1. 实证　祛邪肃肺，化痰平喘。取手太阴经穴及相应背俞穴为主。

2. 虚证　补益肺肾，止哮平喘。取相应背俞穴及手太阴、足少阴经穴为主。

三、处方

（一）实证

1. 主要取穴　列缺、尺泽、肺俞、中府、定喘。

2. 记忆歌诀　中府肺缺泽定喘无疑。

3. 取穴方义　列缺是手太阴经络穴，可宣通肺气，祛邪外出。尺泽是肺之合穴，肃肺化痰，降逆平喘。肺俞、中府是俞募相配，调理肺脏、宣肺祛痰、止哮平喘。定喘为治疗哮喘的经验效穴。

4. 配伍取穴

（1）风寒外袭：风门、合谷。

（2）痰热阻肺：丰隆、曲池。

（3）喘甚者：天突。

（二）虚证

1. 主要取穴　肺俞、膏肓、肾俞、太渊、太溪、足三里、定喘。

2. 记忆歌诀　肺肾二俞膏定三太太。

3. 取穴方义　肺俞、膏肓针灸并用，可补益肺气。肾俞，补肾俞以纳肾气。太渊、太溪是肺肾之原穴相配，可充肺肾之气。足三里调补胃气以资生化之源，使水谷精微上归于肺。定喘为平喘之效穴。

4. 配伍取穴

（1）肺气虚：气海。

（2）肾气虚：关元。

四、操作

（一）基本方法

毫针刺，实泻虚补，风寒及肺肾气虚者可酌加灸或拔罐法。

（二）其他治疗

1. 穴位贴敷法 取肺俞、膏肓、膻中、定喘。用白芥子 30 g，甘遂 15 g，细辛 15 g，共为细末，以生姜汁调药粉成糊状，制成药饼如蚕豆大，上放少许丁桂散，敷于穴位上，以胶布固定。3 小时左右取掉，以局部红晕微痛为度。

2. 穴位埋线法 取肺俞、定喘、膻中。用一次性无菌埋线针，将 0 ～ 1 号铬制羊肠线 1 ～ 2 cm，埋入穴位皮下。

3. 耳针法 取对屏尖、肾上腺、气管、肺、皮质下、交感。每次选用 3 ～ 5 穴，毫针刺法。缓解期用弱刺激，每周 2 次；发作期每日 1 ～ 2 次。

4. 皮肤针法 取手太阴肺经之鱼际至尺泽穴循行部、第 1 胸椎～第 2 腰椎旁开 1.5 寸足太阳膀胱经 1 侧线循行部，循经叩刺，叩至皮肤潮红或微渗血为度。

命题趋势 以 A1 题型为主，考查病证主配穴。

金题直击

1. 患者，男，70 岁。患哮喘病 30 余年，冬季为重，平素身倦乏力，气息短促，动则汗出，舌质淡，脉细无力。某医师欲用灸法施治，可采用

A. 大椎、风门、肺俞、膻中，秋季治疗　　B. 大椎、风门、肺俞，夏季治疗

C. 肺俞、太渊、尺泽、合谷，夏季治疗　　D. 肺俞、太渊、尺泽、合谷，秋季治疗

E. 肺俞、气海、肾俞、足三里、太渊，夏季治疗

【答案】E

【解题思路】

从本患者的症状可辨证为肺肾气虚型哮喘，治疗应补益肺肾，肺俞、太渊、肾俞可补益肺肾，其他穴位也能补益气血。采用灸法宜冬病夏治，故应夏季治疗。

2. 治疗哮喘痰热阻肺者，除主穴外，宜配用

A. 阴谷、关元　　B. 气海、膻中

C. 丰隆、曲池　　D. 天突、神阙

E. 风门、合谷

【答案】C

【解题思路】

本题考查的是哮喘的配穴，痰热阻肺用丰隆祛痰，曲池清热；风寒外袭用风门、合谷。

3. 患者哮喘多年，喘促气短，动则喘甚，汗出肢冷，舌淡，脉沉细。治疗除手太阴经穴外，还应选取的是

A. 足太阴、任脉穴　　B. 足太阴、足少阴经穴

C. 足厥阴、督脉穴　　D. 足少阴、背俞穴

E. 足少阴、督脉穴

【答案】D

【解题思路】

根据症状辨证为虚哮之肾气虚。取相应背俞穴及手太阴、足少阴经穴为主。

4. 患者，男，57 岁。昨天因外感风寒后，出现咳嗽，呼吸急促，喉间痰鸣，咳吐稀痰，张口抬肩，口不

渴，苔薄白，脉浮紧。针灸时选

A. 列缺、肺俞、尺泽、中府、风门　　B. 肺俞、太渊、太溪、足三里、列缺

C. 肺俞、尺泽、足三里、三阴交　　D. 膻中、太渊、太溪、鱼际

E. 尺泽、肾俞、气海、足三里

【答案】A

【解题思路】

患者因外感风寒后，出现咳嗽，呼吸急促，喉间痰鸣，咳吐稀痰，张口抬肩，口不渴，苔薄白脉浮紧，应辨证为哮喘实证之风寒外袭证。治宜祛邪肃肺，化痰平喘。以手太阴经穴及相应背俞穴为主。取主穴为中府、列缺、肺俞、尺泽、定喘。风寒者，加风门、合谷。

5. 患者，男，73 岁。患有哮喘病 10 余年，时作时止，昨晚又出现呼吸急促，喉间痰鸣，语言无力，动则汗出，舌质淡，脉细无力。针灸时选

A. 尺泽、肺俞、太渊、列缺　　B. 肺俞、太渊、太溪、足三里、气海

C 膻中、尺泽、鱼际、足三里　　D. 太渊、尺泽、鱼际、足三里

E. 肺俞、中府、尺泽、太渊

【答案】B

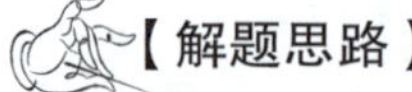【解题思路】

根据题干，诊断为哮喘虚证之肺气不足证。治宜补益肺肾，止哮平喘。针灸时以相应背俞穴及手太阴、足少阴经穴为主。主穴为肺俞、膏肓、肾俞、定喘、足三里、太渊、太溪。肺气虚者，配气海。故答案是 B。

第十八节　呕　吐

一、辨证要点

（一）病位

病位在胃，与肝、脾有关。

（二）病因

本病发生常与外邪犯胃、饮食不节、情志失调、体虚劳倦等因素有关。

（三）病机

胃失和降，气逆于上。六淫外邪，侵犯胃腑，或饮食不节，食滞胃腑，或恼怒伤肝，横逆犯胃，或忧思劳倦，内伤脾胃，均可致胃失和降，气逆于上而发生呕吐。呕吐初病多实，也有虚证或虚实夹杂之证。

（四）主症

1. **实证**　一般发病急，呕吐量多，吐出物多酸臭味。
2. **虚证**　病程较长，发病较缓，时作时止，吐出物不多，腐臭味不甚。

（五）兼证

1. **寒邪客胃**　呕吐清水或稀涎，食久乃吐，舌淡苔薄白，脉迟。
2. **热邪内蕴**　呕吐酸苦热臭，食入即吐，舌红苔薄黄，脉数。
3. **饮食停滞**　因暴饮暴食而呕吐酸腐，脘腹胀满，嗳气厌食，苔厚腻，脉滑实。
4. **肝气犯胃**　呕吐多因情志不畅而发作，嗳气吞酸，胸胁胀满，脉弦。
5. **痰饮内停**　呕吐清水痰涎，脘痞纳呆，头眩心悸，苔白腻，脉滑。
6. **脾胃虚寒**　饮食稍有不慎即发呕吐，时作时止，面色无华，少气懒言，纳呆便溏，舌淡苔薄，脉弱。

二、治法

和胃理气，降逆止呕。以胃的募穴及足阳明、手厥阴经穴为主。

三、处方

1. **主要取穴** 中脘、足三里、内关。

2. **记忆歌诀** 关内走三里路，中脘疼吐了。

3. **取穴方义** 中脘居于胃脘部，是胃经募穴，腑会，理气和胃止呕。足三里是胃的下合穴，“合治内腑”，疏理胃肠气机，与中脘远近相配，通降胃气。内关是手厥阴经络穴，又为八脉交会穴，功擅宽胸理气，和胃降逆，为止呕要穴。

4. **配伍取穴**

（1）寒邪客胃：上脘、胃俞。

（2）热邪内蕴：合谷、金津、玉液。

（3）饮食停滞：梁门、天枢。

（4）肝气犯胃：期门、太冲。

（5）痰饮内停：丰隆、公孙。

（6）脾胃虚寒：脾俞、胃俞。

四、操作

（一）基本方法

主穴用毫针平补平泻法。寒气客胃或脾胃虚寒者宜配合灸法，热邪内蕴者金津、玉液点刺出血。

（二）其他治疗

1. **耳针法** 选胃、贲门、食道、口、神门、交感、皮质下。每次 3 ～ 4 穴，毫针刺或用压丸法。

2. **穴位注射法** 选中脘、足三里、内关。用维生素 B_1 或维生素 B_6 注射液，每穴注入 0.5 ～ 1 mL，每日或隔日 1 次。

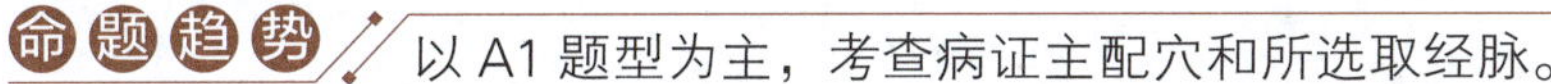

以 A1 题型为主，考查病证主配穴和所选取经脉。

金题直击

1. 治疗呕吐之寒邪客胃者，应配用

A. 上脘、胃俞　　B. 合谷、金津、玉液

C. 脾俞、胃俞　　D. 期门、太冲

E. 丰隆、公孙

【答案】A

【解题思路】

寒邪客胃配上脘、胃俞；热邪内蕴配合谷、金津、玉液；饮食停滞配梁门、天枢；肝气犯胃配期门、太冲；痰饮内停配丰隆、公孙；脾胃虚寒配脾俞、胃俞。

2. 治疗呕吐脾胃虚寒证，应配用

A. 上脘、胃俞　　B. 合谷、金津、玉液

C. 脾俞、胃俞　　D. 期门、太冲

E. 丰隆、公孙

【答案】C

【解题思路】

脾胃虚寒配脾俞、胃俞。

3. 患者体质素弱，近半年来，呕吐时作时止，倦怠乏力，舌苔薄白，脉弱。治疗除主穴外，应选用

A. 丰隆、公孙　　B. 上脘、胃俞

C. 梁门、天枢　　D. 期门、太冲

E. 脾俞、胃俞

【答案】E

【解题思路】

根据题干分析，呕吐时作时止，面色无华，少气懒言，纳呆便溏，舌淡苔薄，脉弱者，可诊断为呕吐之脾胃虚寒证，脾胃虚寒配脾俞、胃俞。

4. 患者，女，42 岁。因感受风寒后，时吐清水，食后乃吐，苔白脉迟，喜暖畏寒，大便溏薄。针灸时选

A. 心包经、胃经及相应募穴

B. 胃经、大肠经及相应募穴

C. 胃经、脾经及相应募穴

D. 心包经、脾经及相应募穴

E. 胃经、心经及相应募穴

【答案】A

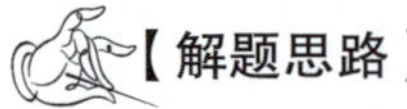【解题思路】

根据题干感受风寒后时吐清水，苔白脉迟，喜暖畏寒，可诊断为呕吐实证之寒邪客胃证。治宜和胃降逆、理气止呕。针灸时以手厥阴、足阳明经穴及相应募穴为主。故本题答案为 A。

第十九节　胃　痛

一、辨证要点

（一）病位

胃痛的病位在胃，与肝、脾也有关。

（二）病因

胃痛与寒邪客胃、饮食伤胃、情志不畅和脾胃虚弱等因素有关。

（三）病机

无论是胃腑本身病变还是其他脏腑的病变影响到胃腑，使胃气失和、胃络不通或胃失温煦濡养均可导致胃痛。胃痛以实证多见，也有虚证或虚实夹杂之证。

（四）主症

1. 实证　病势较急，痛势较剧，痛处拒按，食后痛增。

2. 虚证　病势较缓，痛势较轻，痛处喜按，空腹痛甚。

（五）兼证

1. 寒邪客胃　胃痛暴作，恶寒喜暖，口不渴或喜热饮，舌淡苔薄白，脉弦紧。

2. 饮食伤胃　胃脘胀满疼痛，嗳腐吞酸或呕吐不消化食物，吐后或矢气后痛减，苔厚腻脉滑。

3. 肝气犯胃　胃脘胀痛，痛连两胁，每遇情志因素而诱发或加重，嗳气泛酸喜太息，苔薄白脉弦。

4. 瘀血停胃　胃痛如刺，痛有定处或有呕血便黑，舌质紫暗或有瘀斑，脉涩。

5. 脾胃虚寒　胃脘隐痛喜暖，泛吐清水，神疲肢倦，手足不温，大便溏薄，舌淡苔白，脉虚弱或迟缓。

6. 胃阴不足　胃脘灼热隐痛，饥不欲食，口燥咽干，大便干结，舌红少津，脉细数。

二、治法

和胃止痛。取胃的募穴、下合穴为主。

三、处方

1. 主要取穴　中脘、足三里、内关。

2. 记忆歌诀　关内走三里路，中脘疼吐了。

3. 取穴方义　中脘是局部近取，胃之募穴，腑会，能疏调胃腑气机。足三里是胃之下合穴，循经远取，与中脘穴相配，和胃止痛。内关是八脉交会穴，宽胸解郁，行气止痛。

4. 配伍取穴

（1）寒邪客胃：胃俞。

（2）饮食伤胃：梁门、下脘。

（3）肝气犯胃：期门、太冲。

（4）瘀血停胃：膈俞、三阴交。

（5）脾胃虚寒：关元、脾俞、胃俞。

（6）胃阴不足：胃俞、三阴交、内庭。

四、操作

（一）基本方法

根据虚补实泻原则，寒邪客胃、脾胃虚寒者宜加用灸法。疼痛发作时可适当加强刺激，持续运针 1 ～ 3 分钟，中脘等局部穴以捻转为主，中等刺激。

（二）其他治疗

1. 穴位注射法 取足三里、胃俞、脾俞、肝俞。每次 2 穴或一侧穴位交替进行。用复方当归或丹参注射液，每穴注入 2 ～ 3mL，隔日 1 次。用于慢性胃炎、消化性溃疡所致的胃痛。

2. 耳针法 选胃、十二指肠、肝、脾、神门、交感。疼痛剧烈时毫针强刺激，双耳并用；痛缓时宜轻刺激，或用揿针埋藏、压丸法，两耳交替。

命题趋势 以 A1 题型为主，考查病证主配穴。

金题直击

1. 治疗胃痛拒按，食后痛甚，舌质紫暗，有瘀斑，脉细涩者，针灸取穴是

A. 足三里、内关、中脘、胃俞、三阴交　B. 足三里、内关、中脘、下脘、三阴交

C. 足三里、内关、中脘、太冲、三阴交　D. 足三里、内关、中脘、膈俞、三阴交

E. 足三里、内关、中脘、内庭、三阴交

【答案】D

【解题思路】

胃痛的主穴为中脘、足三里、内关，瘀血停胃配加膈俞、三阴交。

2. 患者胃脘隐痛，喜按喜暖，兼泛吐清水，便溏，舌淡苔薄，脉虚弱，治疗除主穴外，还应选用

A. 梁门、下脘　B. 期门、太冲

C. 膈俞、三阴交　D. 胃俞、三阴交、内庭

E. 关元、脾俞、胃俞

【答案】E

【解题思路】

依据患者症状，胃脘隐痛，喜按喜暖，便溏，脉虚弱，可以辨证为胃痛的脾胃虚寒证，配穴应加关元、脾俞、胃俞。故本题答案选 E。

3. 患者，男，66 岁。胃脘部胀痛，疼痛连胁，嗳气频频，呕逆酸苦，苔薄白，脉沉弦。针灸时选

A. 中脘、太冲、内关、足三里　B. 内关、公孙、三阴交、梁丘

C. 足三里、梁门、内关、上巨虚　D. 中脘、内关、足三里、阴陵泉

E. 三阴交、足三里、内关、下巨虚

【答案】A

【解题思路】

根据患者症状，辨证为胃痛实证之肝气犯胃证。治宜和胃止痛。针灸时以足阳明、手厥阴经穴及相应募穴为主。主穴为足三里、内关、中脘。肝气犯胃者，加期门、太冲。故本题答案选 A。

第二十节　泄泻（助理不考）

一、辨证要点

（一）病位

病位在肠，与脾关系最为密切，也与胃、肝、肾有关。

（二）病因

外感风寒湿热及饮食、起居、情志失宜等均可引起泄泻。

（三）病机

各种外邪及内伤因素均可导致脾虚湿盛，肠道传化失常，清浊不分而发生泄泻，脾失健运是病机关键。

（四）辨证

急性泄泻以实证为多见，慢性泄泻以虚证或虚实夹杂之证为多见。

1. 急性泄泻

（1）主症：发病势急，病程短，泄泻次数多。

（2）兼证

①寒湿内盛：大便清稀或如水样，腹痛肠鸣，身寒喜温，苔白滑，脉濡缓。

②肠腑湿热：泻下急迫，或泻而不爽，黄褐臭秽，肛门灼热，舌红苔黄腻，脉濡数。

③食滞肠胃：泻下恶臭，腹痛肠鸣，泻后痛减，嗳腐吞酸，脘腹胀满，不思饮食，舌苔垢浊或厚腻，脉滑。

2. 慢性泄泻

（1）主症：发病势缓，病程较长，便泻次数较少，间歇性发作。

（2）兼证

①脾气虚弱：大便时溏时泻，迁延反复，稍进油腻食物则便次增多，面黄神疲，舌淡苔白，脉细弱。

②肾阳虚衰：黎明前脐腹作痛，肠鸣即泻，完谷不化，泻后则安，腹部喜暖，腰酸膝软，舌淡苔白，脉沉细。

③肝气乘脾：泄泻肠鸣，腹痛攻窜，矢气频作，胸胁胀闷，嗳气食少，每因情志因素而诱发或加重，舌淡，脉弦。

二、治法

1. 急性泄泻　除湿导滞，通调腑气。以足阳明、足太阴经穴为主。

2. 慢性泄泻　健脾温肾，固本止泻。以任脉、足阳明、足太阴经穴为主。

三、处方

（一）急性泄泻

1. 主要取穴　天枢、上巨虚、阴陵泉、水分。

2. 记忆歌诀　天上泉水急泄。

3. 取穴方义　天枢是大肠募穴，与大肠下合穴上巨虚合用，调理肠腑而止泻。阴陵泉可健脾化湿，是健脾利湿的要穴。水分利小便而实大便。

4. 配伍取穴

（1）寒湿内盛：神阙。

（2）肠腑湿热：内庭、曲池。

（3）食滞肠胃：中脘。

（4）泻下脓血：曲池、三阴交、内庭。

（二）慢性泄泻

1. 主要取穴　神阙、天枢、足三里、公孙。

2. 记忆歌诀　公孙天神足三里慢泻。

3. 取穴方义 灸神阙可温补元阳，固本止泻。天枢属胃经穴，又为大肠募穴，能调理肠胃气机。足三里、公孙调理脾胃，健脾化湿止泻。

4. 配伍取穴

（1）脾气虚弱：脾俞、太白。

（2）肾阳虚衰：肾俞、关元。

（3）肝气乘脾：肝俞、太冲。

（4）久泻虚陷：百会。

四、操作

（一）基本方法

1. 神阙穴用隔盐灸或隔姜灸，其他腧穴常规针刺。

2. 寒湿及脾虚、肾虚证针灸并用（肾阳虚衰者可用隔附子饼灸）。

（二）其他治疗

1. 穴位贴敷法 取神阙穴。用五倍子、五味子、肉豆蔻研细末各等量混合，食醋调成膏状敷脐，每日 1 次。适用于慢性腹泻。

2. 穴位注射法 取天枢、上巨虚或足三里。用维生素 B_1 或维生素 B_{12} 注射液，每穴 0.5 ～ 1.0mL。

3. 耳针法 取大肠、脾、交感，毫针刺或用埋针法、压丸法。

命题趋势 以 A1 题型为主，考查病证主配穴。

金题直击

1. 患者，男，40 岁。慢性腹泻 2 年，每于黎明之前腹中微痛，泻后痛减，舌淡，苔白，脉沉细。针灸时选

A. 脾俞、章门、天枢、肾俞、关元　　B. 神阙、公孙、天枢、肾俞、足三里

C. 足三里、三阴交、天枢、上巨虚、下巨虚　　D. 关元、太冲、天枢、曲池、中渚

E. 气海、肝俞、天枢、阴陵泉、曲池

【答案】B

【解题思路】

根据题干，诊断为慢性泄泻之肾虚证。宜健脾温肾，固本止泻。针灸时以任脉及足阳明、足太阴经穴为主。主穴为神阙、天枢、足三里、公孙。肾虚者，加肾俞、关元。

2. 治疗急性泄泻的主穴是

A. 神阙、天枢、足三里、公孙　　B. 中脘、内关、足三里、合谷

C. 天枢、上巨虚、阴陵泉、水分　　D. 天枢、下脘、上巨虚、关元

E. 中脘、天枢、足三里、三阴交

【答案】C

【解题思路】

急性泄泻取足阳明、足太阴经穴为主。主穴用天枢、上巨虚、阴陵泉、水分。天枢为大肠募穴，与大肠下合穴上巨虚合用，调理肠腑而止泻；阴陵泉可健脾化湿；水分利小便而实大便。

3. 患者，男，18 岁。因过食生冷发生腹泻，半日已达 3 次。大便常规检查，白细胞 0 ～ 3/HP。便质清稀，肠鸣腹痛，舌淡苔白滑。针灸取穴为

A. 天枢、阴陵泉、上巨虚、内庭　　B. 天枢、阴陵泉、上巨虚、神阙

C. 天枢、脾俞、足三里、太冲　　D. 天枢、脾俞、足三里、三阴交

E. 天枢、脾俞、足三里、关元

【答案】B

【解题思路】

从本患者的症状可诊断为寒湿泄泻，治疗应散寒除湿止泻。阴陵泉能健脾化湿，神阙能温阳散寒，天枢、上巨虚是治疗泄泻的主穴。

第二十一节　便　秘

一、辨证要点

（一）病位

病位在肠，与脾、胃、肺、肝、肾等脏腑的功能失调有关。

（二）病因

便秘多与饮食不节、情志失调、劳倦体虚、外邪侵袭等因素有关。

（三）病机

肠腑壅塞不通或肠失滋润及糟粕内停。

（四）主症

大便秘结不通，排便艰涩难解。

（五）兼证

1. **热秘**　大便干结，腹胀腹痛，口干口臭，小便短赤，舌红苔黄燥，脉滑数。
2. **气秘**　欲便不得，或便而不爽，腹中胀痛，胸胁痞满，舌苔薄腻，脉弦。
3. **冷秘**　大便艰涩，腹部拘急冷痛，畏寒喜暖，小便清长，舌淡苔白，脉沉迟。
4. **虚秘**　虽有便意，但排出不畅，临厕努挣乏力，舌淡苔薄，脉细弱。

二、治法

理肠通便。以大肠的背俞穴、募穴及下合穴为主。

三、处方

1. 主要取穴　天枢、大肠俞、上巨虚、支沟。

2. 记忆歌诀　天大虚构（沟）。

3. 取穴方义　天枢、大肠俞同用为俞募配穴，通调肠腑气机。上巨虚是大肠下合穴，“合治内腑”。三穴同用通调大肠腑气，理肠通便。支沟宣通三焦，行气导滞，为通便之经验效穴。

4. 配伍取穴

（1）热秘：合谷、曲池。

（2）气秘：太冲、中脘。

（3）冷秘：神阙、关元。

（4）虚秘：足三里、脾俞、气海。

（5）阴伤津亏：照海、太溪。

四、操作

（一）基本方法

毫针补虚泻实。冷秘、虚秘宜加用灸法。

（二）其他治疗

1. 耳针法　取大肠、直肠、三焦、腹、交感、皮质下。毫针针刺，或埋针法、压丸法。

2. 穴位注射法　取天枢、大肠俞、上巨虚、足三里。用维生素 B_1 或维生素 B_{12} 注射液，每穴 0.5 ～ 1.0mL。

命题趋势　以 A1 题型为主，考查病证主配穴。

金题直击

1. 治疗便秘的主穴，除天枢外，还应选用的腧穴是

A. 神阙、足三里、公孙　　B. 支沟、大肠俞、上巨虚
C. 上巨虚、阴陵泉、水分　　D. 支沟、下脘、关元
E. 支沟、足三里、中脘

【答案】B

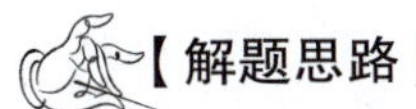【解题思路】

便秘应理肠通便。取大肠的背俞穴、募穴及下合穴为主。主穴用上巨虚、大肠俞、支沟、天枢。近取大肠募穴天枢与大肠俞同用为俞募配穴，远取大肠下合穴上巨虚，"合治内腑"，三穴同用通调大肠腑气，理肠通便；支沟宣通三焦，行气导滞，为通便之经验效穴。

2. 患者大便不通1周，伴腹中胀痛，胸胁痞满，苔薄腻，脉弦，治疗应选

A. 大肠的募穴、足阳明、足少阳经穴　　B. 大肠的背俞穴、手阳明经穴
C. 大肠的背俞穴、募穴及下合穴　　D. 大肠的下合穴、足阳明经穴
E. 大肠的募穴、足阳明、足太阴经穴

【答案】C

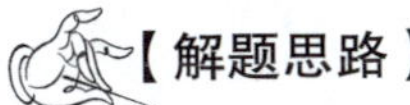【解题思路】

根据腹中胀痛，胸胁痞满，苔薄腻，脉弦辨证为气秘。取大肠的背俞穴、募穴及下合穴为主。

3. 患者大便排出困难，腹中冷痛，面色白，畏寒喜暖，小便清长，舌淡苔白，脉沉迟。治疗除主穴外，还应加用

A. 合谷、内庭　　B. 太冲、中脘
C. 脾俞、气海　　D. 神阙、关元
E. 足三里、气海

【答案】D

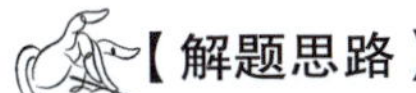【解题思路】

根据题干中患者症状辨证为冷秘。冷秘配神阙、关元；热秘配合谷、曲池；气秘配太冲、中脘；虚秘配足三里、脾俞、气海，兼阴伤津亏者加照海、太溪。

第二十二节　癃闭（助理不考）

一、辨证要点

（一）病位

病位主要在膀胱与肾，与三焦、肺、脾、肝等脏腑的气机失利密切相关。

（二）病因

本病发生常与外邪侵袭、情志内伤、瘀浊内停、饮食不节及体虚久病等因素有关。

（三）病机

湿热蕴结、肝气郁滞、肺热气壅、瘀血结石阻塞尿路或脾虚气弱、肾阳衰惫均可导致膀胱气化功能失调，小便不能，而成癃闭。本病分为虚实两端，实证多为湿热、气滞、瘀血、结石影响膀胱的气化；虚证为脾虚气弱、肾阳衰惫，使膀胱气化无权，形成癃闭。

（四）主症

排尿困难。

（五）兼证

1. 膀胱湿热　尿量极少而短赤灼热，舌质红苔黄腻，脉滑数。
2. 肺热壅盛　兼咽干烦渴，或有咳嗽，舌红苔薄黄，脉数。

3. **肝郁气滞** 兼情志抑郁，舌红苔薄黄，脉弦。
4. **浊瘀阻塞** 尿细如线或点滴不通，兼小腹胀满疼痛，舌紫暗有瘀点，脉涩。
5. **脾虚气弱** 小腹坠胀，时欲小便而不得出，大便不坚，舌淡苔白，脉细弱。
6. **肾气亏虚** 排尿无力，腰膝酸软，舌淡胖苔薄白，脉沉细。

二、治法

1. **实证** 清热利湿，行气活血。取足太阳、足太阴经穴及相应俞募穴为主。
2. **虚证** 温补脾肾，益气启闭。取足太阳、任脉穴及相应背俞穴为主。

三、处方

（一）实证

1. **主要取穴** 中极、膀胱俞、秩边、阴陵泉、三阴交。
2. **记忆歌诀** 膀胱中秩边，三阴阴陵泉。
3. **取穴方义** 中极、膀胱俞是俞募相配，促进膀胱气化。秩边是膀胱经穴，可疏导膀胱气机。阴陵泉清热利湿而通小便。三阴交通调足三阴经气血，消除瘀滞。

4. 配伍取穴

（1）膀胱湿热：委阳。
（2）肺热壅盛：尺泽。
（3）肝郁气滞：太冲。
（4）浊瘀阻塞：次髎、血海。

（二）虚证

1. **主要取穴** 关元、脾俞、肾俞、三焦俞、秩边。
2. **记忆歌诀** 三焦秩边脾肾关。
3. **取穴方义** 关元是任脉与足三阴经交会穴，可温补下元，鼓舞膀胱气化。脾俞、肾俞补益脾肾。三焦俞通调三焦，促进膀胱气化功能。秩边是膀胱经穴，可疏导膀胱气机。

4. 配伍取穴

（1）脾虚气弱：气海、足三里。
（2）肾气亏虚：太溪、命门。

四、操作

（一）基本方法

膀胱充盈者，中极、关元等小腹部穴不能直刺，应向下斜刺、浅刺；虚证可用温针灸。

（二）其他治疗

1. **耳针法** 取肾、膀胱、肺、肝、脾、三焦、交感、神门、皮质下、腰骶椎，每次选 3 ～ 5 穴，用毫针中强刺激，或采用埋针法、压丸法。

2. **穴位敷贴法** 取神阙穴。用葱白、田螺、冰片或鲜青蒿、甘遂、甘草各适量，混合捣烂后敷于脐部，外用纱布固定，热敷。

命题趋势 以 A1 及 A2 题型为主，考查癃闭的配穴及针刺方法。

金题直击

1. 有关针灸治疗癃闭的叙述，不正确的是

A. 可以取足太阳经穴　　B. 虚证癃闭，可用温针灸
C. 无论虚实均可以取秩边　　D. 可以采用穴位敷贴法治疗
E. 下腹部腧穴，应直刺，用泻法

【答案】E

【解题思路】

膀胱充盈者，中极、关元等小腹部穴不能直刺，应向下斜刺、浅刺。

2. 患者阑尾手术后，出现小便闭塞不通，小腹满痛，舌紫暗，脉涩。治疗除主穴外，应加取

A. 委阳　　B. 太冲

C. 次髎、血海　　D. 太溪、命门

E. 气海、足三里

【答案】C

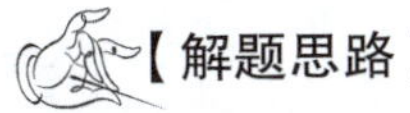【解题思路】

根据患者症状辨证为血瘀型癃闭。膀胱湿热配委阳；肺热壅盛配尺泽；肝郁气滞配太冲；浊瘀阻塞配次髎、血海。

第二十三节　消渴（助理不考）

一、辨证要点

（一）病位

病位主要在肺、胃、肾，又以肾为关键。

（二）病因

消渴多与禀赋不足、情志失调、饮食不节、劳逸过度等因素有关。

（三）病机

内外因素渐致脏腑功能衰减与失调，终致肾阴不足，肺胃津伤，燥热内盛而发为消渴。本病的基本病机为阴虚为本，燥热为标。若病程日久，阴损及阳，可致阴阳俱虚。临床上根据患者的症状，可分为上、中、下三消。

（四）主症

多饮，多食，多尿，形体消瘦，或尿有甜味。

（五）兼证

1. 肺燥津伤（上消） 烦渴多饮，口干咽燥，舌边尖红，苔薄黄，脉洪数。

2. 胃热津伤（中消） 多食易饥，口干欲饮，苔黄，脉滑实有力。

3. 肾阴亏虚（下消） 尿频量多，混浊如脂膏，舌红少苔，脉细数。

4. 阴阳两虚 小便频数，混浊如膏，面色黧黑，腰膝酸软，舌淡苔白而干，脉沉细无力。

二、治法

养阴生津，清热润燥。取相应脏腑背俞穴及足太阴、足少阴经穴为主。

三、处方

1. 主要取穴 胃脘下俞、肺俞、脾俞、肾俞、太溪、三阴交。

2. 记忆歌诀 肺脾肾三胰太。

3. 取穴方义 胃脘下俞是治疗消渴的经验效穴。肺俞、脾俞、肾俞分别为肺、脾、肾的背俞穴，清肺润燥，健脾生津，滋补肾阴，以应上中下三消。太溪为肾经原穴。三阴交为肝脾肾三经交会穴，可补肝肾，清虚热。

4. 配伍取穴

（1）肺燥津伤：太渊、少府。

（2）胃热津伤：内庭、地机。

（3）肾阴亏虚：复溜、太冲。

（4）阴阳两虚：关元、命门。
（5）上肢疼痛或麻木：肩髃、曲池、合谷。
（6）下肢疼痛或麻木：风市、阳陵泉、解溪。
（7）皮肤瘙痒：风池、曲池、血海。

四、操作

（一）基本方法

肾俞、太溪用毫针补法，其余用主穴平补平泻法。阴阳两虚者可配合灸法。

（二）其他治疗

1. 耳针法 取胰胆、肺、胃、肾、内分泌，毫针刺或用埋针法、压丸法。

2. 穴位注射法 取肺俞、心俞、脾俞、胃俞、肾俞、三焦俞，每次选 2 穴，用当归或黄芪注射液或小剂量胰岛素注射，每穴 0.5 ～ 1.0mL，隔日 1 次。

命题趋势 以 A1 题型为主，考查消渴病的配穴、选取经脉及针刺方法。

金题直击

1. 治疗消渴，除相应脏腑背俞穴外，还应取的是

A. 足阳明、足少阴经穴
B. 足太阴、足少阴经穴
C. 手太阴、足太阳经穴
D. 手阳明、足太阴经穴
E. 足少阳、足少阴经穴

【答案】B

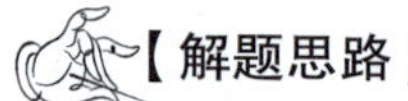【解题思路】

消渴的病机是阴虚为本，燥热为标，治法是养阴生津，清热润燥。取相应脏腑背俞穴及足太阴、足少阴经穴为主。故答案选 B。

2. 治疗消渴病皮肤瘙痒者，宜加用

A. 肩髃、曲池、合谷
B. 风池、曲池、血海
C. 风市、阳陵泉、解溪
D. 风池、风市、合谷
E. 神门、阳陵泉、地机

【答案】B

【解题思路】

治疗消渴病皮肤瘙痒者，“治风先治血，血行风自灭”，故选用血海和多气多血之阳明经的曲池，再加上风池祛风，共同起到和血祛风止痒的功效。故答案选 B。

3. 患者多饮、多食、多尿数年，现以善饥烦渴、口干舌燥为主。治疗应配用

A. 太渊、少府
B. 曲池、血海
C. 复溜、太冲
D. 内庭、地机
E. 关元、命门

【答案】D

【解题思路】

根据善饥烦渴、口干舌燥为主辨证为中消胃热津伤。肺燥津伤配太渊、少府；胃热津伤配内庭、地机；肾阴亏虚配复溜、太冲；阴阳两虚配关元、命门。

高频考点速递

腰痛治疗主要取穴：大肠俞、阿是穴、委中。

第二十九单元　妇儿科病证的针灸治疗

考试分值

节	级别＼年份	2019	2020	2021	2022	2023
月经不调	执业	1	0	1	1	0
	助理	0	0	0	0	0
痛经	执业	1	1	0	0	1
	助理	1	0	0	1	1
崩漏	执业	0	0	0	1	0
	助理	0	1	0	0	0
绝经前后诸证	执业	0	0	1	0	0
	助理	0	0	0	0	0
带下病（助理不考）	执业	1	1	0	0	1
缺乳（助理不考）	执业	0	0	0	0	0
遗尿（助理不考）	执业	0	0	1	0	0
小儿多动症（助理不考）	执业	—	—	—	—	—

第一节　月经不调

一、辨证要点

（一）病位

病位在胞宫，与冲、任二脉及肾、肝、脾关系密切。

（二）病因

本病的发生常与感受寒邪、饮食伤脾或情志不畅等因素有关。

（三）病机

月经不调主要包括月经先期（经早）、月经后期（经迟）和月经先后无定期（经乱）。

1. 月经先期多由热扰血海或虚热扰动冲任或气虚不能统血所致。

2. 月经后期多由寒凝血脉或血虚化源不足所致。

3. 月经先后无定期多由肝郁扰动冲任或肾虚精血不足所致。总之，脏腑功能失常，气血不和，冲任二脉损伤，即可出现月经不调。

（四）辨证

1. 月经先期

（1）定义：月经周期提前 7 天以上，甚至十余日一行，连续 2 个月经周期以上。

（2）兼证

① 实热证：月经量多，色红或紫，质黏有块，兼面红口干，心胸烦热，舌红苔黄，脉数。

② 虚热证：月经色红质稠，两颧潮红，手足心热，舌红苔少，脉细数。

③ 气虚证：月经量少或量多，色淡质稀，神疲肢倦，心悸气短，舌淡，脉细弱。

2. 月经后期

（1）定义：月经周期推迟 7 天以上，甚至 40 ～ 50 日一潮，连续 2 个周期以上。

（2）兼证

① 寒凝证：月经量少或有血块，小腹冷痛，舌暗或胖，苔薄白，脉沉紧。

② 血虚证：月经色淡质稀，面色少华，腹痛喜按，舌淡苔薄，脉细者。

3. 月经先后无定期

（1）定义：月经周期或提前或延后 7 天以上，连续 2 个周期以上。

（2）兼证

① 肝郁证：经量或多或少，色暗有块，胸胁作胀，喜太息，苔薄，脉弦。

② 肾虚证：经量少，色淡质稀，腰骶酸痛，舌淡苔白，脉沉细弱。

二、治法

1. 月经先期 调理冲任，清热调经。取任脉、足太阴经穴为主。

2. 月经后期 温经散寒，行血调经。以任脉、足太阴经穴为主。

3. 月经先后无定期 调补肝肾，理血调经。以任脉、足太阴经穴为主。

三、处方

（一）月经先期

1. 主要取穴 关元、三阴交、血海。

2. 取穴方义 关元是任脉与足三阴经的交会穴，八脉隶于肝肾，故关元是益肝肾、调冲任的要穴。三阴交是足三阴经交会穴，可调理脾肝肾三脏，养血调经，与关元皆为治疗月经病要穴。血海清热和血。

3. 配伍取穴

（1）实热：行间。

（2）虚热：太溪。

（3）气虚：足三里、脾俞。

（4）月经过多：隐白。

（二）月经后期

1. 主要取穴 气海、三阴交、归来。

2. 取穴方义 气海是任脉穴，有益气温阳、散寒通经的作用。三阴交是为足三阴经交会穴，调理脾肝肾三脏，养血调经，是治疗月经病的要穴。归来可以调和气血。

3. 配伍取穴

（1）寒凝：关元、命门。

（2）血虚：足三里、血海。

（三）月经先后无定期

1. 主要取穴 关元、三阴交、肝俞。

2. 取穴方义 关元、三阴交为治疗月经病要穴。肝俞是肝之背俞穴，疏肝理气、养血调经，且肝肾同源，故可补益肾精。

3. 配伍取穴

（1）肝郁：期门、太冲。

（2）肾虚：肾俞、太溪。

四、操作

（一）基本方法

1. 月经先期 毫针刺，实证用泻法，虚证可加灸。

2. 月经后期 毫针补法，可灸。

3. 月经先后无定期 毫针虚补实泻法。

（二）其他治疗

1. 耳针法 每次选内分泌、皮质下、卵巢、子宫、肾、肝当中2～4穴，毫针刺或用埋针法、压丸法。

2. 艾灸法 关元穴隔姜灸，适用于月经后期。

命题趋势 以A1、B1题型为主，考查月经不调分型、选取经脉及主配穴。

金题直击

1. 患者，女，23岁，月经推迟7日以上，甚则40～50日一行，量少色暗，有血块，小腹冷痛，畏寒肢冷，苔薄白，脉沉紧，取穴应选取

A. 关元、三阴交、气海　　B. 关元、三阴交、隐白

C. 关元、肝俞、太溪　　D. 关元、三阴交、太冲

E. 气海、三阴交、归来

【答案】A

【解题思路】

根据题意月经推迟7日以上，判断为月经后期；又有小腹冷痛，畏寒肢冷，脉沉紧，判断为月经后期的寒凝证，取关元可以益气温阳，散寒通经，气海可以散寒通经，三阴交为治妇科病的要穴，故答案选A。

（2～3题共用备选答案）

A. 太溪　　B. 行间

C. 足三里、脾俞　　D. 肾俞、太溪

E. 命门、关元

2. 经早虚热证，宜加用

【答案】A

【解题思路】

月经先期的虚热证配太溪，实热配行间，气虚配足三里、脾俞，月经过多配隐白。

3. 经迟寒凝证，宜加用

【答案】E

【解题思路】

月经后期又称经迟，经迟的寒凝证配关元、命门；血虚配足三里、血海。

4. 月经不调，一般分为

A. 经漏、经迟、经早　　B. 经早、经迟、经乱

C. 经乱、痛经、经早　　D. 经迟、经闭、经乱

E. 经早、经闭、经迟

【答案】B

【解题思路】

月经不调是指月经的周期、经色、经量、经质出现异常改变，它包括月经先期（经早）、月经后期（经迟）、月经先后无定期（经乱）。

5. 患者，女，44岁。月经紊乱一年多，阵发性潮热，腰膝酸软，头晕耳鸣。针灸时以

A. 取肾经、肝经穴为主　　B. 取肝经、脾经穴为主

C. 取脾经、肾经穴为主　　D. 取任脉、足太阴经穴为主

E. 取肾经、带脉经穴为主

【答案】D

【解题思路】

根据题干患者症状辨证为经乱肾虚证。治宜疏肝益肾，养血调经。针灸时取足太阴经、任脉穴为主。

第二节 痛 经

一、辨证要点

（一）病位

病位在胞宫、冲任，与肝、肾关系密切。

（二）病因病机

1. **实证** 外邪客于胞宫，或情志不舒等致气血郁滞于胞宫，冲任瘀阻，属于不通则痛。
2. **虚证** 多种原因导致气血不足，冲任虚损，胞脉失于濡养，属于不荣则痛。

（三）主症

1. **实证** 经前或经行之初疼痛，多为绞痛、灼痛、刺痛，疼痛拒按，经量少，质稠，血色紫暗有块，块下痛缓。
2. **虚证** 疼痛发生在月经将净或经后，以隐痛、坠痛为主，喜按喜揉，量少色淡或色暗。

（四）兼证

1. **气滞血瘀** 小腹胀痛拒按，经量少血色紫暗，行而不畅有血块，块下痛缓，伴有乳房胀痛，舌质紫暗或有瘀点，脉弦。
2. **寒凝血瘀** 小腹冷痛拒按，得热痛减，量少色暗，面色青白，肢冷畏寒，舌暗苔白，脉沉紧。
3. **气血虚弱** 小腹隐痛喜按，经量少色淡，面色无华，舌淡，脉细无力。
4. **肾气亏损** 小腹绵绵作痛，经色暗量少，伴腰骶酸痛，头晕耳鸣，舌淡红，苔薄，脉沉细。

二、治法

（一）实证

行气活血，调经止痛。以任脉、足太阴经穴为主。

（二）虚证

调补气血，温养冲任。以任脉、足太阴、足阳明经穴为主。

三、处方

（一）实证

1. **主要取穴** 中极、次髎、地机、三阴交、十七椎。
2. **记忆歌诀** 三十七次中地。
3. **取穴方义** 中极是任脉与足三阴经交会穴，通调冲任，调理下焦。次髎是治疗痛经的经验穴。地机是脾经郄穴，善于治痛治血，取之能行气活血止痛。三阴交为足三阴经交会穴，能调理肝脾肾，活血止痛。
4. **配伍取穴**

（1）气滞血瘀：太冲、血海。
（2）寒凝血瘀：关元、归来。

（二）虚证

1. **主要取穴** 关元、足三里、三阴交、十七椎。
2. **记忆歌诀** 三里三交十七关。
3. **取穴方义** 关元是任脉穴，全身强壮要穴，可补益肝肾，温养冲任。足三里为足阳明胃经穴，功擅补益气血。三阴交可调理肝、脾、肾，健脾益气养血。三穴合用，可使气血充足，胞宫得养，冲任自调。
4. **配伍取穴**

（1）气血虚弱：气海、脾俞。
（2）肾气亏损：太溪、肾俞。

四、操作

（一）基本方法

1. 实证 毫针泻法，寒凝者可艾灸。

2. 虚证 毫针补法，可灸。

（二）其他治疗

1. 耳针法 每次选内分泌、内生殖器、交感、神门、皮质下、卵巢、子宫、肾中 2 ～ 4 穴，毫针刺或用埋针法、压丸法。

2. 艾灸法 用附子饼灸关元、气海等穴 3 ～ 5 壮，隔日 1 次。适用于虚证和寒凝血瘀证。

3. 穴位注射法 用1%利多卡因或5%当归注射液，每次选中极、关元、次髎穴中2穴，每穴注射药液1～2mL，隔日 1 次。

命题趋势 以 A1、B1 题型为主，考查痛经的配穴及选取经脉。

金题直击

1. 针灸治疗实证痛经应取哪些经脉

A. 任脉、足少阴经　　B. 任脉、足厥阴经

C. 任脉、足太阴经　　D. 冲脉、足厥阴经

E. 督脉、足厥阴经

【答案】C

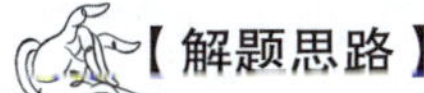【解题思路】

痛经的治法：

（1）实证：行气活血，调经止痛。取任脉、足太阴经穴为主。

（2）虚证：调补气血，温养冲任。取任脉、足太阴、足阳明经穴为主。

2. 患者，女，26 岁。每至经期出现腹痛，痛势绵绵，月经色淡，量少，伴面色苍白，倦怠无力，舌淡，脉细弱。治疗除三阴交、关元、足三里、十七椎外，宜选取

A. 太冲、血海　　B. 关元、归来

C. 太冲、气海　　D. 太溪、肾俞

E. 气海、脾俞

【答案】E

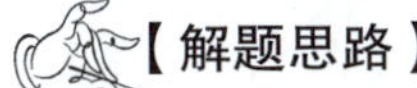【解题思路】

根据患者症状辨证为气血亏虚型痛经。主穴用三阴交、关元、足三里、十七椎。气血虚弱配气海、脾俞；肾气亏损配太溪、肾俞。

第三节　崩　漏

一、辨证要点

（一）病位

病位在胞宫，与冲、任二脉及肝、脾、肾关系密切。

（二）病因

多与素体阳盛或劳倦思虑、房劳多产、七情内伤、饮食不节等产生的湿、热、瘀有关。

（三）病机

多种原因导致的虚（脾、肾）、热和瘀，均可致子宫藏泻失常，冲任不固，不能制约经血，从而导致崩漏的发生。

（四）主症

1. **实证** 经血非时暴下，量多势急，色红质稠。
2. **虚证** 久崩久漏，淋沥难尽，色淡质稀。
3. **血热** 经量多，色鲜红或深红，质稠，舌红脉数。
4. **血瘀** 月经时多时少，紫暗有块，舌暗，脉弦或涩。
5. **湿热** 出血量多，色紫红而黏腻，伴带下量多，苔黄腻，脉濡数。
6. **气郁** 血色正常或有血块，兼时有叹息，小腹胀痛，苔薄，脉弦。
7. **脾虚** 经量多，色淡质稀，苔白，脉沉弱。
8. **肾虚** 经血色淡质清，兼有腰酸肢冷，舌淡苔薄，脉沉细。

二、治法

1. **实证** 清热利湿，固经止血。取任脉、足太阴经穴为主。
2. **虚证** 健脾补肾，固冲止血。取任脉及足太阴、足阳明经穴为主。

三、处方

（一）实证

1. **主要取穴** 关元、三阴交、隐白。
2. **记忆歌诀** 三阴白关了，实漏。
3. **取穴方义** 关元是任脉与足三阴经交会穴，通调冲任，固摄经血。三阴交是足三阴经交会穴，健脾调肝固肾，清三经的湿、热、瘀邪，邪除则脾可统血。隐白是脾经的井穴，健脾统血，是治疗崩漏的经验穴。
4. **配伍取穴**

（1）血热：中极、血海。
（2）血瘀：血海、膈俞。
（3）湿热：中极、阴陵泉。
（4）气郁：膻中、太冲。

（二）虚证

1. **主要取穴** 气海、三阴交、肾俞、足三里。
2. **记忆歌诀** 气海三交肾三里，虚漏。
3. **取穴方义** 气海是任脉穴，为气之海，补下元，固胞宫。三阴交是足三阴经交会穴，与肾俞相配可补脾肾，固冲任。足三里是胃经合穴，能助气血化生，补气摄血。
4. **配伍取穴**

（1）脾虚：百会、脾俞。
（2）肾虚：肾俞、太溪。

四、操作

（一）基本方法

1. **实证** 毫针刺，除关元平补平泻法外，其余穴位均用泻法，隐白艾炷灸。
2. **虚证** 毫针补法，可灸。

（二）其他治疗

1. **耳针法** 每次从内分泌、内生殖器、肾、子宫、卵巢穴中选取 2 ～ 4 穴，毫针刺，或埋针或压丸法。
2. **皮肤针法** 选腰骶部相应背俞穴和夹脊及下腹部任脉、脾经、肾经、带脉等，用皮肤针从上而下，循经叩刺，以局部微出血为度，隔日 1 次。

命题趋势 以 A1、B1 题型为主，考查崩漏的主配穴及选取经脉。

金题直击

1. 与崩漏的发生密切相关的经脉是

A. 肝经、肾经

B. 肝经、脾经

C. 任脉、带脉

D. 任脉、冲脉

E. 任脉、督脉

【答案】D

【解题思路】

本病病位在胞宫，与冲、任二脉及肝、脾、肾关系密切。多种原因均可使子宫藏泻失常，使冲任不固，不能制约经血，从而导致崩漏的发生。

2. 患者，女，42 岁，非经期下血，量多势急，血色深红，质黏稠，口干喜饮，舌红苔黄，脉滑数。取穴应除了主穴外，加用

A. 内关、太溪

B. 外关、阴郄

C. 血海、中极

D. 百会、气海

E. 中极、阴陵泉

【答案】C

【解题思路】

依据患者症状血色深红，质黏稠，口干喜饮，为实热煎熬阴液，故清热固经选取血海、中极。

3. 针灸治疗崩漏实证应选取

A. 三阴交、足三里、气海、肾俞

B. 隐白、血海、阴陵泉、关元

C. 三阴交、肝俞、气海

D. 关元、隐白、三阴交

E. 三阴交、足三里、气海

【答案】D

【解题思路】

崩漏的实证清热利湿，固经止血，取任脉、足太阴经穴为主，选取关元、三阴交、隐白，所以答案是 D。

4. 患者，女，36 岁。经血淋沥不净 30 天，血色淡，质稀薄，伴面色萎黄，神疲肢倦，舌淡，苔白，脉沉细无力。除气海、三阴交、足三里、肾俞外，还应选取

A. 肾俞、太溪

B. 然谷、太溪

C. 百会、脾俞

D. 隐白、血海

E. 隐白、地机

【答案】C

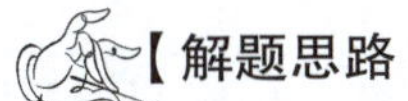【解题思路】

根据血色淡，质稀薄，舌淡，苔白，脉沉细无力等症状辨证为崩漏虚证，主穴选取气海、三阴交、足三里、肾俞；伴面色萎黄，神疲肢倦，辨证为脾虚，配穴选取百会、脾俞。

第四节　绝经前后诸证

一、辨证要点

（一）病位

病位在肾，与肝、脾、心关系密切。

（二）病因

本病与先天禀赋、情志所伤、劳逸失度、经孕产乳所伤等因素有关。

（三）病机

绝经前后，肾气将衰，天癸将竭，脏腑功能日渐衰退，则机体阴阳失去平衡而出现诸多证候。

（四）主症

月经紊乱，心悸，情绪不稳定，潮热出汗。

（五）兼证

1. **肾阴虚** 头晕耳鸣，失眠多梦，心烦易怒，腰膝酸软，五心烦热，烘热汗出，口干，小便黄，舌红苔少，脉数。

2. **肾阳虚** 面色晦暗，精神萎靡，形寒肢冷，大便溏薄，尿意频数，舌淡苔薄，脉沉细。

3. **肝阳上亢** 头晕目眩，心烦易怒，烘热汗出，经来量多，舌质红，脉弦细而数。

4. **痰气郁结** 形体肥胖，胸闷痰多，脘腹胀满，食少，浮肿，便溏，苔腻，脉滑。

二、治法

滋补肝肾，调理冲任。以任脉、足太阴经穴及相应背俞穴为主。

三、处方

1. **主要取穴** 肾俞、肝俞、太溪、气海、三阴交。

2. **记忆歌诀** 肝肾太溪气三阴。

3. **取穴方义** 气海是任脉穴，补益精气，调理冲任，益气固本。三阴交为肝脾肾交会穴，与肝俞、肾俞相配，调补肝肾。太溪穴滋补肾阴。

4. **配伍取穴**

（1）肾阴虚：照海、阴谷。

（2）肾阳虚：关元、命门。

（3）肝阳上亢：风池、太冲。

（4）痰气郁结：中脘、丰隆。

（5）烦躁失眠：心俞、神门。

（6）纳少便溏：中脘、阴陵泉。

四、治疗操作

（一）基本方法

毫针补法或平补平泻法。

（二）其他治疗

1. **耳针法** 每次从内分泌、内生殖器、皮质下、肝、心、肾、交感、神门这些穴中，选 2～4 穴，毫针刺或用埋针法、压丸法。

2. **电针法** 针刺三阴交、太溪得气后，接电针仪，疏密波，弱刺激，每日 1 次。

命题趋势 以 A1、B1 题型为主，考查绝经前后诸证的主配穴。

金题直击

1. 针灸治疗绝经前后诸证的主穴，除气海、三阴交外，还包括

A. 肝俞、脾俞、太冲　　B. 肾俞、肝俞、太溪

C. 脾俞、带脉、中极　　D. 肝俞、地机、足三里

E. 肾俞、归来、命门

【答案】B

【解题思路】

绝经前后诸证的治法是滋补肝肾，调理冲任，取任脉、足太阴经穴及相应背俞穴为主。主穴为肾俞、肝俞、太溪、气海、三阴交。

2. 绝经前后诸证肝阳上亢者，宜配伍

A. 照海、阴谷　　B. 中脘、丰隆
C. 关元、命门　　D. 风池、太冲
E. 中脘、阴陵泉

【答案】D

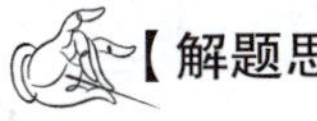
【解题思路】

绝经前后诸证的配穴为：肾阴虚选照海、阴谷；肾阳虚选关元、命门；肝阳上亢选风池、太冲；痰气郁结选中脘、丰隆。

第五节　带下病（助理不考）

一、辨证要点

（一）病位

病位在胞宫，与带脉、任脉及脾、肾关系密切。

（二）病因

感受湿邪、素体虚弱、饮食劳倦等。

（三）病机

多种原因导致脾虚运化失职或肾虚蒸腾失司，使湿邪伤及任、带二脉，任脉失固，带脉失约，以致带下量明显增多，色质味异常而为病。

（四）主症

1. **湿热下注**　带下量多，色黄或赤，质稠有臭味，兼阴部瘙痒。
2. **脾虚**　带下色白质黏无臭，绵绵不断，舌淡苔薄，脉细。
3. **肾虚**　带下清冷，稀薄如水，兼腰酸肢冷，舌淡苔薄，脉沉细。

二、治法

利湿化浊，固摄带脉。以足少阳、足太阴、任脉穴为主。

三、处方

1. **主要取穴**　带脉、中极、白环俞、三阴交。
2. **记忆歌诀**　三中白带。
3. **取穴方义**　带脉穴为足少阳、带脉二经交会穴，固摄带脉，调理经气。中极是任脉与足三阴经交会穴，清利下焦，利湿化浊。白环俞是膀胱经穴，助膀胱气化，利下焦湿热。三阴交调理肝脾肾，健脾利湿，固经止带。
4. **配伍取穴**

（1）湿热下注：阴陵泉、水道、次髎。
（2）脾虚：气海、足三里、脾俞。
（3）肾虚：关元、肾俞、照海。
（4）阴痒：蠡沟、太冲。

四、操作

（一）基本方法

毫针平补平泻法。

（二）其他治疗

1. **耳针法**　每次选取内分泌、内生殖器、肾、膀胱、三焦穴中 2～4 穴，毫针刺法，或埋针法、压丸法。

2. 艾灸法 温和灸三阴交、中极、命门、神阙，每穴5～10分钟，隔日1次。可用于脾虚、肾虚所致的带下。

命题趋势 以A1、B1题型为主，考查带下病的主配穴。

金题直击

脾虚带下患者，针灸治疗时选

A. 带脉、中极、足三里、阴陵泉　　B. 脾俞、太渊、太溪、足三里

C. 肾俞、太溪、足三里、三阴交　　D. 肝俞、气海、太溪、百会

E. 三阴交、气海、脾俞、足三里

【答案】E

【解题思路】

带下病的处方主穴为带脉、中极、白环俞、三阴交。湿热下注者加水道、阴陵泉、次髎；脾虚者选气海、足三里、脾俞；肾虚者选关元、肾俞、照海；阴痒者加蠡沟、太冲。

第六节　缺乳（助理不考）

一、辨证要点

（一）病位

病位在乳房，与胃、肝、脾关系密切。胃经过乳房，肝经至乳下，脾经行乳外。

（二）病机

乳汁由气血化生，有赖肝气的疏泄与调节，因此乳汁生化不足或乳络不畅均可致乳少。

（三）主症

1. 虚证 产后乳少，乳房松软不胀，或乳腺细小。

2. 实证 产后乳少，乳房胀满且痛，乳腺硬胀，或乳房虽松软，但躯体肥盛。

（四）兼症

1. 气血虚弱 乳汁少而稀，兼有面色少华，倦怠乏力。

2. 肝郁气滞 乳汁少而稠，兼胸胁胀满，情志抑郁。

二、治法

调理气血，疏通乳络。以足阳明胃经、任脉穴为主。

三、处方

1. 主要取穴 乳根、膻中、少泽。

2. 记忆歌诀 乳中少。

3. 取穴方义 乳根疏通阳明经气而催乳。膻中是局部取穴，也是气会，通络调气而催乳。少泽是通乳之经验穴。

4. 配伍取穴

（1）气血虚弱：足三里、脾俞、胃俞。

（2）肝郁气滞：太冲、内关。

四、操作（助理不考）

（一）基本方法

1. 针刺乳根时，针尖向乳房基底部横刺至双乳微胀为佳。

2. 针刺膻中时，向两侧乳房横刺 0.5 ～ 1 寸。
3. 少泽点刺出血。气血不足者可加用灸法。

（二）其他治疗

1. 耳针法 每次选取内分泌、交感、胸、肝、脾中 2 ～ 4 穴，毫针刺或用埋针法、压丸法。
2. 艾灸法 温和灸膻中、乳根，每穴 10 ～ 20 分钟，每日 1 ～ 2 次。

命题趋势 以 A1、B1 题型为主，考查缺乳的主配穴。

金题直击

1. 针灸治疗缺乳，应选取的腧穴是

A. 乳根、膻中、少泽
B. 乳根、太冲、足三里
C. 乳根、内关、期门
D. 膻中、少泽、太冲
E. 肝俞、膻中、少泽

【答案】A

【解题思路】

缺乳宜调理气血，疏通乳络。主穴用乳根、膻中、少泽。乳根疏通阳明经气而催乳；膻中为气会，调气通络而催乳；少泽为通乳之经验穴。三穴合用，共达催乳、通乳之功。故选 A。

2. 患者，女，32 岁。产后乳少，乳房胀满疼痛，胸胁胀闷，舌红，苔薄黄，脉弦。除乳根、膻中、少泽外，还应选取

A. 太冲、内关
B. 外关、肝俞
C. 膈俞、期门
D. 中脘、天枢、期门
E. 足三里、脾俞、胃俞

【答案】A

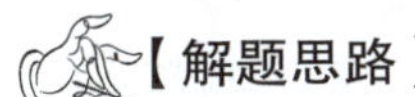

【解题思路】

乳汁不足的配伍取穴：气血虚弱选足三里、脾俞、胃俞；肝郁气滞选太冲、内关。本题为肝郁气滞型，故选 A。

第七节　遗尿（助理不考）

一、辨证要点

（一）病位

病位在膀胱，与任脉及肾、肺、脾、肝关系密切。

（二）病因病机

1. 禀赋不足、病后体弱而致肾气不足，下元虚冷，膀胱约束无力。
2. 病后脾肺气虚，水道制约失权。
3. 肝经郁热日久化火而迫注膀胱导致遗尿。

（三）主症

睡中经常遗尿，甚至一夜数次，醒后方觉。

（四）兼证

1. 肾气不足 面色苍白，神疲乏力，肢凉怕冷，舌淡。
2. 脾肺气虚 睡后遗尿，食欲不振，少气懒言，大便溏薄，自汗，舌淡苔薄，脉细无力。
3. 肝经郁热 遗出尿量少而味臊，面赤唇红，性情急躁，或夜间龂齿，唇红苔黄，脉数有力。

二、治法

调理膀胱，温肾健脾。以任脉、足太阴经穴及膀胱的背俞穴、募穴为主。

三、处方

1. 主要取穴 关元、中极、膀胱俞、三阴交。

2. 记忆歌诀 中极关元三阴交，再调膀胱治遗尿。

3. 取穴方义 关元是任脉与足三阴经交会穴，培补元气，固摄下元。中极、膀胱俞是膀胱之俞募配穴，能振奋膀胱气化功能。三阴交是足三阴经交会穴，健脾益气，益肾固本而止遗尿。

4. 配伍取穴

（1）肾气不足：肾俞、命门、太溪。

（2）脾肺气虚：肺俞、气海、足三里。

（3）肝经郁热：行间、阳陵泉。

（4）夜梦多：百会、神门。

四、操作

（一）基本方法

毫针刺，平补平泻或补法，可加灸。下腹部穴位针尖向下斜刺，以针感到达前阴部为佳。

（二）其他治疗

1. 耳针法 选取肾、膀胱、尿道、脑点、皮质下。每次取 2 ～ 4 穴，用毫针刺法或用埋针法、压丸法。

2. 穴位激光照射法 用低功率氦 - 氖激光仪照射中极、三阴交、膀胱俞，每穴照射 5 分钟，每日 1 次。尤其适用于畏针患儿。

3. 皮肤针法 取夹脊穴、膀胱俞、肾俞、脾俞、八髎、气海、关元、中极。用皮肤针叩刺至局部皮肤潮红为度，也可叩刺后加拔火罐。

命题趋势 以 A1 题型为主，考查遗尿的配穴。

金题直击

1. 治疗遗尿伴夜梦多，除主穴外，应加

A. 百会、神门　　B. 脾俞、内关

C. 肾俞、内关　　D. 肾俞、肺俞

E. 肺俞、足三里

【答案】A

【解题思路】

遗尿伴夜梦多，属心神不安，当选百会、神门以宁心安神。百会位于巅顶，神门为心经原穴，两穴合用，可以调补心气以安心神，心神得安，则夜能安寐。其余选项中配穴安神之力均较弱，故不选。

2. 患儿，女，6 岁。白天小便频而量少，夜晚睡中遗尿，面白，气短，大便溏，舌淡苔白，脉细。针灸治疗除主穴外，应加取

A. 百会、神门　　B. 阳陵泉、行间

C. 肾俞、命门、太溪　　D. 脾俞、肾俞、足三里

E. 气海、肺俞、足三里

【答案】E

【解题思路】

患儿睡中遗尿，诊断为遗尿，兼见面色白，气短，大便溏，舌淡苔白，脉细为脾肺气虚证。配穴为气海、肺俞、足三里。选择 E。

第八节　小儿多动症（助理不考）

一、辨证要点

（一）病位

病位在心、脑，与肝、脾、肾关系密切。

（二）病因病机

其发病与先天禀赋不足、后天失养、外伤瘀滞或情志失调等因素有关。基本病机是髓海空虚，元神失养；或气血不足，心神失养。

（三）主症

注意力不集中、活动过多、情绪不稳、冲动任性，伴有不同程度的学习困难，但智力正常或基本正常。

（四）兼证

1. 阴虚阳亢　急躁易怒，多动多语，五心烦热，盗汗多梦，舌红，苔黄，脉细数。

2. 心脾两虚　精神疲倦，记忆力差，面色无华，遗尿，纳少便溏，舌淡，苔白，脉细缓。

二、治法

调和阴阳，安神定志。取督脉及手少阴、手厥阴经穴为主。

三、处方

1. 主要取穴　印堂、四神聪、太溪、风池、神门、内关。

2. 记忆歌诀　风神堂内四神太。

3. 取穴方义　印堂为督脉穴，有宁心安神之效；四神聪位于头部，可安神定志，益智健脑；太溪为肾经原穴，填精生髓，育阴潜阳；风池镇肝潜阳；神门为心之原穴，内关为心包之络，合用可宁心镇定安神。

4. 配伍取穴

（1）阴虚阳亢：三阴交、太冲。

（2）心脾两虚：心俞、脾俞。

（3）烦躁不安：照海、神庭。

（4）记忆力差：悬钟。

（5）盗汗：阴郄、复溜。

（6）纳少：中脘、足三里。

（7）遗尿：中极、膀胱俞。

四、操作

（一）基本方法

毫针刺，虚补实泻。

（二）其他治疗

1. 耳针法　取脑干、心、肝、肾、皮质下、肾上腺、交感、枕。每次取 2 ～ 4 穴，毫针刺或用埋针法、压丸法。

2. 皮肤针法　取夹脊穴（C_7 ～ T_{10}）、百会、印堂、三阴交、阳陵泉。轻叩，以皮肤潮红为度，每日 1 次。

3. 头针法　取顶颞前斜线、额中线、顶中线、顶旁 1 线、顶旁 2 线、颞前线。头针常规针刺，隔日 1 次。

高频考点速递

月经先期治疗主要取穴为关元、三阴交、血海。

第三十单元　皮外伤科病证的针灸治疗

考试分值

节	年份 级别	2019	2020	2021	2022	2023
瘾疹	执业	1	0	1	0	0
	助理	0	0	0	0	0
蛇串疮	执业	0	0	0	0	0
	助理	0	0	0	0	0
神经性皮炎（助理不考）	执业	0	0	0	0	0
乳癖（助理不考）	执业	0	0	0	0	0
颈椎病	执业	0	0	1	0	1
	助理	—	—	—	—	—
落枕	执业	0	0	0	1	0
	助理	0	0	0	0	0
漏肩风	执业	0	1	0	0	0
	助理	0	1	0	0	0
扭伤	执业	0	0	0	0	0
	助理	0	0	0	0	0
肘劳（助理不考）	执业	0	0	0	0	0

第一节　瘾　疹

一、辨证要点

（一）病位

瘾疹病位在肌肤腠理。

（二）病因

与感受风邪及脏腑气血盛衰关系密切。腠理不固而致风邪入侵；或因体质素虚，食用鱼虾荤腥食物都可致胃肠积热，复感风邪，均可使邪郁腠理而发病。

（三）病机

营卫失和，邪郁腠理。临床上本病以实证较多，也有虚实夹杂之证。

（四）主症

皮肤突然瘙痒不止，可见到大小不等、形状各异融合成片或孤立散在，边界清楚，白色或淡红的风疹团，此伏彼起，一日之内可发作数次，病情较急；反复发作缠绵不愈，风团时多时少时无者病情较缓。

（五）兼证

1. **风热犯表**　风团色红，灼热剧痒，遇热加重，舌红苔薄黄，脉浮数。
2. **风寒束表**　风团色白，遇风寒加重，舌淡苔薄白，脉浮紧。
3. **胃肠积热**　风团色红，脘腹疼痛，恶心呕吐，舌红苔黄腻，脉滑数。

4. **血虚风燥** 风疹反复发作，午后或夜间加剧，口干，舌红少苔，脉细数无力。

二、治法

疏风和营。以手阳明、足太阴经穴为主。

三、处方

1. **主要取穴** 曲池、合谷、血海、膈俞、三阴交。
2. **记忆歌诀** 瘾疹三阴交曲池合谷血膈俞。
3. **取穴方义** 曲池、合谷可通经络、行气血、疏风清热。血海、膈俞意在“治风先治血，血行风自灭”，相配能疏风、活血、止痒。三阴交养血活血、润燥祛风止痒。
4. **配伍取穴**

（1）风热犯表：大椎、风门。

（2）风寒束表：风门、肺俞。

（3）胃肠积热：天枢、足三里。

（4）血虚风燥：脾俞、足三里。

（5）呼吸困难：天突。

（6）恶心呕吐：内关。

四、操作

（一）基本方法

毫针刺用泻法。膈俞点刺出血。血虚风燥者只针不灸；风寒束表者可加灸。

（二）其他治疗

1. **皮肤针法** 在曲泽、曲池、大椎、风门、血海、夹脊等穴用皮肤针中等叩刺，刺激至皮肤充血或隐隐出血为度。
2. **拔罐法** 选用大号玻璃罐在神阙穴，先留罐 5 分钟，起罐后再拔 5 分钟，如此反复拔 3 次。或用闪罐法拔至穴位局部充血为度。
3. **耳针法** 取肺、胃、肠、肝、肾、肾上腺、神门、风溪。毫针浅刺中度刺激。或在耳背静脉放血数滴，或用埋针法、压丸法。

命题趋势 以 A1 题型为主，考查瘾疹的主配穴。

金题直击

1. 治疗瘾疹的主穴是

A. 血海、内庭、足三里、气海、天枢　　B. 曲池、合谷、血海、膈俞、三阴交

C. 外关、风池、三阴交、大椎、膈俞　　D. 大椎、太冲、三阴交、血海、内庭

E. 大椎、曲池、太冲、风池、中脘

【答案】B

【解题思路】

瘾疹的主穴：曲池、合谷、血海、膈俞、三阴交。

2. 治疗瘾疹风热犯表证除主穴外应选用的穴位是

A. 天枢、足三里　　B. 脾俞、足三里

C. 大椎、风门　　D. 风门、肺俞

E. 肺俞、天枢

【答案】C

【解题思路】

瘾疹的配穴为风热犯表选大椎、风门；风寒束表选风门、肺俞；胃肠积热选天枢、足三里；血虚风燥选脾俞、足三里。

3. 患者，女，22 岁。食海鲜后皮肤出现大小不等、形状不一的风团，高起皮肤，边界清楚，色红瘙痒，伴恶心，肠鸣泄泻，舌红，苔黄腻，脉滑数。除主穴外，应加取

A. 大椎、风门　　B. 足三里、天枢

C. 风门、肺俞　　D. 足三里、脾俞

E. 三阴交、风池

【答案】B

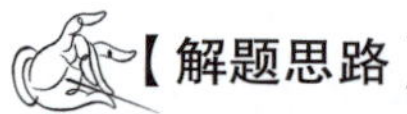【解题思路】

根据症状辨证为胃肠积热型瘾疹。风热犯表配大椎、风门；风寒束表配风门、肺俞；胃肠积热配天枢、足三里；血虚风燥配脾俞、足三里。呼吸困难配天突；恶心呕吐配内关。

第二节　蛇串疮

一、辨证要点

（一）病位

病位在皮部，主要与肝、脾相关。

（二）病因病机

1. 情志内伤，肝经郁热，热溢皮肤；或脾虚生湿，感染毒邪，湿热火毒蕴结肌肤而成。
2. 年老体弱者，多因血虚肝旺、气血凝滞而致疼痛较剧，病程迁延。
3. 临床本病以实证多见，也有本虚标实之证。

（三）主症

初起患部皮肤灼热刺痛、发红，继之出现簇集性粟粒大小丘状疱疹，多呈带状排列，常发生于身体一侧，以腰、胁部最为常见。疱疹消失后部分患者可遗留疼痛，持续数月或更久。

（四）兼证

1. 肝胆火盛　皮损鲜红，疱壁紧张，灼热刺痛，伴口苦，烦躁易怒，苔黄，脉弦滑数。

2. 脾胃湿热　皮损色淡，疱壁松弛，伴胸脘痞满，纳差，舌红苔黄腻，脉濡数。

3. 瘀血阻络　皮疹消退后局部仍疼痛不止或有色素沉着，伴心烦不寐，舌紫暗，苔薄白，脉弦细。

二、治法

泻火解毒，清热利湿。以局部阿是穴和相应夹脊穴为主。

三、处方

1. 主要取穴　局部阿是穴、相应夹脊穴。

2. 取穴方义　局部阿是穴，围刺或点刺拔罐，引火毒外出。相应的夹脊穴，直针毒邪所留之处，可泻火解毒，通络止痛。

3. 配伍取穴

（1）肝胆火盛：行间、侠溪。
（2）脾胃湿热：阴陵泉、内庭。
（3）瘀血阻络：血海、三阴交。
（4）便秘：天枢。
（5）心烦：神门。

四、操作

（一）基本方法

毫针刺用泻法，强刺激。皮损局部阿是穴采用围针法，在疱疹带的头和尾各刺一针，在两旁根据疱疹带的

大小选取数点，向疱疹带中央沿皮平刺。

（二）其他治疗

1. 皮肤针法 在局部阿是穴，用中、重度叩刺使之出血，并可加用艾条灸或加拔罐治疗。适用于疱疹后期遗留疼痛者。

2. 耳针法 取胰胆、肝、肾上腺、神门，毫针刺法或用埋针法、压丸法。

3. 刺络拔罐法 在疱疹处及周围皮肤，用三棱针刺破疱疹处，使疱内液体流出并拔火罐令之出血。

命题趋势 以A1题型为主，考查蛇串疮的治法、其他疗法及主配穴。

金题直击

1. 有关针灸治疗蛇串疮，叙述不正确的是

A. 以局部阿是穴、相应夹脊穴为主　　B. 毫针刺，泻法，强刺激

C. 疱疹局部阿是穴用围刺法　　D. 出现的疱疹不能用三棱针点刺

E. 后遗神经痛者可在局部用皮肤针叩刺

【答案】D

【解题思路】

治疗带状疱疹可采用刺络拔罐法。取疱疹处及周围皮肤，用三棱针刺破疱疹，使疱内液体流出，并拔火罐，令出血。所以选项D叙述不正确，选择D。

2. 患者胁部皮肤灼热疼痛2天后患部皮肤出现簇集粟粒大小丘状疱疹，呈带状排列，疱壁紧张，口苦，心烦，脉弦数。治疗本病除局部阿是穴、夹脊外，还应选取

A. 神门、大陵　　B. 合谷、列缺

C. 血海、三阴交　　D. 阴陵泉、内庭

E. 行间、侠溪

【答案】E

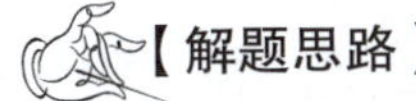**【解题思路】**

根据症状辨证为肝胆火盛型蛇串疮。肝胆火盛配行间、侠溪；脾胃湿热配阴陵泉、内庭；瘀血阻络配血海、三阴交；便秘配天枢；心烦配神门。所以选择E。

3. 蛇串疮的治法在于

A. 清热解毒　　B. 清热利湿

C. 温经散寒　　D. 解毒杀虫

E. 泻火解毒，清热利湿

【答案】E

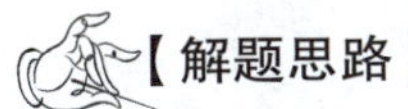**【解题思路】**

蛇串疮的治法为泻火解毒，清热利湿。

第三节　神经性皮炎（助理不考）

一、辨证要点

（一）病位

本病病位在肌肤腠理络脉，与肺、肝关系密切。

（二）病因

与情志不遂、风热侵袭、过食辛辣等因素有关。

（三）病机

风热外袭或郁火外窜肌肤，化燥生风，肌肤失养。临床上本病以实证居多，也有虚实夹杂之证。

（四）主症

发病初期，仅有瘙痒而无皮疹，或丘疹呈正常皮色或红色。

（五）兼证

1. 风热侵袭 食辛辣食物加重，舌红苔薄黄，脉浮数。

2. 肝郁化火 心烦易怒，每因情志刺激后诱发或加重，舌红苔薄黄，脉弦。

3. 血虚风燥 病久丘疹融合成片，皮肤增厚，干燥粗糙，色素沉着，或有灰白鳞屑，夜间瘙痒加剧，舌淡苔白，脉细。

二、治法

祛风止痒，清热润燥。以局部阿是穴及手阳明、足太阴经穴为主。

三、处方

1. 主要取穴 阿是穴、曲池、合谷、血海、膈俞。

2. 记忆歌诀 神经皮炎阿是穴、曲池合谷膈俞血。

3. 取穴方义 阿是穴疏通局部气血，使肌肤得以濡养，祛风泻火，化瘀止痒。曲池、合谷和血通络，祛风止痒；“治风先治血，血行风自灭”，故取调理血分之要穴血海、膈俞，凉血养血活血，濡润肌肤。

4. 配伍取穴

（1）风热侵袭：外关、风池。

（2）肝郁化火：太冲、肝俞。

（3）血虚风燥：脾俞、三阴交、足三里。

四、操作

（一）基本方法

用毫针围刺阿是穴，针尖沿病灶基底部皮下向中心平刺。其余各穴毫针刺，采用虚补实泻法。

（二）其他治疗

1. 皮肤针法 取阿是穴，轻者中度叩刺至微出血为度；角化程度严重者重度叩刺，渗血较多为宜。

2. 耳针法 选肺、神门、肾上腺、皮质下、内分泌、肝各穴，毫针刺，中等刺激强度，或用埋针法、压丸法。

命题趋势 以A1题型为主，考查神经性皮炎所选经脉及主配穴。

金题直击

1. 针灸治疗神经性皮炎，除局部阿是穴外，应主选的是

A. 手阳明、足厥阴经穴
B. 足阳明、手少阳经穴
C. 足阳明、足少阳经穴
D. 手阳明、足太阴经穴
E. 足太阴、足厥阴经穴

【答案】D

【解题思路】

神经性皮炎治法为祛风止痒，清热润燥。以局部阿是穴及手阳明、足太阴经穴为主。所以选择D。

2. 神经性皮炎为风热侵袭，除主穴外，还应选取

A. 太冲、肝俞
B. 外关、风池
C. 脾俞、三阴交、足三里
D. 曲池、合谷
E. 血海、膈俞

【答案】B

【解题思路】

风热侵袭配外关、风池；肝郁化火配太冲、肝俞；血虚风燥配脾俞、三阴交、足三里；神经性皮炎的主穴为阿是穴、曲池、合谷、血海、膈俞。

第四节 乳癖（助理不考）

一、辨证要点

（一）病位

病位在乳房部，与胃、肝关系密切。

（二）病因病机

1. 情志内伤、忧思恼怒而致肝脾郁结，气血逆乱，痰浊内生，阻于乳络而成。
2. 胃经过乳房，肝经至乳下，故乳癖与足厥阴肝经、足阳明胃经关系密切。
3. 基本病机为气滞痰凝，冲任失调。
4. 病性以实证居多，也有虚实夹杂之证。

（三）主症

乳房肿块疼痛。

（四）兼证

1. 肝郁气滞 伴急躁易怒，经行不畅，舌红苔薄黄，脉弦滑。

2. 痰浊凝结 伴胸闷不舒，恶心欲呕，苔腻，脉滑。

3. 冲任失调 乳房肿块和疼痛在经前加重，并伴腰酸乏力，月经失调，色淡量少，舌淡，脉沉细。

二、治法

理气化痰，调理冲任。取局部腧穴、足阳明、足厥阴经穴为主。

三、处方

1. 主要取穴 膻中、乳根、屋翳、期门、足三里、太冲。

2. 记忆歌诀 膻中乳根屋期，外加三里太冲。

3. 取穴方义 乳根、屋翳位于乳房局部，属胃经，能通调阳明经气。期门邻近乳房，肝之募穴，疏肝气，调冲任。膻中为气会，合期门宽胸理气，散结化滞。循经远取足三里、太冲，疏通胃经、肝经气机。

4. 配伍取穴

（1）肝郁气滞：肝俞、内关。

（2）痰浊凝结：丰隆、中脘。

（3）冲任失调：关元、肝俞、肾俞。

四、操作

（一）基本方法

1. 毫针刺泻法，诸穴均不可直刺、深刺，以免伤及内脏。
2. 膻中穴向患侧乳房横刺；屋翳、期门穴沿肋间隙向外斜刺；乳根穴向上刺入乳房底部。

（二）其他治疗

1. 耳针法 选用内分泌、神门、乳腺、卵巢、肝，用毫针中度刺激，或用埋针法、压丸法。

2. 电针法 乳根、屋翳穴给予弱刺激。

第五节 颈椎病

一、辨证要点

（一）病位

病位在颈部筋骨，与督脉，手足太阳、少阳经脉关系密切。

（二）病因

伏案久坐、跌仆损伤、外邪侵袭或年迈体弱、肝肾不足等均可导致。

（三）病机

筋骨受损，经络气血阻滞不通。

（四）主症

头枕、颈项、肩背、上肢等部位疼痛以及进行性肢体感觉和运动功能障碍。

（五）兼证

颈椎病兼证症状及受邪部位见表 30-1。

表 30-1 颈椎病兼证症状及受邪部位

症状	受邪部位
后项部疼痛	太阳经
颈项侧后方疼痛	少阳经
颈项侧部疼痛	阳明经
后项正中疼痛	督脉

二、治法

通经止痛。以局部腧穴和手足三阳经穴、督脉穴为主。

三、处方

1. **主要取穴** 颈夹脊、天柱、风池、曲池、悬钟、阿是穴。
2. **记忆歌诀** 颈是两池悬天。
3. **取穴方义** 颈夹脊疏调局部筋骨。天柱疏通太阳经气。风池疏通少阳经气。曲池疏通阳明经气。悬钟为髓会，滋肾壮骨，以求治本之功。阿是穴调节局部筋脉。
4. **配伍取穴** 颈椎病配伍取穴见表 30–2。

表 30–2 颈椎病配伍取穴

辨证	证型	配穴
经络辨证	太阳经证	申脉
	少阳经证	外关
	阳明经证	合谷
	督脉证	后溪
外感内伤	外邪内侵	合谷、列缺
	气滞血瘀	膈俞、合谷
	肝肾不足	肝俞、肾俞

续表

辨证	证型	配穴
局部	上肢麻、痛	合谷、手三里
	头晕头痛	百会或四神聪
	恶心、呕吐	中脘、内关
	耳鸣、耳聋	听宫、外关

四、操作

（一）基本方法

夹脊穴宜直刺或向颈椎斜刺，得气后用平补平泻法。余穴均用泻法。

（二）其他治疗

1. 刺络拔罐法 选局部压痛点，适用于外邪内侵证和气滞血瘀证者。

2. 穴位注射法 选局部压痛点，用维生素 B_{12} 注射液或当归注射液或 0.1% 利多卡因注射液，每穴注射 1mL，隔日 1 次。

3. 电针法 用连续波或疏密波，每次参考基本治疗取穴，选 2 ～ 3 对穴位，每日 1 次。

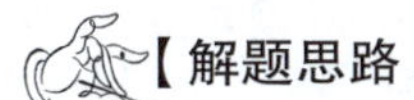

以 A1 题型为主，考查颈椎病所选经脉及主配穴。

真题直击

1. 针灸治疗颈椎病，除颈夹脊、天柱、阿是穴外，还包括

A. 曲池、合谷、申脉　　B. 肩髎、外关、养老

C. 风池、曲池、悬钟　　D. 肩髃、风府、太溪

E. 曲池、合谷、列缺

【答案】C

【解题思路】

颈椎病主穴用颈夹脊、天柱、风池、曲池、悬钟、阿是穴。颈夹脊能疏调局部筋骨；天柱疏通太阳经气；风池疏通少阳经气；曲池疏通阳明经气；悬钟为髓会，有滋肾壮骨，以求治本的作用；阿是穴调节局部筋脉。诸穴配伍，疏导太阳、阳明、少阳及督脉经气，共奏通经止痛之功。所以除题干中的腧穴外，还包括风池、曲池、悬钟，答案选 C。

2. 患者因长期伏案工作，经常感到颈项、肩背疼痛，并伴有恶心、呕吐，就诊后，诊断为颈椎病，除主穴外，还应选取

A. 肝俞、肾俞　　B. 合谷、手三里

C. 听宫、外关　　D. 中脘、内关

E. 合谷、列缺

【答案】D

【解题思路】

颈椎病，伴有恶心呕吐配中脘、内关；肝肾不足配肝俞、肾俞；上肢麻、痛配合谷、手三里；耳鸣、耳聋配听宫、外关；外邪内侵配合谷、列缺。所以选择 D。

第六节　落　枕

一、辨证要点

（一）病位

病位在颈项部经筋，与督脉、手足太阳和足少阳经密切相关。

（二）病因

睡眠姿势不正，或因负重颈部过度扭转，或枕头高低不适，或寒邪侵袭颈背部等因素都可导致落枕。

（三）病机

经筋受损，筋络拘急，气血阻滞不通。属实证。

（四）主症与兼症（表 30-3）

表 30-3　落枕主症与兼症

类别	症状	证型
主症	项背部强痛，低头加重	—
兼症	项背部压痛明显者	督脉与太阳经证
	颈肩部疼痛，头部歪向患侧，颈肩部压痛明显	少阳经证
	有明显的感受风寒史，颈项疼痛重着，或伴恶寒发热、头痛者	风寒袭络
	颈项部刺痛，固定不移，且有明显的夜卧姿势不当或颈项外伤史者	气滞血瘀

二、治法

疏经活络，调和气血。以局部阿是穴和手太阳、足少阳经穴为主。

三、处方

1. **主要取穴**　外劳宫、天柱、阿是穴、后溪、悬钟。
2. **记忆歌诀**　是后天悬劳宫。
3. **取穴方义**　外劳宫是治疗落枕的经验穴。天柱、阿是穴舒缓局部筋脉；后溪能够疏调督脉、太阳经脉气血；悬钟疏调少阳经脉气血。诸穴远近相配，共奏疏调颈部气血、缓急止痛之效。
4. **配伍取穴**　落枕配穴见表 30-4。

表 30-4　落枕配穴

辨证	病变部位	配穴
经络辨证	督脉、太阳经	大椎、束骨
	少阳经	风池、肩井
分型辨证	风寒袭络	风池、合谷
	气滞血瘀	内关、合谷
局部辨证	肩痛	肩髃
	背痛	天宗

四、操作

（一）基本方法

毫针泻法。先刺远端穴位（外劳宫、后溪、悬钟），持续捻转，并嘱患者慢慢活动颈部，一般颈项疼痛即刻缓解，再针刺局部腧穴。风寒袭络者局部可配合艾灸，气滞血瘀者局部可配合三棱针点刺放血。

（二）其他治疗

1. **耳针法**　选用颈、颈椎、枕、神门，毫针刺中等刺激，持续运针，嘱患者同时慢慢活动颈项部。
2. **拔罐法**　选用局部压痛点，先闪罐法拔罐，再施留罐法。也可配合使用刺络拔罐法。

命题趋势　以 A1 题型为主，考查落枕所选经脉及主配穴。

金题直击

1. 患者，女，30 岁。晨起后发现右侧项背牵拉疼痛，头向右侧倾斜，颈项活动受限，针灸治疗除局部取穴外，还可用

A. 督脉、肝经穴

B. 手太阳、足少阳经穴

C. 膀胱经、肝经穴

D. 胆经、肝经穴

E. 肝经、膀胱经穴

【答案】B

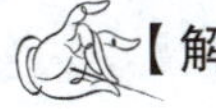【解题思路】

落枕的辨证要点为颈项强痛、活动受限，头多向患侧歪斜，项背牵拉痛，甚则向同侧肩颈和上臂放射，颈项部压痛明显。治宜疏经通络，活血止痛。以局部阿是穴和手太阳、足少阳经穴为主。所以选择 B。

2. 治疗落枕的主穴是

A. 天柱、肩井、天髎、肩贞、合谷

B. 天柱、养老、后溪、阳池、合谷

C. 阿是穴、外关、天髎、肩井、合谷

D. 阿是穴、外劳宫、后溪、悬钟、天柱

E. 后溪、外劳宫、外关、束骨、昆仑

【答案】D

【解题思路】

落枕的主穴是外劳宫、天柱、阿是穴、后溪、悬钟。所以选择 D。

3. 落枕病在督脉、太阳经者，针灸治疗配

A. 风池、肩井

B. 大椎、束骨

C. 风池、合谷

D. 内关、合谷

E. 肩髃、天宗

【答案】B

【解题思路】

落枕的针灸配穴：病在督脉、太阳经者配大椎、束骨；病在少阳经配风池、肩井。风寒袭络配风池、合谷；气滞血瘀配内关、合谷。肩痛配肩髃；背痛配天宗。所以选择 B。

4. 患者因夜吹风扇，晨起出现右颈项痛，转动受限，并向同侧肩部放射。针灸治疗除主穴外，宜选取

A. 血海、膈俞、肩髃

B. 合谷、曲池、大椎

C. 风池、内关、肩井

D. 风池、合谷、肩髃

E. 大椎、束骨、天宗

【答案】D

【解题思路】

本题为落枕的风寒袭络证。落枕的针灸配穴：病在督脉、太阳经者配大椎、束骨；病在少阳经配风池、肩井。风寒袭络配风池、合谷；气滞血瘀配内关、合谷。肩痛配肩髃；背痛配天宗。所以选择 D。

第七节 漏肩风

一、辨证要点

（一）病位

病位在肩部经筋，与手三阳、手太阴经密切相关。

（二）病因

体虚、劳损、风寒侵袭等因素都可致肩部疼痛，导致此病的发生。

（三）病机

1. 肩部筋脉气血不利，不通或不荣而痛。

2. 手三阳经及手太阴经分别循行于肩前、肩外、肩后及肩内侧。肩部感受风寒，气血痹阻，或劳作过度、外伤，损及筋脉，气滞血瘀，或年老气血不足，筋脉失养，均可导致本病的发生。本病临床以实证居多，也有本虚标实之证。

（四）辨证分型

漏肩风辨证分型见表 30-5。

表 30-5 漏肩风辨证分型

病变表现	病变证型
肩前外部疼痛为主	手阳明经证
肩外侧疼痛为主	手少阳经证
肩后部疼痛为主	手太阳经证
肩前部疼痛为主	手太阴经证
有明显感受风寒史、遇风痛增者	外邪内侵
肩部有外伤或劳作过度史、疼痛拒按者	气滞血瘀
肩部以酸痛为主，劳累加重，或伴眩晕乏力者	气血虚弱

二、治法

通经活络，舒筋止痛。以局部穴位为主，配合循经远端取穴。

三、处方

1. 主要取穴 肩髃、肩髎、肩贞、阿是穴、阳陵泉、条口透承山。

2. 记忆歌诀 肩三针阳陵泉，条口透承山。

3. 取穴方义 肩髃、肩髎、肩贞、阿是穴均为局部取穴，疏通肩部经络气血，活血祛风止痛。阳陵泉为筋会，舒筋止痛。条口透承山疏导太阳、阳明两经气血，为临床经验效穴。

4. 配伍取穴 漏肩风配伍取穴见表 30-6。

表 30-6 漏肩风配伍取穴

辨证		配穴
经络辨证	手阳明经证	合谷
	手少阳经证	外关
	手太阳经证	后溪
	手太阴经证	列缺
证型辨证	外邪内侵	合谷、风池
	气滞血瘀	内关、膈俞
	气血虚弱	足三里、气海

四、操作

（一）基本方法

毫针泻法或平补平泻，局部穴可加灸法。先刺远端穴，行针后让患者运动肩关节。

（二）其他治疗

1. 刺络拔罐法 找局部压痛点，用三棱针点刺或皮肤针叩刺，使之少量出血，再拔火罐。

2. 小针刀疗法 肩关节出现粘连时，用小针刀松解粘连。

3. 穴位注射法 选用局部压痛点，以维生素 B_{12} 注射液或当归注射液或 0.1% 利多卡因注射液，每处注射 2mL，隔日 1 次。

命题趋势 以A1题型为主，考查漏肩风所选经脉及相应经脉配穴。

金题直击

1. 治疗肩周疼痛，以肩后部为重，疼痛拒按，除肩部穴外，还应选取的是

A. 手太阳小肠经穴　　B. 手阳明大肠经穴
C. 手少阳三焦经穴　　D. 足少阳胆经穴
E. 足太阳膀胱经穴

【答案】A

【解题思路】

疼痛以肩前外部为主者为手阳明经证，以肩外侧为主者为手少阳经证，以肩后部为主者为手太阳经证，以肩前部为主者为手太阴经证。题干中以肩后部疼痛为重，属于太阳经，答案选A。

2. 与漏肩风相关的经脉是

A. 手三阳、足太阳　　B. 手三阴、手太阳
C. 手三阳、手太阴　　D. 手三阴、足少阳
E. 手三阴、足阳明

【答案】C

【解题思路】

手三阳经及手太阴经分别循行于肩前、肩外、肩后及肩内侧。所以选择C。

3. 漏肩风肩后部压痛明显者，应配用

A. 合谷　　B. 足三里
C. 外关　　D. 三阴交
E. 后溪

【答案】E

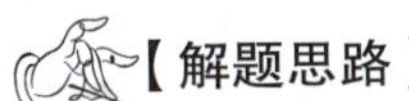
【解题思路】

疼痛以肩前外部为主者为手阳明经证，以肩外侧为主者为手少阳经证，以肩后部为主者为手太阳经证，以肩前部为主者为手太阴经证。故配手太阳经之输穴后溪。选择E。

第八节　扭　伤

一、辨证要点

（一）病位

本病多发于腰、踝、膝、腕、肘、髋等部位，病位在经筋。

（二）病因

剧烈运动、负重不当、跌仆闪挫、牵拉以及过度扭转等原因，使关节超越正常活动范围，而导致筋脉及关节损伤。

（三）病机

气血壅滞于局部，经气运行受阻。本病属于实证。

（四）主症

局部肿胀疼痛，甚至关节活动受限。

（五）兼证

1. 气滞血瘀　新伤疼痛肿胀，活动不利。
2. 寒湿侵袭，瘀血阻络　若为陈伤，遇天气变化反复发作。

二、治法

舒筋通络，祛瘀消肿。以扭伤局部腧穴为主。

三、处方

1. 主要取穴 阿是穴、局部腧穴。

2. 局部取穴 扭伤局部取穴见表 30–7。

表 30–7 扭伤局部取穴

部位	相同点	不同点
腰部	阿是穴	大肠俞、腰痛点、委中
颈部		风池、绝骨、后溪
肩部		肩髃、肩髎、肩贞
肘部		曲池、小海、天井
腕部		阳溪、阳池、阳谷
髋部		环跳、秩边、居髎
膝部		膝眼、膝阳关、梁丘
踝部		申脉、解溪、丘墟

3. 配伍取穴

（1）根据病位配合循经远端取穴。

急性腰扭伤：①督脉病证取水沟或后溪；②足太阳经筋病证取昆仑或后溪；③手阳明经筋病证取手三里或三间。

（2）根据病位在其上下循经邻近取穴。

膝内侧扭伤：病在足太阴脾经，上取血海，下取阴陵泉。

（3）根据手足同名经配穴法进行配穴。①踝关节（外侧昆仑穴、申脉穴处扭伤）与对侧腕关节对应（手太阳经养老穴、阳谷穴）；②膝关节（内上方扭伤）与对侧肘关节对应（手太阴经尺泽穴）；③髋关节与肩关节对应。

4. 取穴方义 扭伤多为关节伤筋，属经筋病，故治疗应以扭伤局部取穴为主，“在筋守筋”，来疏通经络，疏散局部的气血壅滞，再配合循经远部取穴，来加强疏导本经气血的作用，从而达到“通则不痛”的效果。

四、操作

（一）基本方法

毫针刺泻法如下。

（1）急性扭伤者，先针刺远端穴位，并令患者同时活动患部，有迅速止痛之效。

（2）陈旧性损伤者，留针加用灸法或用温针灸。

（二）其他治疗

1. 刺络拔罐法 以皮肤针叩刺疼痛肿胀局部阿是穴，以微渗血为度，并加拔火罐，此法尤宜于新伤局部血肿明显者，或陈伤寒湿侵袭，瘀血阻络者。

2. 耳针法 选取对应部位的敏感点、神门，中强度刺激，或用埋针法，压丸法。

命题趋势 以 A1 题型为主，考查扭伤配穴。

金题直击

1. 患者，男，运动时不慎扭伤腕部，微肿，压痛，发红，应选的穴位为

A. 合谷、阳溪、后溪　　B. 曲池、小海、中渚

C. 阳池、阳溪、阳谷　　D. 养老、大陵、阳谷

E. 肩髎、合谷、后溪

【答案】C

【解题思路】

扭伤患者以局部取穴为主，故腕部扭伤，选腕关节周围的穴位。选项 C 穴位在腕关节周围，选择 C。

2. 患者腰部扭伤，痛在腰部正中，舌质淡红，脉弦。针灸治疗除阿是穴、腰痛点、委中外，宜选取

A. 太冲　　B. 阳陵泉

C. 太溪　　D. 手三里

E. 后溪

【答案】E

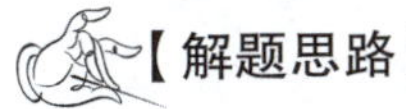

【解题思路】

根据痛在腰部正中，为急性腰扭伤督脉病证。急性腰扭伤督脉病证配水沟或后溪，所以选择 E。

第九节　肘劳（助理不考）

一、辨证要点

（一）病位

病位在肘部手三阳经筋。

（二）病因

本病发生主要与肘部的慢性劳损有关。

（三）病机

前臂在反复地做旋转、拧、拉等动作时，易使肘部的经筋发生慢性损伤，而致劳伤气血，血不荣筋，筋骨失养；风寒之邪乘虚侵袭肘关节，手三阳经筋受损使筋脉不通，气血阻滞导致本病。临床本病属于实证。

（四）经络辨证

1. **手阳明经筋证**　肘关节外上方（肱骨外上髁周围）明显压痛者，俗称网球肘。
2. **手太阳经筋证**　肘关节内下方（肱骨内上髁周围）明显压痛者，俗称高尔夫球肘。
3. **手少阳经筋证**　肘关节外部（尺骨鹰嘴处）明显压痛者，俗称学生肘或矿工肘。

二、治法

舒筋通络。以局部阿是穴为主。

三、处方

1. **主要取穴**　阿是穴。
2. **取穴方义**　取阿是穴意在疏通局部经络气血，舒筋通络止痛。
3. **配伍取穴**

（1）手阳明经筋证：曲池、手三里、三间。

（2）手太阳经筋证：阳谷、小海。

（3）手少阳经筋证：外关、天井。

四、操作

（一）基本方法

毫针刺用泻法如下。

（1）压痛点局部采用多向透刺法或齐刺法，得气后留针，局部可加用温和灸或电针。

（2）网球肘局部疼痛明显者可加用电针。

（二）其他治疗

1. **穴位注射法**　选当归注射液或维生素 B_{12} 注射液，或 1% 的利多卡因，在阿是穴注射，每穴注射 0.5 ～ 1.0mL，

每日或隔日 1 次。

2. 火针法 将火针烧至发白后，在肘劳疼痛局部点刺，深度为 3 ～ 5 分，隔日治疗 1 次。

3. 艾灸法 用隔姜灸灸局部压痛点、曲池、天井等穴，每日或隔日 1 次。

命题趋势 以 A1 题型为主，考查肘劳的针灸辨证。

金题直击

1. 有关肘劳针灸辨证论治的叙述，不正确的是

A. 属于络脉病证　　B. 治疗以舒筋通络为法

C. 以阿是穴为主穴　　D. 阿是穴采用多向透刺，或做多针齐刺

E. 病变局部可加温和灸或电针

【答案】A

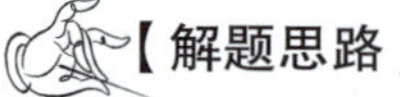

【解题思路】

肘劳病位在肘部手三阳经筋。不属于络脉病证，所以选项 A 不正确。

2. 患者肘关节外上方疼痛 2 周，肘关节活动时痛甚，局部怕凉。其辨证是

A. 手阳明经筋病　　B. 手太阳经筋病

C. 手少阳经筋病　　D. 手太阴经筋病

E. 手少阴经筋病

【答案】A

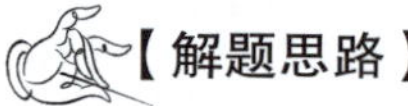

【解题思路】

肘关节外上方（肱骨外上髁周围）明显压痛者，俗称网球肘，为手阳明经筋证；肘关节内下方（肱骨内上髁周围）明显压痛者，俗称高尔夫球肘，为手太阳经筋证；肘关节外部（尺骨鹰嘴处）明显压痛者，俗称学生肘或矿工肘，为手少阳经筋证。所以选 A。

高频考点速递

颈椎病治疗：颈夹脊、天柱、风池、曲池、悬钟、阿是穴。

第三十一单元　五官科病证的针灸治疗

考试分值

节	年份 级别	2019	2020	2021	2022	2023
目赤肿痛	执业	1	0	0	0	0
	助理	0	0	0	0	0
耳鸣耳聋	执业	0	0	0	0	0
	助理	0	0	0	0	0
鼻鼽（助理不考）	执业	—	—	—	—	—
牙痛	执业	0	0	1	0	0
	助理	0	0	0	0	0
咽喉肿痛	执业	0	0	0	0	0
	助理	0	0	0	0	0
近视（助理不考）	执业	0	0	0	0	0

第一节　目赤肿痛

一、辨证要点

（一）病位

病位在目，十二经脉中六条阳经除手阳明大肠经外，其余五条阳经均与眼睛有直接关系，其次，足厥阴肝经与手少阴心经也联系目系，因此，目赤肿痛的发生与上述七条经脉有关，尤以肝胆两经关系最为密切。

（二）病因

时疫热毒之邪、外感风热或肝胆火盛等因素都与本病有关。

（三）病机

各种外邪或肝胆之火，循经上扰，热毒蕴结目窍，均可导致目赤肿痛的发生。临床以实证为主。

（四）主症

目赤肿痛，羞明，流泪，眵多。

（五）兼证

1. 外感风热　起病较急，目睛红赤，灼热痒痛，眵多清稀或黄黏，苔薄白或微黄，脉浮数。

2. 肝胆火盛　起病缓，得病初期，眼有异物感，视物不清，继而目赤肿痛，眵多胶结，兼口苦咽干，苔黄，脉弦数。

二、治法

疏风散热，消肿止痛。以局部腧穴及手阳明、足厥阴经穴为主。

三、处方

1. 主要取穴　睛明、太阳、风池、合谷、太冲。

2. 记忆歌诀　风池谷眼睛冲太阳（目肿痛）。

3. 取穴方义　睛明、太阳在局部取穴，能宣泄患部郁热以消肿。合谷调阳明经气以疏泄风热。太冲、风池分别属于肝胆两经，上下相应，能导肝胆之火下行。

4. 配伍取穴

（1）外感风热：少商、外关。

（2）肝胆火盛：行间、侠溪。

四、操作

（一）基本方法

毫针泻法，太阳、少商穴点刺出血。

（二）其他治疗

1. 挑刺法　在背部两肩胛间寻找阳性反应点，或在大椎两旁华佗夹脊穴处选点挑刺。此法适用于急性结膜炎。

2. 耳针法　选取眼、神门、肝，毫针刺或用压丸法。或者在耳尖或耳背静脉点刺出血。

命题趋势　以 A1 题型为主，考查目赤肿痛的分型和主配穴。

金题直击

1. 患者，男，35 岁。因近日工作紧张，休息欠佳，双目肿痛，兼口苦，烦热，便秘，脉弦滑。辨证为

A. 风热型目赤肿痛　　B. 肝胆火盛型目赤肿痛

C. 胃火上扰型目赤肿痛　　D. 肝阳上亢型目赤肿痛

E. 以上都不是

【答案】B

【解题思路】

根据题干，工作紧张，双目肿痛，兼口苦，烦热，便秘，可辨证为肝胆火盛型目赤肿痛。

2. 患者初起眼有异物感，视物不清，继而目赤肿痛，羞明，流泪，眵多，口苦咽干，苔黄，脉弦数。治疗除主穴外，还应选取

A. 少商、外关　　B. 侠溪、行间
C. 太冲、外关　　D. 合谷、太冲
E. 太阳、行间

【答案】B

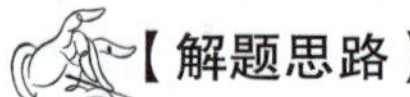【解题思路】

根据本题干判断为肝胆火盛型目赤肿痛，其配穴为行间、侠溪。所以选择 B。

第二节　耳鸣耳聋

一、辨证要点

（一）病位

病位在耳。肾开窍于耳，少阳经入耳中，故本病与肝、胆、肾关系密切。

（二）病因

与肝胆火旺、外感风邪和肾精亏耗等因素有关。

（三）病机

火热或精亏致耳部脉络不通或失于濡养均可导致耳鸣、耳聋的发生。临床上耳鸣、耳聋多为虚证，也有实证或虚实夹杂之证。

（四）分型

1. 实证

（1）主症：暴病耳聋或耳中胀，耳鸣如潮，鸣声隆隆不断，按之不减。

（2）兼证

① 外感风邪：兼耳闷胀，畏寒发热，舌红苔薄，脉浮数。

② 肝胆火盛：兼头胀，面赤咽干，脉弦。

③ 痰火郁结：兼耳内憋气感明显，胸闷痰多，苔黄腻，脉弦滑。

2. 虚证

（1）主症：久病耳聋，耳鸣如蝉，时作时止，遇劳累加剧，按之鸣声减弱。

（2）兼证

① 肾精亏损：兼头晕，腰膝酸软，遗精，带下，脉虚细。

② 脾胃虚弱：兼神疲乏力，食少腹胀，便溏，脉细弱。

二、治法

1. 实证　疏风泻火，通络开窍。以局部腧穴及手足少阳经穴为主。

2. 虚证　补肾养窍。以局部腧穴及足少阴经穴为主。

三、处方

（一）实证

1. 主要取穴　听会、翳风、中渚、侠溪。

2. 记忆歌诀　中渚侠听风实在聋。

3. 取穴方义　手足少阳经脉均绕行于耳之前后并入耳中，听会属足少阳经，翳风属手少阳经，两穴又均居

耳部，可疏导少阳经气，主治耳疾；循经远取侠溪、中渚，通上达下，疏导少阳经气，宣通耳窍。

4. 配伍取穴

（1）外感风邪：外关、合谷。

（2）肝胆火盛：行间、丘墟。

（3）痰火郁结：丰隆、阴陵泉。

（二）虚证

1. 主要取穴 听宫、翳风、太溪、肾俞。

2. 记忆歌诀 听风太肾虚聋。

3. 取穴方义 太溪、肾俞补肾填精，上荣耳窍。听宫属手太阳经与手足少阳经交会穴，气通耳内，有聪耳启闭之功，为治耳疾要穴。翳风配手少阳经局部的穴，疏导少阳经气，宣通耳窍。

4. 配伍取穴 脾胃虚弱选气海、足三里。

四、操作

（一）基本方法

听会、听宫、翳风的针感宜向耳底或耳周围传导为佳，余穴常规针刺法，虚证可加用灸。

（二）其他治疗

1. 头针法 取颞后线，毫针刺法，间歇行针，留针 20 分钟。

2. 穴位注射法 取翳风、完骨、肾俞、阳陵泉等穴，选用维生素 B_{12} 注射液或丹参注射液，每穴 0.5 ～ 1mL。

3. 耳针法 选取肾、肝、胆、内耳、皮质下、神门，毫针刺法或压丸法。

命题趋势 以 A1 题型为主，考查耳鸣耳聋实证和虚证的配穴。

金题直击

1. 治疗耳鸣实证，应选用以下哪组腧穴为主

A. 合谷、外关、翳风、侠溪　　B. 百会、听会、风池、翳风

C. 太溪、照海、听宫、肾俞　　D. 翳风、听会、中渚、侠溪

E. 太冲、耳门、听宫、外关

【答案】D

【解题思路】

耳鸣实证的针灸治疗主穴：听会、翳风、中渚、侠溪。所以选择 D。

2. 患者，男，65 岁。耳中如蝉鸣，时作时止，按之鸣声减弱，听力亦下降，同时伴神疲乏力，食少腹胀，便溏，脉细弱。治疗宜在听宫、翳风、太溪、肾俞基础上，加用

A. 行间、丘墟　　B. 外关、合谷

C. 丰隆、阴陵泉　　D. 气海、足三里

E. 肾俞、肝俞

【答案】D

【解题思路】

根据症状辨证为耳鸣耳聋的虚证。神疲乏力、食少便溏、脉弱为脾胃虚弱。主穴用听宫、翳风、太溪、肾俞。脾胃虚弱配气海、足三里。所以选择 D。

3. 患者，女，40 岁。突然暴病耳聋，鸣声高亢，兼畏寒发热，舌淡红苔薄，脉浮数。针灸时除局部腧穴外，可配取

A. 侠溪、中渚、太冲、丘墟　　B. 侠溪、中渚、肾俞、关元

C. 侠溪、中渚、外关、合谷　　D. 侠溪、中渚、太溪、太冲

E. 侠溪、中渚、内关、神门

【答案】C

【解题思路】

根据题干，诊断为耳鸣耳聋实证之外感风邪。治宜疏风泻火，通络开窍。针灸时以足少阳、手少阳经穴为主。主穴为翳风、听会、侠溪、中渚。外感风邪者，加外关、合谷。选择C。

第三节　鼻鼽（助理不考）

一、辨证要点

（一）病位

病位在鼻，与肺、脾、肾三脏关系密切。

（二）病因

其发生常与正气不足、外邪侵袭等因素有关。

（三）病机

基本病机是肺气失宣，鼻窍壅塞。

（四）主症

鼻痒，打喷嚏，流清涕，鼻塞。

（五）兼证

1. 肺气虚寒　遇风冷易发，气短懒言，自汗，面色苍白，舌质淡，苔薄白，脉虚弱。
2. 脾气虚弱　患病日久，鼻塞、鼻胀较重，面色萎黄，四肢倦怠，舌淡胖，边有齿痕，苔薄白，脉弱无力。
3. 肾阳亏虚　病久体弱，神疲倦怠，形寒肢冷，小便清长，舌质淡，苔白，脉沉细无力。

二、治法

调补正气，通利鼻窍。取局部腧穴、手阳明经穴为主。

三、处方

1. 主要取穴　迎香、印堂、风池、合谷、足三里。
2. 记忆歌诀　香堂风谷三里随。
3. 取穴方义　迎香夹于鼻旁，印堂位于鼻根，远近相配，可收疏风宣肺开窍之功。风池能祛风通窍以宣通鼻窍。合谷属于手阳明经穴，与肺经相表里，可通经络、行气血、疏风。足三里补益气血，以扶正祛邪。
4. 配伍取穴
（1）肺气虚寒：肺俞、气海。
（2）脾气虚弱：脾俞、气海、胃俞。
（3）肾阳亏虚：肾俞、命门。

四、操作

（一）基本方法

毫针平补平泻法。印堂由上往下沿皮直刺至鼻根部；迎香由下往上沿鼻唇沟斜刺。

（二）其他治疗

1. 耳针法　取内分泌、内鼻、肺、脾、肾，毫针刺，或用埋针法、压丸法。
2. 穴位敷贴法　取大椎、肺俞、膏肓、肾俞、膻中穴。用芥子30g，延胡索、甘遂、细辛、丁香、白芷各10g，研成粉末。上述药末用生姜汁调糊，涂纱布上，撒上适量肉桂粉，贴敷穴位。30～90分钟后去掉，以局部红晕微痛为度。
3. 皮肤针法　取夹脊穴（C_1～C_4）、背部第1侧线、前臂部手太阴肺经。叩刺至局部皮肤潮红。

第四节 牙 痛

一、辨证要点

（一）病位

病位在齿，肾主骨，齿为骨之余，手足阳明经分别入下齿、上齿，因此本病与胃、肾关系密切。

（二）病因病机

与外感风热、胃肠积热或肾气亏虚等因素有关，并随冷、热、酸、甜等刺激发作或加重。另外，外邪与内热等因素均可伤及龈肉，灼烁脉络而发为牙痛。

（三）主症

牙齿疼痛。

（四）兼证

1. **风火牙痛** 起病急，牙痛剧烈而龈肿，伴有形寒身热，脉浮数。
2. **胃火牙痛** 牙痛甚，齿龈红肿或出脓血，口臭口渴，便秘，舌红苔黄燥，脉洪数。
3. **虚火牙痛** 起病缓慢，牙痛隐隐，时作时止，牙龈微红肿，或出现萎缩，齿浮动，舌红少苔，脉细数。

二、治法

祛风泻火，通络止痛。以手、足阳明经穴为主。

三、处方

1. **主要取穴** 合谷、颊车、下关。
2. **记忆歌诀** 何故（合谷）下车？牙痛了。
3. **取穴方义** 合谷属于手阳明经原穴，清阳明之热，为治疗牙痛之要穴。颊车、下关为局部取穴，疏泄足阳明经气，消肿止痛。
4. **配伍取穴**

（1）风火牙痛：外关、风池。
（2）胃火牙痛：内庭、二间。
（3）虚火牙痛：太溪、行间。

四、操作

（一）基本方法

毫针刺用泻法，或平补平泻。循经远取可左右交叉刺，合谷持续行针 1 ～ 3 分钟。虚火牙痛者，太溪穴可用补法。

（二）其他治疗

1. **穴位敷贴法** 将大蒜捣烂，于临睡前贴敷双侧阳溪穴，直至发疱后取下，适用于龋齿疼痛。
2. **耳针法** 每次选用口、颌、牙、神门、胃、肾中 3 ～ 5 穴，毫针中等强度刺激或用压丸法。

命题趋势 以 A1、B1 题型为主，考查与牙痛有关的经络关系及主配穴。

金题直击

1. 与上牙痛关系最密切的经脉是

A. 手阳明大肠经　B. 手太阳小肠经
C. 足少阳胆经　D. 足阳明胃经
E. 手少阳三焦经

【答案】D

【解题思路】

手、足阳明经分别入下齿、上齿。所以与上牙痛关系最密切的经脉是足阳明胃经，选择 D。

2. 患者，女，53 岁。右上齿痛半年，隐隐作痛，时作时止，脉沉。针灸治疗在合谷、颊车、下关的基础上，应加取

A. 外关、风池
B. 内庭、二间
C. 太溪、行间
D. 风池、侠溪
E. 风池、太冲

【答案】C

【解题思路】

根据题干症状辨证为牙痛之虚火牙痛。牙痛的针灸主穴：合谷、颊车、下关。配穴：风火牙痛配外关、风池；胃火牙痛配内庭、二间；虚火牙痛配太溪、行间。所以选择 C。

3. 患者，男，30 岁。右下齿痛，疼痛剧烈，齿龈红肿，无龋齿，身热，舌红，苔薄黄，脉浮数。针灸治疗本病的取穴是

A. 合谷、颊车、下关、外关、风池
B. 合谷、颊车、下关、内庭、二间
C. 合谷、颊车、下关、太溪、行间
D. 合谷、颊车、下关、风池、侠溪
E. 合谷、颊车、下关、风池、太冲

【答案】A

【解题思路】

根据题干症状辨证为牙痛之风火牙痛。牙痛的针灸主穴：合谷、颊车、下关。配穴：风火牙痛配外关、风池；胃火牙痛配内庭、二间；虚火牙痛配太溪、行间。所以选择 A。

（4 ～ 5 题共用备选答案）

A. 肾俞、太溪
B. 太溪、行间
C. 内庭、二间
D. 外关、风池
E. 大杼、束骨

4. 治疗胃火牙痛，宜选用 【答案】C

5. 治疗风火牙痛，宜选用 【答案】D

【解题思路】

治疗胃火牙痛，宜选用内庭、二间，所以第 4 题选 C。治疗风火牙痛，宜选用外关、风池，所以第 5 题选 D。

第五节　咽喉肿痛

一、辨证要点

（一）病位

病位在咽喉。咽通于胃，肾经上循喉咙，结于廉泉，喉为肺系，因此本病与肺、胃、肾等脏腑关系密切。

（二）病因

外感风热、体虚劳累和饮食不节等均可导致咽喉肿痛。外感风热熏灼肺系，或肺胃二经郁热上壅，或肾阴亏耗，虚火上炎，均导致咽喉肿痛的发生。

（三）病机

火热或虚火上灼咽喉。

（四）主症

咽喉部红肿疼痛、吞咽不适。

（五）兼证

1. 外感风热 发热汗出，头痛咳嗽，舌质红，苔薄白或微黄，脉浮数。

2. 肺胃热盛 吞咽困难，高热，口渴喜饮，大便秘结，小便黄赤，舌红苔黄，脉数有力。

3. 阴虚火旺 咽干微肿，疼痛以午后或入夜尤甚，或咽部有异物感，手足心热，舌红少苔，脉细数。

二、治法

1. 实证 清热消肿，利咽止痛。以手太阴、手阳明经穴为主。

2. 虚证 滋阴降火，利咽止痛。以手太阴、足少阴经穴为主。

三、处方

（一）实证

1. 主要取穴 少商、合谷、尺泽、关冲。

2. 记忆歌诀 少商尺泽合关冲，专治实证咽喉痛。

3. 取穴方义 少商属于肺经的井穴，点刺出血，清泻肺热，为治疗实证咽喉肿痛的要穴。合谷为阳明疏泄郁热。尺泽属于手太阴经合穴，泻肺经实热。关冲属于手少阳三焦经的井穴，点刺出血，可清泻三焦之火，消肿利咽。

4. 配伍取穴

（1）外感风热：风池、外关。

（2）肺胃热盛：内庭、鱼际。

（二）虚证

1. 主要取穴 太溪、照海、列缺、鱼际。

2. 记忆歌诀 太溪照海列鱼际，咽痛虚证效神奇。

3. 取穴方义 太溪属于肾经原穴，滋阴降火。照海为肾经穴，通阴跷脉。列缺属于手太阴肺经，通任脉，与照海相配，为八脉交会组穴，擅治咽喉疾患。鱼际属于手太阴经的荥穴，清肺热、利咽喉。

四、操作

（一）基本方法

1. 实证 用泻法，少商、关冲三棱针点刺出血。

2. 虚证 用补法或平补平泻法，列缺、照海穴行针时可配合做吞咽动作。

（二）其他治疗

1. 三棱针法 取耳背静脉、少商、商阳，点刺出血。

2. 耳针法 选用咽喉、心、扁桃体、耳尖等。毫针刺法或用压丸法。

3. 皮肤针法 选取合谷、大椎、后颈部、颌下、耳垂下方。用皮肤针中度或重度刺激。

命题趋势 以A1、B1题型为主，考查咽喉肿痛的分型配穴。

金题直击

1. 患者咽喉赤肿疼痛，吞咽困难，咳嗽，伴咽干，口渴，便秘，尿黄，舌红，苔黄，脉洪大。应取穴为

A. 大椎、身柱　　B. 太溪、照海、血海

C. 太溪、血海、肾俞、命门、涌泉　　D. 十宣、鱼际、解溪

E. 少商、尺泽、合谷、关冲

【答案】E

【解题思路】

本证为实证的咽喉肿痛，其主穴为少商、合谷、尺泽、关冲，故答案为E。

2. 患者咽喉肿痛，咽干，口渴，便秘，尿黄，舌红，苔黄，脉洪大。除少商、合谷、尺泽、关冲外，应加取

A. 内庭、关冲 B. 厉兑、天突

C. 内庭、鱼际 D. 列缺、照海

E. 曲池、鱼际

【答案】C

【解题思路】

根据症状辨证为咽喉肿痛之肺胃热盛证。肺胃热盛配内庭、鱼际。所以选择C。

第六节 近视（助理不考）

一、辨证要点

（一）病位

病位在目，与心、肝、肾关系密切。

（二）病因

先天禀赋不足、后天用眼不当，或劳心伤神等因素都可导致近视。

（三）病机

基本病机为目络瘀阻，目失所养。肝开窍于目，足厥阴肝经上目系，手少阴心经系目系。各种内外因素，最终导致目络瘀阻、目失所养而导致近视的发生。本病临床多为虚实夹杂之证。

（四）主症

视近清晰，视远模糊，视力减退。

（五）兼证

1. 心脾两虚 眼易疲劳，头晕心悸，神疲乏力，面色不华，纳呆便溏，舌淡脉细。

2. 肝肾不足 目干涩，耳鸣腰酸，舌红少苔，脉细。

二、治法

调气活血，养肝明目。以局部腧穴及足太阳、足少阴经穴为主。

三、处方

1. 主要取穴 睛明、承泣、风池、光明。

2. 记忆歌诀 二明近视风池泣。

3. 取穴方义 睛明、承泣属于近部取穴，疏通眼部经气，活血通络明目。风池为足少阳与阳维脉交会穴，内连眼络。光明为胆经络穴与肝相通，两穴相配能疏调眼络，养肝明目。

4. 配伍取穴

（1）心脾两虚：心俞、脾俞、足三里。

（2）肝肾不足：肝俞、肾俞、太溪、太冲。

四、操作

（一）基本方法

主穴用平补平泻法，配穴均用补法加灸。

（二）其他治疗

1. 皮肤针法 轻度或中度叩刺眼周穴、风池，直至皮肤潮红为度。

2. 耳针法 每次选用眼、肝、肾、心、脾、神门穴位中 2～3 穴，毫针刺或用压丸法。

命题趋势 以 A1 题型为主，考查近视的分型配穴。

金题直击

1. 针灸治疗近视的主穴除睛明、承泣外，还应选取的腧穴是

A. 风池、悬钟、太冲　　B. 风池、光明

C. 风府、太冲、合谷　　D. 风府、太溪、光明

E. 太阳、太溪、合谷

【答案】B

【解题思路】

近视的主穴为：睛明、承泣、风池、光明。除睛明、承泣外，还应选风池、光明，选择 B。

2. 治疗近视肝肾不足证，应配用的腧穴是

A. 膈俞、气海、太冲、三阴交　　B. 心俞、肾俞、太冲、足三里

C. 肝俞、脾俞、太白、三阴交　　D. 心俞、脾俞、神门、足三里

E. 肝俞、肾俞、太溪、太冲

【答案】E

【解题思路】

治疗近视，心脾两虚配心俞、脾俞、足三里；肝肾不足配肝俞、肾俞、太溪、太冲。所以选择 E。

高频考点速递

近视治疗取穴有睛明、承泣、风池、光明。

第三十二单元　急症及其他病证的针灸治疗

考试分值

节	年份 级别	2019	2020	2021	2022	2023
晕厥	执业	0	0	0	0	0
	助理	0	0	0	0	0
内脏绞痛	执业	0	0	0	0	0
	助理	0	0	0	0	0
肥胖症（助理不考）	执业	0	0	1	0	0

第一节　晕　厥

一、辨证要点

（一）病位

病位在脑，与肝、心、脾关系密切。

（二）病因

晕厥常与气血不足、恼怒等因素有关。

（三）病机

体质虚弱、情志过激，可致阴阳之气不相顺接，气血运行失常导致晕厥的发生。晕厥临床以实证为多见，亦有虚实夹杂之证。

（四）主症

1. 虚证 突然昏仆，伴有面色苍白，四肢厥冷，舌淡苔薄白，脉细缓无力。

2. 实证 素体健壮，偶遇外伤、恼怒等致突然昏仆，且伴有呼吸急促，牙关紧闭，舌淡苔薄白，脉沉弦。

二、治法

苏厥醒神。取督脉穴为主。

三、处方

1. 主要取穴 水沟、百会、内关、足三里。

2. 记忆歌诀 水会三关，晕厥了。

3. 取穴方义 水沟、百会是督脉穴，为醒脑开窍之要穴。内关是心包经之络穴，醒神宁心。足三里能补益气血，使气血上奉于头以苏厥醒神。

4. 配伍取穴

（1）虚证：气海、关元。

（2）实证：合谷、太冲。

四、操作

（一）基本方法

毫针刺虚补实泻法。

（二）其他治疗

1. 耳针法 选取心、脑、神门、皮质下、肾上腺中 2 ～ 4 穴，毫针刺，实证用较强刺激，间歇行针；虚证用弱刺激。

2. 指针法 用拇指重力掐按水沟、内关、太冲穴，以患者出现疼痛反应并苏醒为度。

3. 三棱针法 用三棱针点刺太阳、十二井穴或十宣，出血数滴。适用于实证。

命题趋势 以 A1 题型为主，考查晕厥的主配穴。

金题直击

1. 治疗因体质虚弱所致的虚性晕厥，除主穴外应选用的腧穴是

A. 气海、关元　　B. 风池、肾俞

C. 合谷、太冲　　D. 合谷、内关

E. 素髎、内关

【答案】A

【解题思路】

晕厥治则苏厥醒神。以督脉穴为主。主穴用水沟、百会、内关、足三里。虚证配气海、关元；实证配合谷、太冲。所以选择 A。

2. 患者，女，35 岁。突然眼前发黑，昏倒不省人事，呼吸急促，牙关紧闭，舌淡，苔薄，脉沉弦。治疗应选用的腧穴是

A. 水沟、曲池、合谷、足三里　　B. 水沟、素髎、内关、三阴交

C. 水沟、百会、内关、足三里　　D. 素髎、厉兑、太冲、足三里

E. 素髎、厉兑、太冲、三阴交　　【答案】C

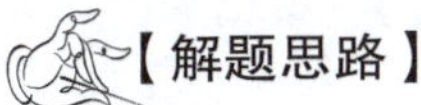【解题思路】

晕厥治则苏厥醒神。以督脉穴为主。主穴用水沟、百会、内关、足三里。选择C。

第二节　内脏绞痛

一、辨证要点

（一）心绞痛的辨证要点

1. 病位　病位在心，与肝、肾、脾、胃有关。

2. 病因　寒邪内侵、情志失调、饮食不当、年老体虚等。

3. 病机　心脉不通，心脉失养，心络不畅，均可导致心绞痛的发生。临床以实证多见，也有虚证或虚实夹杂之证。

4. 主症　胸部闷痛，甚则胸痛彻背，喘息不得卧。

5. 兼症

（1）气滞血瘀：七情诱发，胸闷及心区压榨性疼痛，烦躁不宁，脉弦紧。

（2）寒邪凝滞：遇寒而诱发，心痛如刺，唇甲青紫，舌质紫暗，脉涩。

（3）痰浊阻络：胸中闷痛，痛彻肩背，喘不得卧，喉中痰鸣，舌胖苔腻，脉滑。

（4）阳气虚衰：面色苍白或表情淡漠，甚至心痛彻背，气促息微，大汗淋漓，四肢厥冷，唇甲青紫或淡白，舌淡红苔薄白，脉沉细微。

（二）胆绞痛的辨证要点

1. 病位　病位在胆，与肝关系密切。

2. 病因　情志不遂、饮食不节、蛔虫阻滞等。

3. 病机　胆腑气机壅阻，不通则痛。胆绞痛以实证多见。

4. 主症　突然作痛，呈持续性并阵发性加剧，疼痛常放射至右肩胛区。

5. 兼证

（1）肝胆湿热：伴有黄疸，恶心呕吐，舌苔黄腻、脉滑数。

（2）肝胆气滞：伴胁肋胀痛，走窜不定，脉弦。

（3）蛔虫妄动：突发钻顶样剧烈绞痛，呈阵发性，脉紧。

（三）肾绞痛的辨证要点

1. 病位　病位在肾，与膀胱、脾关系密切。

2. 病因　湿热之邪等病因。

3. 病机　湿热蕴结下焦，煎熬尿液成石，阻于水道，通降失利导致肾绞痛的发生。肾绞痛临床以实证为主，久发可由实转虚。

4. 主症　突发绞痛，疼痛从后腰肾区，向腹部、同侧阴囊、大腿内侧放射。

5. 兼证

（1）下焦湿热：小便时有中断，尿血，舌红苔黄腻，脉弦滑数。

（2）肾气不足：尿痛已久，兼排尿无力，小便断续，舌质淡苔薄白，脉弦紧。

二、治法

1. 心绞痛　通阳行气，活血止痛。以手厥阴、手少阴经穴为主。

2. 胆绞痛　疏肝利胆，行气止痛。以足少阳经穴、胆的俞募穴为主。

3. 肾绞痛　清利湿热，通淋止痛。以足太阴经穴与相应背俞穴为主。

三、处方

（一）心绞痛

1. 主要取穴 内关、郄门、阴郄、膻中。

2. 记忆歌诀 膻内郄郄。

3. 取穴方义 内关是心包经络穴，八脉交会穴之一，通阴维脉，调理心气，活血通络，为治疗心绞痛的特效穴。郄门、阴郄分别为心包经和心经郄穴，活血、缓急、止痛。膻中是心包募穴，气会，疏调气机，治心胸疾患。

4. 配伍取穴

（1）气滞血瘀：太冲、血海。

（2）寒邪凝滞：神阙、至阳。

（3）痰浊阻络：中脘、丰隆。

（4）阳气虚衰：心俞、至阳。

（二）胆绞痛

1. 主要取穴 胆囊穴、阳陵泉、胆俞、日月。

2. 记忆歌诀 胆胆日月泉。

3. 取穴方义 胆囊穴治疗胆腑疾病的经验穴。阳陵泉为胆下合穴，利胆止痛。胆俞、日月分别为胆之俞穴、募穴，俞募相配，疏调肝胆气机，共奏疏肝利胆之功。

4. 配伍取穴

（1）肝胆湿热：内庭、阴陵泉。

（2）肝胆气滞：太冲、丘墟。

（3）蛔虫妄动：迎香透四白。

（三）肾绞痛

1. 主要取穴 肾俞、膀胱俞、中极、三阴交、阴陵泉。

2. 记忆歌诀 膀肾二俞三中阴陵。

3. 取穴方义 肾俞、膀胱俞助膀胱气化，清利下焦湿热，达调气止痛的目的。中极是膀胱募穴。三阴交为肝脾肾三经之交会，鼓舞肾气，利尿通淋。阴陵泉清利湿热，通淋止痛。

4. 配伍取穴

（1）下焦湿热：委阳、合谷。

（2）肾气不足：气海、关元。

四、操作方法

（一）基本方法

1. 心绞痛 毫针泻法。寒证、虚证加用艾灸。

2. 胆绞痛 毫针泻法。日月、胆俞注意针刺方向和深度，勿深刺。

3. 肾绞痛 毫针泻法。

（二）其他治疗

耳针法如下。

（1）心绞痛：每次选取心、小肠、交感、神门、内分泌中 3 ～ 5 穴，毫针刺，中等刺激。

（2）胆绞痛：急性发作时，选取肝、胰胆、交感、神门、耳迷根穴，采用毫针刺法，持续捻针强刺激。剧痛缓解后再用压丸法，两耳交替进行治疗。

（3）肾绞痛：毫针刺肾、输尿管、交感、皮质下、三焦穴，强刺激。

命题趋势 以 A1 题型为主，考查内脏绞痛的主配穴。

金题直击

1. 治疗心绞痛的主穴是

A. 内关、血海、太冲、膻中　　B. 内关、郄门、阴郄、膻中

C. 外关、郄门、阴郄、膻中　　　　D. 外关、血海、太冲、神门

E. 心俞、血海、膻中、神门　　　　【答案】B

【解题思路】

心绞痛的主穴为膻中、内关、郄门、阴郄。所以选择B。

2. 治疗肾绞痛，主穴除肾俞、中极外，还应选取

A. 膀胱俞、阴陵泉、委阳　　　　B. 三焦俞、三阴交、委阳

C. 三焦俞、三阴交、阳陵泉　　　　D. 膀胱俞、三阴交、阴陵泉

E. 三焦俞、阴陵泉、委中　　　　【答案】D

【解题思路】

肾绞痛的主穴为膀胱俞、肾俞、三阴交、中极、阴陵泉。所以选择D。

3. 肾绞痛属于下焦湿热者，宜加用以下哪组腧穴

A. 内关、足三里　　　　B. 内庭、阴陵泉

C. 曲池、足三里　　　　D. 委阳、合谷

E. 胃俞、阴陵泉　　　　【答案】D

【解题思路】

肾绞痛主穴为肾俞、中极、膀胱俞、三阴交、阴陵泉。下焦湿热配委阳、合谷；肾气不足配气海、关元。所以选择D。

4. 胆绞痛属于肝胆湿热者，宜加用以下哪组腧穴

A. 内关、足三里　　　　B. 内庭、阴陵泉

C. 曲池、足三里　　　　D. 委阳、合谷

E. 胃俞、阴陵泉　　　　【答案】B

【解题思路】

胆绞痛的配穴：肝胆湿热选内庭、阴陵泉；肝胆气滞选太冲、丘墟。所以选择B。

5. 患者突然心前区刺痛，心痛彻背，心慌汗出，面色晦暗，唇甲青紫，舌有瘀斑，脉涩。针灸取穴是内关、郄门、阴郄、膻中以及以下哪组腧穴

A. 神阙、关元　　　　B. 血海、太冲

C. 中脘、丰隆　　　　D. 心俞、至阳

E. 心俞、脾俞　　　　【答案】B

【解题思路】

根据症状，辨证为气滞血瘀型心绞痛。主穴用内关、郄门、阴郄、膻中。气滞血瘀配太冲、血海，所以选择B。

6. 患者右上腹痛，阵发性加剧，并向右肩部放射，伴有恶心、呕吐，黄疸，舌苔黄腻，脉滑数，针灸取穴除阳陵泉、胆囊穴、胆俞、日月外，应对证加用以下哪组腧穴

A. 内庭、阴陵泉　　　　B. 太冲、丘墟

C. 肩井、内关　　　　D. 中脘、天枢

E. 梁丘、太冲　　　　【答案】A

【解题思路】

本题题干分析为胆绞痛的肝胆湿热型。其配穴为肝胆湿热选内庭、阴陵泉；肝胆气滞选太冲、丘墟。所以选择A。

第三节　肥胖症（助理不考）

一、辨证要点

（一）病因

饮食起居失常、情志内伤、劳役过度等都可导致肥胖。和胃、肠、脾、肾有非常密切的关系。

（二）病机

五脏气血阴阳失调，痰浊、水湿、膏脂等瘀积于体内而致肥胖。临床以实证居多。

（三）主症

1. 实证　形体壮硕，肌肤紧密而结实。
2. 虚证　肥胖臃肿虚浮，肌肤松弛。

（四）兼证

1. 胃肠积热　大便干燥，消谷善饥，舌红苔黄腻，脉滑数。
2. 脾胃虚弱　食欲不振，大便溏薄，舌淡苔薄，脉细弱。
3. 肾阳亏虚　头晕腰酸，畏寒怕冷，阳痿早泄，月经不调，舌淡苔薄，脉沉细。

二、治法

通经活络，祛湿化痰。取任脉穴及手足阳明、足太阴经穴为主。

三、处方

1. 主要取穴　曲池、天枢、阴陵泉、丰隆、太冲。
2. 记忆歌诀　肥胖太丰满，泉天曲池。
3. 取穴方义　曲池为大肠经的合穴。天枢为大肠的募穴，与曲池相配，通利肠腑，降浊消脂。阴陵泉为脾之合穴，健脾祛湿。丰隆为胃之络穴，治痰要穴，与阴陵泉合用，分利水湿、蠲化痰浊。太冲疏肝理气。
4. 配伍取穴
（1）胃肠积热：上巨虚、内庭。
（2）脾胃虚弱：脾俞、足三里。
（3）肾阳亏虚：肾俞、关元。
（4）心悸：神门、内关。
（5）胸闷：膻中、内关。
（6）嗜睡：照海、申脉。
（7）腹部肥胖：归来、下脘、中极。
（8）便秘：支沟。
（9）性功能减退：关元、肾俞。
（10）下肢水肿：三阴交、水分。

四、操作

（一）基本方法

毫针刺，实泻虚补法。

（二）其他治疗

1. 耳针法　每次选取口、胃、脾、肺、三焦、内分泌、皮质下 3 ～ 5 穴，毫针刺法，或者压丸法、埋针法。
2. 皮肤针法　按照上面的主穴、配穴取穴，同时配合局部阿是穴，用皮肤针叩刺以上诸穴，实证重力叩刺至皮肤渗血为度；虚证用中等力度刺激至皮肤潮红为度。
3. 电针法　按照上面的主配穴取穴，每次选 2 ～ 3 对腧穴，用疏密波强刺激，每次 20 ～ 30 分钟为宜。

命题趋势 以A1题型为主，考查肥胖症的配穴。

金题直击

1. 肥胖症兼见消谷善饥，大便干燥，舌红苔黄腻，脉滑数者，应选取以下哪组腧穴

A. 肾俞、关元　　B. 上巨虚、内庭

C. 脾俞、足三里　　D. 申脉、照海

E. 中极、归来

【答案】B

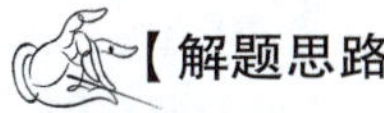【解题思路】

根据兼症辨证为胃肠积热，故配伍内庭泻胃肠之热，上巨虚为大肠的下合穴，通降肠腑而泻热。选择B。

2. 肥胖症见下肢水肿，应选取以下哪组腧穴

A. 中极、归来　　B. 申脉、照海

C. 三阴交、水分　　D. 支沟、少海

E. 肾俞、关元

【答案】C

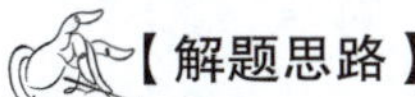【解题思路】

肥胖的下肢水肿配穴为三阴交、水分。所以选择C。

高频考点速递

晕厥治疗取穴为水沟、百会、内关、足三里。